Praxisbuch AMDP

Rolf-Dieter Stieglitz
Achim Haug
Bernhard Kis
Silke Kleinschmidt
Andreas Thiel
(Hrsg.)

Praxisbuch AMDP

Psychopathologische Befunderhebung –
Grundlagen und Anwendungsbeispiele

2., aktualisierte und erweiterte Auflage

hogrefe

Prof. Dr. rer. nat. Rolf-Dieter Stieglitz, geb. 1952. Bis zur Emeritierung Leitender Psychologe an der Universitären Psychiatrischen Klinik (UPK) Basel sowie Professor für Klinische Psychologie und Psychiatrie an der Universität Basel.

Prof. Dr. med. Achim Haug, geb. 1953. Bis zur Emeritierung Ärztlicher Direktor der Clienia-Gruppe und Ordinarius für Psychiatrie an der Philosophischen Fakultät der Universität Zürich.

PD Dr. med. Bernhard Kis, geb. 1972. Seit 2019 Chefarzt der Klinik für Psychiatrie, Psychotherapie und Psychosomatik am St. Elisabeth-Krankenhaus Niederwenigern.

Dr. med. Silke Kleinschmidt, geb. 1963. Seit 2019 Direktorin der Klinik für Psychosomatische Medizin und Psychotherapie der Karl-Jaspers-Klinik in Westerstede.

Prof. Dr. med. Andreas Thiel, geb. 1959. Seit 1998 Chefarzt im Zentrum für Psychosoziale Medizin im Agaplesion Diakonieklinikum Rotenburg (Wümme).

Zu diesem Praxisbuch ist außerdem das AMDP-Manual lieferbar: AMDP (Hrsg.). (2023). *Das AMDP-System. Manual zur Dokumentation des psychischen Befundes in Psychiatrie, Psychotherapie und Psychosomatik* (11., vollst. überarb. Aufl.). Göttingen: Hogrefe.

Zu diesem Praxisbuch ist außerdem der AMDP-Leitfaden lieferbar: Fähndrich, E. & Stieglitz, R.-D. (2023). *Leitfaden zur Erfassung des psychopathologischen Befundes. Halbstrukturiertes Interview anhand des AMDP-Systems* (6., überarb. Aufl.) Göttingen: Hogrefe.

Bibliografische Information der Deutschen Nationalbibliothek
Die Deutsche Nationalbibliothek verzeichnet diese Publikation in der Deutschen Nationalbibliografie; detaillierte bibliografische Daten sind im Internet über http://dnb.dnb.de abrufbar.

Hogrefe Verlag GmbH & Co. KG
Merkelstraße 3
37085 Göttingen
Deutschland
Tel. +49 551 999 50 0
Fax +49 551 999 50 111
info@hogrefe.de
www.hogrefe.de

Satz: Franziska Stolz, Hogrefe Verlag GmbH & Co. KG, Göttingen
Druck: PBtisk a.s., Příbram
Printed in Czech Republic
Auf säurefreiem Papier gedruckt

2., aktualisierte und erweiterte Auflage 2023 B A

(E-Book-ISBN [PDF] 978-3-8409-3160-4; E-Book-ISBN [EPUB] 978-3-8444-3160-5)
ISBN 978-3-8017-3160-1
https://doi.org/10.1026/03160-000

Vorwort der Herausgeber: Das AMDP-System in der klinischen Anwendung

Das AMDP-System (AMDP) kann auf eine über 50-jährige Geschichte zurückblicken. Während es zunächst vor allem für die Forschung konzipiert wurde, steht heute die klinische Anwendung im Vordergrund. Ausgangspunkt der Entwicklung Mitte der 1960er Jahre waren Defizite im Bereich psychometrischer Verfahren, die die Effekte der neu entdeckten Psychopharmaka erfassen sollten. Bis Mitte der 1980er Jahre wurde es umfassend in Studien eingesetzt, jedoch bis zum heutigen Tag auch in einer Vielzahl von Arbeiten zu unterschiedlichen Fragestellungen in der Psychiatrie. Durch die große Anzahl von Studien konnte 1979 eine Revision vorgenommen werden, u.a. mit dem Ergebnis der Reduzierung des Symptompools auf 100 psychische und 40 somatische Symptome, die bis heute den Kernbestand darstellen. 1985 wurde erstmals eine einheitliche Darstellung aller Symptome publiziert (Definition, Erläuterungen und Beispiele, Hinweise zur Graduierung und anzugrenzende Begriffe). 2016 wurden sowohl für den Psychischen als auch Somatischen Befund fakultativ zu verwendende Symptome ergänzt.

Schnell gewann das anfänglich noch als AMP bezeichnete System auch in der Lehre, der psychiatrischen Weiterbildung und insbesondere der klinischen Praxis an Bedeutung, weil erstmalig für den deutschsprachigen Bereich ein Glossar definierter psychopathologischer Begriffe vorgelegt wurde. Parallel dazu wurden kontinuierlich mehr Trainingsseminare durch AMDP angeboten und das AMDP-System in einer Reihe von Kliniken als Basisdokumentationsinstrument eingesetzt. Neben dem AMDP-Manual ist der Leitfaden zur Erfassung des psychopathologischen Befundes für den Anwender fest etabliert. Aus der klinischen Anwendung des AMDP-Systems ergeben sich immer wieder praktische Fragen, die alleine durch das Manual oder den Leitfaden nicht immer zu beantworten sind und uns motivierten, ein Praxisbuch zu erstellen. Das Ziel des Buches ist deshalb, zu solchen Fragen Antworten und Hilfestellungen zu liefern. Es wurde versucht, alle für die Anwendung des Systems relevanten Aspekte abzuhandeln.

Aus Gründen der besseren Übersicht und zur leichteren Orientierung für den Leser wurden vier Themenbereiche gebildet:

- Im *Teil I* „Grundlagen für die klinische Anwendung" werden die wichtigsten Bereiche angesprochen, die Basisaspekte der praktischen Anwendung betreffen.
- Im *Teil II* „Spezielle Patientengruppen" werden die Möglichkeiten des Einsatzes von AMDP unter unterschiedlichen Rahmenbedingungen und Bereichen diskutiert.
- Im *Teil III* „Spezielle Anwendungsbereiche" werden die vielfältigen weiteren Möglichkeiten des Einsatzes in Praxis und Forschung aufgezeigt.
- Im *Teil IV* „AMDP in Aus-, Fort- und Weiterbildung" werden Hinweise zur Vermittlung psychopathologischen Wissens mit dem AMDP-System sowie Anregungen zur Implementierung des Systems in unterschiedlichen klinischen Bereichen gegeben.
- *Teil V* „Fallbeispiele" sind das Kernstück dieses Buches. Speziell in den Seminaren werden immer wieder Fragen nach der Nutzung der erhobenen Befunde für den psychopathologischen Befund gestellt. An ausgewählten Störungen aus unterschiedlichen Bereichen der ICD-10 werden Vorschläge für die Formulierung des psychopathologischen Befundes gemacht.

Da einige abgehandelte Themenbereiche nicht unabhängig voneinander darstellbar sind, ergeben sich gelegentlich Redundanzen. Diese wurden in Kauf genommen, damit jedes Kapitel für sich lesbar ist, ohne in anderen Kapiteln nachschlagen zu müssen.

Das Buch wendet sich sowohl an Anfänger[1] als auch an Fortgeschrittene. Für den Anfänger liefert es Informationen alle

---

1 Zugunsten einer besseren Lesbarkeit verwenden wir im Text in der Regel das generische Maskulinum. Diese Formulierungen umfassen gleichermaßen alle Geschlechter (m/w/d). Die verkürzte Sprachform beinhaltet keine Wertung. Wenn möglich, wurde eine geschlechtsneutrale Formulierung gewählt.

Anwendungsaspekte betreffend und sollte ergänzend zum Manual herangezogen werden. Speziell sind hier die Kapitel des Teils I und des Teils V nützlich. Fortgeschrittene können gezielt durch die Wahl des jeweiligen Kapitels die gerade benötigten Informationen einholen.

Die hohe Akzeptanz durch die Nutzer ermutigte uns, bereits nach wenigen Jahren eine 2. Auflage herauszugeben. Neben der Aktualisierung der Kapitel der 1. Auflage ergeben sich folgende Neuerungen:

- Es wurden sechs neue Kapitel aufgenommen, die weitere Anwendungsbereiche des AMDP-Systems aufzeigen (Psychotherapie, Psychosomatik, Kinder und Jugendliche, Alterspsychiatrie, Minderbegabte, Migranten).
- Dies machte eine Neustrukturierung der Kapitel in jetzt fünf Bereiche notwendig (siehe oben).
- Es wurden zudem zwei neue Anhänge aufgenommen (ICF, Kodierung der Fallgeschichten nach ICD-11).

Wir hoffen, auch mit dieser Neuauflage den verschiedenen Bedürfnissen der Anwender bei der Arbeit mit dem AMDP-System gerecht zu werden und eine Hilfe für die klinische Praxis zu geben.

Nach dem Erscheinen der 1. Auflage des Bandes „Praxisbuch AMDP" ist unser enger Freund und langjähriger AMDP-Vorsitzender Prof. Dr. med. Harald J. Freyberger 2018 ganz plötzlich und unerwartet verstorben. Bei der 1. Auflage des Bandes hat er noch aktiv an einigen Beträgen mitgearbeitet und wir haben uns entschieden, diese auch in die 2. Auflage aufzunehmen.

Basel, Zürich, Niederwenigern, Westerstede und Rotenburg, Sommer 2022

Rolf-Dieter Stieglitz,
Achim Haug,
Bernhard Kis,
Silke Kleinschmidt und
Andreas Thiel

Inhaltsverzeichnis

Teil I: Grundlagen für die klinische Anwendung **19**

1 Grundlagen für die praktische Anwendung von AMDP . . . **21**
Rolf-Dieter Stieglitz und Achim Haug

1.1 Aufbau des AMDP-Systems 23
1.2 Indikation und Anwendungsbereiche 25
1.3 Grundkenntnisse für die praktische Anwendung 26
1.4 Schlussbemerkungen 32

2 Vom Patientengespräch zum Ausfüllen des Dokumentationsbogens **34**
Achim Haug

2.1 Informationsquellen für das Ausfüllen des AMDP-Dokumentationsbogens 34
2.2 Man sieht nur, was man weiß 36
2.3 Übersetzung von Prosa in Fachbegriffe 37
2.4 Nachteile und Vorteile der Befundbeschreibung in Fachbegriffen 39
2.5 Nutzen der AMDP-Seminare für den Übersetzungsprozess 41
2.6 Schlussbemerkungen 42

3 Vom Symptom zum psychopathologischen Befund **43**
Andreas Thiel, Wolfgang Trabert und Thomas Dietzfelbinger

3.1 Aufgabe und Zielsetzung 43
3.2 Beurteilungszeitraum – Zur Abgrenzung von Befund und Anamnese 45
3.3 Ein Vorschlag für die Formulierung des psychopathologischen Befundes nach AMDP 46
3.4 Fehler und besondere Probleme bei der Befunddokumentation 52
3.5 Schlussbemerkungen 55

4 Vom Symptom zum Syndrom ... **56**

Rolf-Dieter Stieglitz, Markus Jäger und Rainer Schaub

4.1 Vorbemerkungen ... 56
4.2 Bedeutung einer syndromalen Diagnostik ... 58
4.3 Syndrombildung im AMDP-System ... 60
4.4 Anwendungsbeispiel ... 65
4.5 Schlussbemerkungen ... 66

5 Vom Symptom zur Diagnose ... **67**

Rolf-Dieter Stieglitz, Markus Jäger und Harald J. Freyberger

5.1 Vorbemerkungen ... 67
5.2 Bedeutung von AMDP für die Diagnosestellung ... 70
5.3 Praktische Beispiele für die Anwendung des AMDP-Systems zur Diagnosestellung ... 71
5.4 Gegenüberstellung der diagnostischen Ebenen: Symptom – Syndrom – Diagnose ... 76
5.5 Schlussbemerkungen ... 77

6 Probleme und Fragen in der praktischen Anwendung von AMDP ... **79**

Rolf-Dieter Stieglitz und Achim Haug

6.1 Vorbemerkungen ... 79
6.2 Fragen zur praktischen Durchführung ... 79
6.3 Schwierige Untersuchungssituationen ... 81
6.4 Frequently Asked Questions (FAQ) ... 88
6.5 Schlussbemerkungen ... 93

Teil II: Spezielle Patientengruppen ... **95**

7 AMDP – Kulturelle Aspekte ... **97**

Ronald Bottlender und Achim Haug

7.1 Vorbemerkungen ... 97
7.2 Berücksichtigung kultureller Aspekte ... 97
7.3 Überwindung der Sprachbarriere und der Einsatz von Dolmetschern ... 98
7.4 Schlussbemerkungen ... 101

8 AMDP bei Migranten **102**

Eric Hahn, Thi Minh Tam Ta, Rolf-Dieter Stieglitz, Kerem Böge, Malek Bajbouj und Albert Diefenbacher

8.1 Vorbemerkungen 102
8.2 Grundsätzliche Überlegungen zu den Möglichkeiten einer kulturübergreifenden psychischen Befunderhebung 104
8.3 Eine Befundbeschreibung im AMPD-System wird soziokulturell und sprachlich reflektiert 105
8.4 Das AMDP-System als Einstieg in eine strukturierte kultur- und migrationssensible psychiatrische Ausbildung 106
8.5 Kulturelle Psychiatrie als Grundlage der psychischen Befundeinordnung 107
8.6 Praktische Hinweise zur Befundung von Patienten aus verschiedenen Sprach- und Migrationshintergründen anhand der AMDP Merkmalsbereiche 108
8.7 Fazit 117

9 AMDP bei Intelligenzminderung **119**

Samuel Elstner und Albert Diefenbacher

9.1 Einleitung 119
9.2 Leichte Sprache 120
9.3 Einsatz des AMDP-Interviewleitfadens bei Menschen mit Intelligenzminderung 121
9.4 Besondere Bedeutung der körperlichen Untersuchung 125
9.5 Weitere Entwicklungen 125
9.6 Zusammenfassung und Ausblick 126

10 AMDP in der Kinder- und Jugendpsychiatrie **127**

Götz-Erik Trott

10.1 Vorbemerkungen 127
10.2 Multiaxiale Klassifikation in der Kinder- und Jugendpsychiatrie 127
10.3 Das AMDP-System in der Kinder- und Jugendpsychiatrie 129
10.4 Fazit 132

11 AMDP in der Gerontopsychiatrie ... 134
Rainer T. Schaub und Rolf-Dieter Stieglitz
11.1 Allgemeine Vorbemerkungen ... 134
11.2 Spezielle Probleme ... 135
11.3 Das AMDP-System: Möglichkeiten und Grenzen in der Gerontopsychiatrie ... 137
11.4 Das AGP-System: Möglichkeiten und Grenzen in der Gerontopsychiatrie ... 139
11.5 Fazit und Perspektiven ... 144

12 AMDP in der Psychosomatik ... 145
Silke Kleinschmidt, Carsten Spitzer und Andreas Thiel
12.1 Einleitung ... 145
12.2 Anwendungsfelder von AMDP in der Psychosomatik ... 147

13 Die AMDP-Module ... 150
Harald J. Freyberger, Carsten Spitzer und Rolf-Dieter Stieglitz
13.1 Vorbemerkungen ... 150
13.2 Relevanz ... 150
13.3 AMDP-Module ... 153
13.4 Schlussbemerkungen ... 157

Teil III: Spezielle Anwendungsfelder ... 159

14 AMDP in besonderen Untersuchungssituationen ... 161
Ronald Bottlender und Bernhard Kis
14.1 Vorbemerkungen ... 161
14.2 AMDP in der Zentralen Notaufnahme ... 162
14.3 AMDP im Konsildienst ... 164
14.4 AMDP in den wöchentlichen Visiten ... 165
14.5 AMDP im ärztlichen Bereitschaftsdienst ... 166
14.6 AMDP in der psychiatrischen Institutsambulanz oder Spezialambulanzen ... 167
14.7 Schlussbemerkungen ... 167

15 AMDP in der Begutachtung **169**

Wolfgang Retz, Michael Rösler und Harald J. Freyberger

15.1 Vorbemerkungen 169
15.2 Methodische Überlegungen 169
15.3 Anwendung des AMDP-Systems 170
15.4 Schlussbemerkungen 173

16 AMDP in der Psychotherapie **174**

Andreas Thiel, Carsten Spitzer und Rolf-Dieter Stieglitz

16.1 Einleitung 174
16.2 Stellenwert der Diagnostik in der Psychotherapie 174
16.3 Allgemeine Diagnostik 176
16.4 Schulenspezifische Diagnostik 178
16.5 Möglichkeiten und Grenzen des AMDP-Systems in der Psychotherapie 179
16.6 Fazit und Empfehlungen 180

17 Forschung mit AMDP **182**

Michael Rösler, Rolf-Dieter Stieglitz und Wolfgang Retz

17.1 Vorbemerkungen 182
17.2 Psychopathologie 183
17.3 Pharmakologische Interventionen 186
17.4 Klinische Studien 187
17.5 Schlussbemerkungen 188

18 AMDP im Kontext anderer Verfahren **189**

Rolf-Dieter Stieglitz, Matthias Albers und Silke Kleinschmidt

18.1 Vorbemerkungen 189
18.2 Multimodale Diagnostik 189
18.3 Andere Psychopathologieskalen 191
18.4 Andere klinisch relevante Bereiche 196
18.5 Schlussbemerkungen 203

19 Therapieevaluation mit AMDP **205**
Silke Kleinschmidt und Rolf-Dieter Stieglitz
19.1 Vorbemerkungen 205
19.2 Indikation 205
19.3 Symptomebene 207
19.4 Syndromebene 209
19.5 Fallbeispiel 211
19.6 Schlussbemerkungen 213

20 Erfassung von Nebenwirkungen mit AMDP **214**
Wolfgang Retz und Michael Rösler
20.1 Vorbemerkungen 214
20.2 Methodische Überlegungen 215
20.3 Der „Somatische Befund“ des AMDP-Systems 215
20.4 Schlussbemerkungen 217

Teil IV: Aus-, Fort- und Weiterbildung **219**

21 Vermittlung von psychopathologischem Wissen **221**
Achim Haug und Wolfgang Trabert
21.1 Der psychopathologische Befund als Kernbestandteil psychiatrischer Diagnostik 221
21.2 Die Glossare in DSM und ICD 222
21.3 Grundelemente psychopathologischen Wissens und deren Vermittlung 223
21.4 Schlussbemerkungen 229

22 Organisation von AMDP-Seminaren **230**
Achim Haug, Ronald Bottlender und Thomas Dietzfelbinger
22.1 AMDP-Seminare der Arbeitsgruppe für Methodik und Dokumentation in der Psychiatrie 230
22.2 Ablauf eines AMDP-Seminars 232
22.3 Hinweise zum organisatorischen Rahmen bei einem AMDP-Seminar 236
22.4 Andere Formate für AMDP-Seminare 237
22.5 Mustervideos 239

22.6 AMDP-Schulungen im vorhandenen Weiterbildungsrahmen der Institutionen 239
22.7 Schlussbemerkungen 241

23 AMDP im Pflegeunterricht und bei anderen Berufsgruppen 242
Achim Haug, Hans-Jürgen Luderer und Claudia Haslacher-Steck

23.1 Vorbemerkungen 242
23.2 Besonderheiten der AMDP-Trainings im Pflegeunterricht und bei anderen Berufsgruppen 244
23.3 AMDP im allgemeinen Pflegeunterricht 245
23.4 Schlussbemerkungen 247

24 AMDP in Aus-, Fort- und Weiterbildung internationaler Ärzte 248
Ronald Bottlender, Achim Haug und Erdmann Fähndrich

24.1 Hintergründe zur Internationalisierung des Gesundheitswesens 248
24.2 Sprache als Voraussetzung der Integration und medizinischen Diagnostik und Therapie 249
24.3 Spezifische Probleme fremdsprachiger Ärzte 250
24.4 Das AMDP-Manual als Einstieg in die Psychopathologie für fremdsprachige Ärzte 251
24.5 Der Gesprächsleitfaden als Hilfe für fremdsprachige Ärzte 252
24.6 AMDP-Trainings-Seminare für fremdsprachige Ärzte 252
24.7 Schlussbemerkungen 253

Teil V: Fallbeispiele 255

Vorbemerkungen 257
Andreas Thiel, Silke Kleinschmidt und Rolf-Dieter Stieglitz

25 AMDP-Fallbeispiel Demenz vom Alzheimer-Typ 259
Rainer Schaub und Friedel Reischies

26 AMDP-Fallbeispiel Alkoholabhängigkeit und komorbide Depression ... 268
Patrizia Perkmann und Thomas Dietzfelbinger

27 AMDP-Fallbeispiel Alkoholabhängigkeit und amnestisches Syndrom ... 275
Thomas Dietzfelbinger und Patrizia Perkmann

28 AMDP-Fallbeispiel Akute Schizophrenie ... 282
Wolfgang Trabert und Achim Haug

29 AMDP-Fallbeispiel Chronische Schizophrenie ... 289
Erdmann Fähndrich, Achim Haug und Stefan Borgwardt

30 AMDP-Fallbeispiel Depression ... 297
Andreas Broocks und Claudia Haslacher-Steck

31 AMDP-Fallbeispiel Depressive Episode und Soziale Phobie ... 304
Rolf-Dieter Stieglitz

32 AMDP-Fallbeispiel Manie ... 310
Erdmann Fähndrich, Achim Haug, Andreas Broocks und Berend Malchow

33 AMDP-Fallbeispiel Agoraphobie mit Panikstörung ... 317
Andreas Broocks und Rolf-Dieter Stieglitz

34 AMDP-Fallbeispiel Zwangsstörung ... 323
Andreas Broocks und Andreas Thiel

35 AMDP-Fallbeispiel Posttraumatische Belastungsstörung und depressive Episode ... 329
Silke Kleinschmidt und Andreas Thiel

36 AMDP-Fallbeispiel Anorexia nervosa **335**
Andreas Thiel und Silke Kleinschmidt

37 AMDP-Fallbeispiel Borderline-Persönlichkeitsstörung **341**
Silke Kleinschmidt und Harald J. Freyberger

38 AMDP-Fallbeispiel Autismus-Spektrum-Störung (ASS) **347**
Bernhard Kis und Rolf-Dieter Stieglitz

39 AMDP-Fallbeispiel ADHS im Erwachsenenalter **353**
Bernhard Kis und Rolf-Dieter Stieglitz

Literatur **359**

Anhang **375**
Anhang A: Dokumentationsbögen 377
Anhang B: Deutsch-, englisch- und französischsprachige Bezeichnung der AMDP-Merkmale 381
Anhang C: AMDP-Syndrome 390
Anhang D: Das AMDP-System als Messverfahren zur Beurteilung von Körperfunktionen im Kontext der ICF 398
Anhang E: AMDP-Fallgeschichten – Crosswalk ICD-10 versus ICD-11 409

Die Autorinnen und Autoren des Bandes **412**

Teil I:
Grundlagen für die klinische Anwendung

1 Grundlagen für die praktische Anwendung von AMDP

Rolf-Dieter Stieglitz und Achim Haug

Ziele des Kapitels sind die Vermittlung der allgemeinen Grundlagen und Kenntnisse für die praktische Anwendung des AMDP-Systems sowie grundlegende Überlegungen für die nachfolgenden Kapitel. Das System wurde vor mehr als 50 Jahren entwickelt, und sowohl das Manual als auch die Art der Vermittlung der psychopathologischen Inhalte wurden bis zum heutigen Zeitpunkt in aktuell elf Auflagen kontinuierlich weiterentwickelt (vgl. AMDP, 2023). Der aktuelle Aufbau des Systems ist in Tabelle 1.1 enthalten.

Tabelle 1.1: Aufbau und Kennzeichen des AMDP-Systems (AMDP, 2023)

Anamnese	12 Merkmale	Minimalkatalog von allgemeinen Variablen (u. a. soziale, berufliche) sowie zur Erkrankung (inkl. ICD-Diagnosen)
Psychischer Befund	100 Symptome sowie 11 Zusatzsymptome	graduiert nach leicht – mittel – schwer bzw. nicht vorhanden und keine Aussage, 12 Merkmalsgruppen
Somatischer Befund	40 Symptome sowie 3 Zusatzsymptome	7 Merkmalsgruppen

Während das System in der Anfangszeit hauptsächlich in der Forschung zur Anwendung kam (vgl. Kapitel 17), dient es heute vor allem in der klinischen Praxis als ein Instrumentarium zur Erfassung des psychopathologischen Befundes und assoziierter somatischer Symptome. Trotz eines sehr differenzierten Manuals (AMDP, 2023) und des begleitenden Interviewleitfadens (Fähndrich & Stieglitz, 2023) ergeben sich in der praktischen

Anwendung immer wieder Fragen, die nachfolgend sowie in den weiteren Kapiteln Gegenstand einer ausführlichen Darstellung sind.

Zunächst einmal ist festzuhalten, dass die Psychopathologie auf unterschiedlichen diagnostischen Ebenen von Bedeutung ist (vgl. Abbildung 1.1). Die Symptome stellen die Basis aller höhergeordneten Ebenen dar. Auf der nächst höheren diagnostischen Ebene werden in der Regel Syndrome bestimmt (vgl. auch Ka-

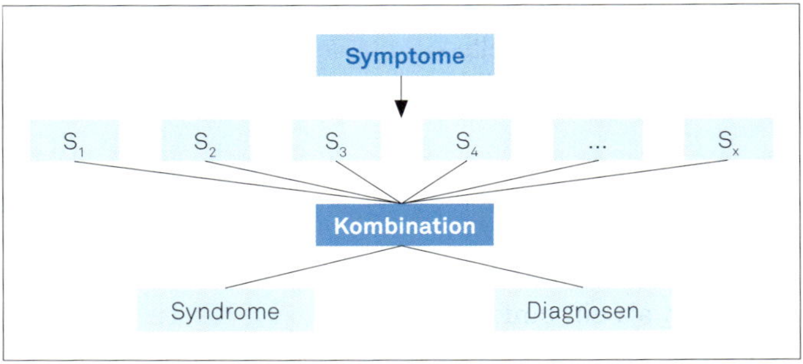

Abbildung 1.1: Diagnostische Ebenen: Symptom – Syndrom – Diagnose

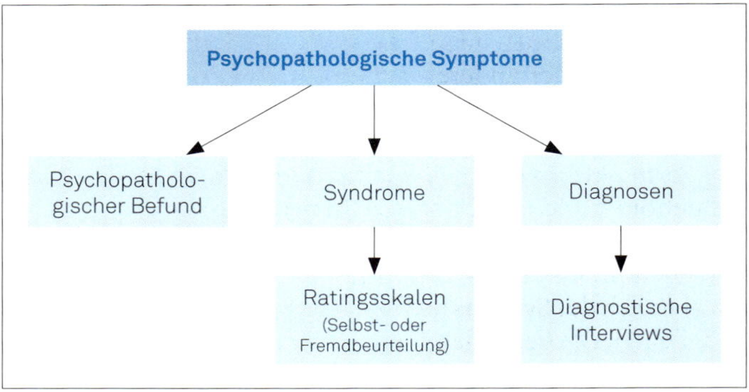

Abbildung 1.2: Psychopathologische Symptome als Grundlage des psychopathologischen Befunds, für die Definition von Syndromen und als Kriterien für die Diagnose.

pitel 4) und darauf aufbauend, beziehungsweise ergänzend dazu, wird durch weitere Informationen dann die Diagnose nach einem Klassifikationssystem abgeleitet (vgl. Kapitel 5).

Die erhobenen psychopathologischen Symptome stellen die Basis des psychopathologischen Befundes dar (vgl. Kapitel 3). Die Syndrome werden dann meist in Ratingskalen, in diesem Fall Fremdbeurteilungsverfahren, umgesetzt (vgl. Kapitel 4). Die Diagnosen (vgl. Kapitel 5) dagegen werden aus den psychopathologischen Symptomen und zusätzlichen Informationen zum Verlauf und der Dauer der Symptomatik abgeleitet. Hierbei kommen als Hilfestellung oft diagnostische Interviews zur Anwendung, wie in Abbildung 1.2 dargestellt ist.

1.1 Aufbau des AMDP-Systems

Das AMDP-System war von Anfang an, wie am Begriff System erkennbar, als ein umfassendes Dokumentationssystem entwickelt worden mit einer ausführlichen Anamnese sowie den beiden symptombezogenen Bereichen Psychischer Befund und Somatischer Befund. Im Laufe der Zeit wurde das System wiederholt revidiert (vgl. Baumann & Stieglitz, 1983) und speziell der Anamneseteil in Anbetracht der Entwicklung von Dokumentationssystemen außerhalb von AMDP auf ein Minimum reduziert. Auf der anderen Seite wurden der Psychische und Somatische Befund seit 1979 (3. Auflage; AMDP, 1979) bezüglich des Merkmalbestandes in der auch heute noch vorliegenden Form unverändert beibehalten, wenngleich bezüglich der Definitionen und der formalen Gliederung Modifikationen im Hinblick auf eine Verbesserung der klinischen Anwendung durchgeführt und einige Zusatzmerkmale ergänzt wurden. Der Kernbereich des Systems umfasst den Psychischen Befund (vgl. Tabelle 1.1). Die besondere Bedeutung des Psychischen Befundes wird in den nachfolgenden Kapiteln ausführlich dargestellt.

Oft vernachlässigt beziehungsweise übersehen wird der Somatische Befund (vgl. Kapitel 20). In ihm werden auf der einen Seite zum Teil als diagnostisch relevant angesehene Kriterien erfasst (z.B. Schlafstörungen für depressive Störungen), andererseits eignet er sich auch zur Dokumentation von Nebenwirkungen durch Psychopharmaka und wurde in Studien immer wieder als eine Nebenwirkungsskala eingesetzt (vgl. Kapitel 20).

Sowohl für den Psychischen als auch den Somatischen Befund wurde in einer größeren Revision (vgl. AMDP, 2007) eine *einheitliche Darstellung der Symptome* nach folgenden Punkten gewählt:

- Definition,
- Erläuterungen und Beispiele,
- Hinweise zur Graduierung,
- abzugrenzende Merkmale.

Alle Symptome können als nicht vorhanden oder vorhanden gekennzeichnet werden. Hinsichtlich des Schweregrades werden sie einheitlich nach leicht – mittel – schwer bewertet. Dies unterscheidet das AMDP-System zum Beispiel von anderen Rating-Skalen wie der *Inpatient Multidimensional Psychiatric Scale* (IMPS) oder der *Hamilton-Depressionsskala* (HAMD; vgl. Kapitel 18). Eine weitere Innovation, die das AMDP von anderen Skalen unterscheidet, ist die Möglichkeit, bei den Merkmalen „keine Aussage“ zu markieren.

Der Merkmalsbestand des AMDP-Systems wurde in den ersten Jahren der Entwicklung mehrfach verändert. In den letzten 20 Jahren bestanden Psychischer und Somatischer Befund konstant aus 100 bzw. 40 Symptomen. In der 9. Auflage (AMDP, 2016) wurden erstmals einige Symptome ergänzt, die sich in bisherigen Diskussionen im Zusammenhang mit dem AMDP-System als wichtig erwiesen haben, im ursprünglichen Merkmalsbestand aber fehlten. Auch für diese Zusatzsymptome wurde entsprechend der allgemeinen Strategie des AMDP-Systems nach dem oben beschriebenen Muster eine einheitliche Darstellung gewählt. Darüber hinaus wurden auch Zusatzmodule für bestimmte Störungsbereiche entwickelt (vgl. Kapitel 13).

1.2 Indikation und Anwendungsbereiche

Das AMDP-System hat seit jeher ein breites Anwendungsfeld. Während es ursprünglich zur Vereinheitlichung der psychopathologischen Befunderhebung und speziell des Einsatzes in Psychopharmaka-Studien entwickelt worden ist (vgl. Baumann & Stieglitz, 1983), ist der Anwendungsfokus heute sehr weit. Es hat vor allem folgende *Funktionen:*

- Deskription des Symptombildes im Querschnitt und im Verlauf,
- Zuordnung von Patienten zu diagnostischen Gruppen innerhalb eines Klassifikationssystems (aktuell ICD-10/ICD-11 und DSM-5),
- Grundlage für therapeutische Indikationsstellungen,
- Evaluation der Effektivität durchgeführter Therapien sowie
- Vermittlung einer gemeinsamen Fachsprache.

In der *klinischen Anwendung* dient das System heute primär der Erfassung des Symptombildes und der Ableitung eines psychopathologischen Befundes. In der *Forschung* liegen die Möglichkeiten vor allen Dingen in der syndromalen Beschreibung der Psychopathologie (vgl. Kapitel 4) wie auch der Nutzung des Somatischen Befundes zur Erfassung von unerwünschten Arzneimittelwirkungen (vgl. Kapitel 20).

Die Anwendung des Systems erfordert eine umfassende Kenntnis des Manuals. Oft erübrigen sich dann Fragen, die in den nachfolgenden Kapiteln diskutiert werden. Ein einführendes Training im Sinne eines AMDP-Trainingsseminars (vgl. Kapitel 21) wird dringend empfohlen, da nur in der Diskussion mit Experten und den anderen Seminarteilnehmern die Vorgehensweisen der Befunderhebung ausführlich vermittelt und praktisch erprobt werden können.

Bezüglich der allgemeinen Durchführung und Erhebung des psychopathologischen Befundes sind verschiedene Aspekte zu berücksichtigen:

- Es sollten ein ruhiger Raum sowie genügend Zeit vorhanden sein.

- Der Dokumentationsbogen kann als Strukturhilfe im Gespräch verwendet werden.
- Die Zeit der Durchführung ist abhängig vom Ziel der Untersuchung und dem Zustand des Patienten.

1.3 Grundkenntnisse für die praktische Anwendung

Auch wenn die meisten Fragen der Anwendung umfassend im Manual (AMDP, 2023) und zum Teil auch im Interviewleitfaden (Fähndrich & Stieglitz, 2023) dargestellt sind, soll an dieser Stelle eine kurze Zusammenfassung erfolgen. Diese Darstellung ersetzt aber keinesfalls die notwendige Kenntnis der Inhalte des AMDP-Manuals. Die wichtigsten Aspekte, die die praktische Anwendung betreffen, sollen nachfolgend kurz skizziert werden. Zusätzlich wird auf diejenigen Kapitel verwiesen, in denen darauf ausführlicher eingegangen wird.

Gesprächsführung. Ausführliche Hinweise zur Durchführung der Gespräche im Rahmen der psychopathologischen Befunderhebung finden sich im *Interviewleitfaden* von Fähndrich und Stieglitz (2023). Für den Untersucher ist nicht nur wichtig, die entsprechenden Fragen parat zu haben, um diejenigen Phänomene zu erfragen, die nur aufgrund von Selbstaussagen beziehungsweise in der Verbindung mit Fremdbeobachtungen zu bewerten sind. Die Aufgabe des Untersuchers besteht auch darin, das Gespräch möglichst gut zu strukturieren, um Zeit zu sparen und in der zur Verfügung stehenden Zeit einen möglichst hohen Präzisionsgrad der Informationen zu erreichen. Zur Erfüllung dieser Aufgaben einige Hinweise:

- Der Dokumentationsbogen kann zur Orientierung verwendet werden, ein Ausfüllen während des Gesprächs ist nicht zu empfehlen, da sonst durch die Fixierung auf den Bogen Informationen verloren gehen können.
- Das Ziel des Gesprächs ist dem Patienten zu Beginn zu erläutern.
- Die Besonderheiten des Entscheidungsbaums (vgl. Abbildung 1.4) müssen dem Untersucher präsent sein.

- Sprungvermerke im Interviewleitfaden sollten genutzt werden.
- Der Untersucher sollte nicht zu lange an einem Thema bleiben.

Beurteilungszeitraum. Der Beurteilungszeitraum ist zu Beginn eines Gesprächs festzulegen und dem Patienten mitzuteilen. Mit Beurteilungszeitraum ist die Zeitspanne gemeint, für welche die psychopathologische Symptomatik erfasst wird. Er entspricht einer definierten Periode dessen, was man unter aktuellem Querschnitt versteht. Wie groß diese Zeitspanne definiert wird, bleibt im Ermessen des Untersuchers, d.h. ist flexibel festzulegen (vgl. auch Fähndrich & Stieglitz, 2023). Sie muss aber innerhalb eines Befundes für alle Symptome gleich lang sein. Es lassen sich verschiedene Varianten je nach Intention des Gesprächs unterscheiden. Ist man nur am aktuellen Status interessiert, so bieten sich die letzten drei bis vier Tage an. Standardmäßig sollte man sieben Tage wählen, um eine Vergleichbarkeit mit anderen diagnostischen Instrumenten zu erreichen, wie z.B. der *Symptom Checkliste* (SCL-90-R) oder dem *Beck Depressionsinventar* (BDI; vgl. Kapitel 18). In Ausnahmesituationen ist gegebenenfalls ein etwas größerer Zeitraum festzulegen. Ist man allein daran interessiert, die Symptome zu erfassen, die im Rahmen einer diagnostischen Einordnung nach ICD-10/-11 interessieren, so sind die Zeitkriterien einer Störung zu wählen (z.B. depressive Episode 14 Tage). Allerdings muss dafür dann vor der Befunderhebung schon feststehen, welche Diagnose vermutet wird. Während des Gesprächs ist darauf zu achten, dass man sich immer wieder rückversichert, ob die Aussagen des Patienten auch in den festgelegten Zeitrahmen fallen (vgl. auch Abbildung 1.3 sowie Kapitel 5).

Eine Schwierigkeit ergibt sich dadurch, dass bestimmte Symptome während des Beurteilungszeitraums variieren können, sowohl hinsichtlich Häufigkeit, Dauer als auch Intensität. Hier sollte man sich an den Hinweisen zur Graduierung orientieren.

Beurteilungsgrundlage. Obwohl AMDP der Gruppe der *Fremdbeurteilungsverfahren* zuzurechnen ist, basiert die Registrierung der Symptome im AMDP-System (sowohl des Psychischen als

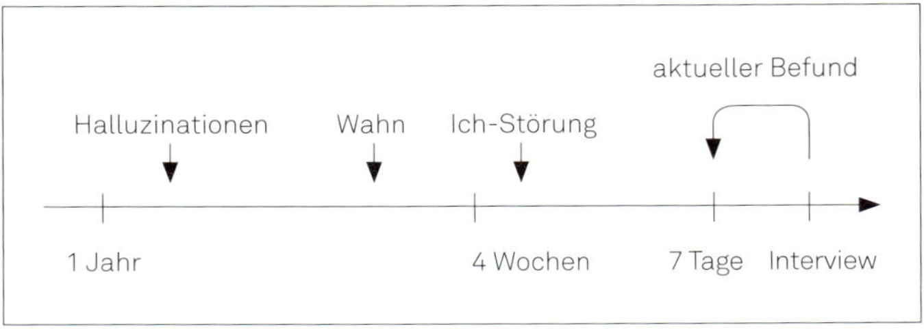

Abbildung 1.3: Untersuchungszeitraum

auch des Somatischen Befundes) auf Aussagen des Patienten und ebenso auch auf Beobachtungen Dritter (vgl. Tabelle 1.2). Die Entscheidung über das Vorliegen eines Phänomens, also die Bewertung der erhobenen Informationen, liegt jedoch ausschließlich beim Untersucher/Interviewer.

Tabelle 1.2: Beurteilungsgrundlage der Bewertung der AMDP-Symptome

Datenquelle	Abkürzung	Beispiele
Patient	S (= Selbst)	gehemmt, Störung der Vitalgefühle, Stimmenhören
Dritte (z. B. Untersucher, Pflegepersonal, Angehörige)	F (= Fremd)	verlangsamt, Neologismen, eingeengt
Patient oder Dritte	SF (= Selbst *oder* Fremd)	antriebsarm, deprimiert, Konzentrationsstörungen

In der Regel sind die wichtigsten Informationsgrundlagen die Berichte des Patienten selbst sowie die Beobachtungen des Untersuchers, jedoch können auch Dritte einbezogen werden, wie zum Beispiel:

- *Pflegepersonal:* Kann Bereiche sehr differenziert beurteilen, für die eine längere Beobachtungsdauer wichtig ist (z. B. Antrieb, Circadiane Schwankungen).

- *Angehörige:* Können Bereiche differenziert beobachten, die eventuell beim einzelnen Patienten nur im interpersonellen Kontakt mit vertrauten Menschen bzw. außerhalb der Untersuchungssituation auftreten (z.B. Aggressivität, Antrieb, Konzentration).

Mögliche Fehlerquellen sind bei allen Informationsgrundlagen zu beachten, das heißt sowohl bezogen auf die Berichte des Patienten als auch auf die Aussagen von Dritten (z.B. Aggravation, Bagatellisierung).

Die jeweilige Informationsquelle variiert, wie man dem Manual entnehmen kann, von Symptom zu Symptom und wurde daher in den Dokumentationsbogen mit der Einteilung nach S, F bzw. SF aufgenommen (vgl. auch Kapitel 2).

Entscheidungsbaum. Der Entscheidungsbaum stellt eines der zentralen Kernstücke des AMDP-Systems dar und kann als ein allgemeiner Algorithmus angesehen werden, wie diagnostische Entscheidungen ablaufen sollten. Er gilt nicht nur für AMDP, sondern stellt ein allgemeines Prinzip der Bewertung von klinischen Phänomenen dar (vgl. Abbildung 1.4). Entscheidungen, die entsprechend dieses Algorithmus gefällt werden, gelten für jedes Symptom separat. Es gilt somit bei jedem Symptom zu entscheiden, ob es überhaupt beobachtbar/untersuchbar ist, dann geht es darum, ob es sicher beurteilbar ist, ob also sichere Informationsgrundlagen (für das Vorhandensein wie auch das Nicht-Vorhandensein) bestehen, schließlich ist beim Vorhandensein eines Symptoms noch die Graduierung vorzunehmen.

„Keine Aussage" ist dann zu markieren, wenn etwas nicht beobachtbar/untersuchbar ist oder nicht genügend sichere Informationen über das Vorhandensein oder Nicht-Vorhandensein vorliegen. Dies gilt auch dann, wenn ein Symptom gar nicht untersucht worden ist (z.B. vergessen wurde zu fragen) oder die Informationen unzureichend sind. Auch Hinweise auf Simulation und Bagatellisierung können hier abgebildet werden, wenn zum Beispiel Widersprüche auftreten oder beim Patienten Suggestibilität zu erkennen ist.

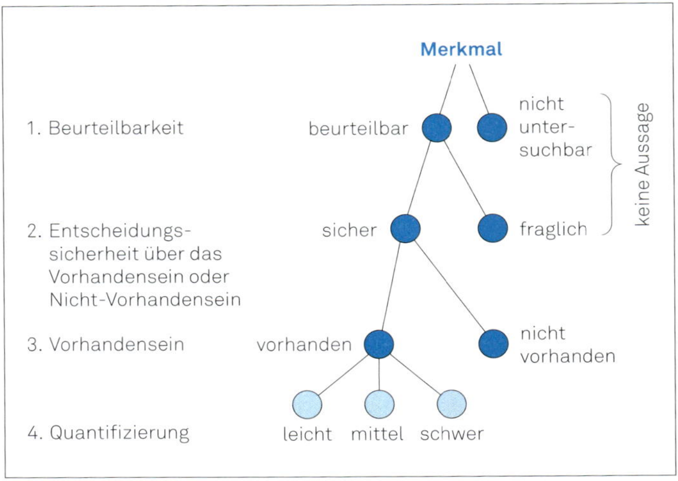

Abbildung 1.4: Entscheidungsbaum

Oft wird dieser Entscheidungsbaum nicht hinreichend beachtet. Es werden oft voreilig diagnostische Entscheidungen, bezogen auf einzelne Symptome, getroffen, sei es, dass sie als nicht vorhanden oder als vorhanden eingestuft werden, obwohl noch gar keine sichere Informationsgrundlage dafür vorliegt. Dies kann zu Fehlentscheidungen führen. Immer wieder findet eine diagnostische Bewertung ohne eine hinreichende „Datenbasis" statt. Zur Vermeidung dieser Fehler ist daher die sorgfältige Verwendung der Kategorie „keine Aussage" eine wichtige Hilfe.

Graduierung. Psychopathologische Phänomene sind nicht nach dem allgemeinen Prinzip ja/nein (also kategorial) zu bewerten, auch wenn dies in der ICD-10/-11 mit den diagnostischen Kriterien (vorhanden/nicht vorhanden) so suggeriert wird. Bei den diagnostischen Kriterien der ICD-10/-11 oder auch des DSM-5 wird meist keine Graduierung verlangt, sondern lediglich, ob die Symptome als vorhanden eingeschätzt werden. Dies betrifft sowohl eher unspezifische und häufige Symptome wie Konzentrationsstörungen, aber auch diagnostisch hochwertig zu betrachtende Phänomene, wie zum Beispiel bestimmte Denkstörungen oder Ich-Störungen bei Schizophrenien.

Eine Graduierung von psychopathologischen Symptomen entspricht dem klinischen Denken und unseren Erfahrungen aus der Praxis. So differenziert man zum Beispiel bei Konzentrationsstörungen meist auch gleich, wie stark diese vorhanden sind oder ob jemand leicht oder stark deprimiert ist.

Einige der Symptome sind prinzipiell dimensional zu sehen (z. B. Konzentrationsstörungen), andere zunächst kategorial (ja/nein), bei Vorhandensein dann aber auch, in welchem Ausmaß sie vorhanden sind (vgl. Abbildung 1.5). So ist zum Beispiel zunächst entscheidend, ob Halluzinationen überhaupt vorliegen. Dann ergibt sich jedoch die Notwendigkeit, dieses weiter zu explorieren, nicht nur hinsichtlich des Inhalts, sondern auch, wie stark und häufig die Symptomatik auftritt, beziehungsweise inwieweit sie mit dem täglichen Leben interferiert. Hierzu finden sich vor allem bei der Graduierung der einzelnen Symptome Hinweise.

In der Beschreibung der Merkmale im AMDP-Manual wurden bei jedem Symptom die Schweregrade „leicht" und „schwer" operationalisiert. Eine zunächst angestrebte Operationalisierung der Kategorie „mittel" hat sich als nicht realistisch erwiesen und wäre zu einengend und artifiziell gewesen. Kriterien

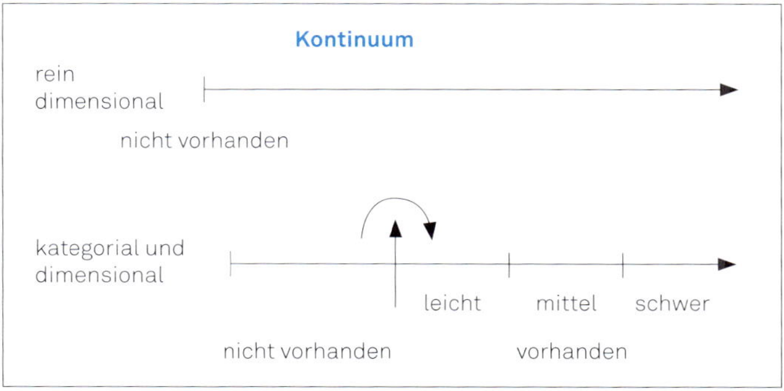

Abbildung 1.5: Graduierung psychopathologischer Symptome

für die Einschätzung der Schweregrade sind das subjektive Leiden und/oder die durch die Symptome resultierenden Beeinträchtigten („Ankerpunkte" als Orientierungshilfe).

Die Differenziertheit der Beurteilung des Schweregrades eines Symptoms ist bei den verschiedenen Selbst- und Fremdbeurteilungsverfahren unterschiedlich:

- Bei AMDP wird seit jeher eine dreistufige Einschätzung gewählt, die sich bewährt hat.
- Eine größere Differenzierung in der praktischen Anwendung, die oft gewünscht wird, scheint problematisch, da es vermutlich dem Untersucher, wie z. B. in der *Brief Psychiatric Rating Scale* (BPRS; vgl. CIPS, 2015 sowie Kapitel 18), kaum möglich sein wird, sieben Skalenstufen zu unterscheiden.
- Die Operationalisierung der Skalenstufen hat sich als hilfreich erwiesen und wird seit der sechsten Auflage des AMDP-Manuals verwendet.

Befundunsicherheit. Oft übersehen wird, dass es auf dem Dokumentationsbogen auch möglich ist, bezogen auf die gesamte Informationserhebung, den Grad der Sicherheit der Befundung einzuschätzen, ebenfalls auf der Skala nicht vorhanden – leicht – mittel – schwer. Dies erlaubt ggf. eine Relativierung bzw. kritische Interpretation des Gesamtbefundes (z. B. bei Aggravation oder Bagatellisierung).

1.4 Schlussbemerkungen

Mit dem AMDP-System liegt ein umfassendes System zur Erfassung der Psychopathologie vor. Mit den 100 psychischen und 40 somatischen Symptomen sowie den in der aktuellsten Auflage ergänzten Zusatzsymptomen wird ein sehr weites Spektrum klinisch relevanter Phänomene erfasst, wenngleich die Psychopathologie, wenn man sich zum Beispiel an der ICD-10/-11 orientiert, noch mehr Symptome umfasst. In der praktischen Anwendung sind viele psychopathologische Symptome jedoch eher selten und wären daher für ein in der Routine einzusetzendes

Instrumentarium wenig hilfreich, da bei zu selten auftretenden Symptomen zu viel Aufwand betrieben würde.

Das AMDP-System legt den Schwerpunkt auf die Erfassung des Psychischen Befundes, der sinnvoll ergänzt werden kann um den Somatischen Befund, wenn man an Phänomenen interessiert ist, die zum Beispiel im Bereich der Nebenwirkungserfassung oder klinischer Kriterien einer diagnostischen Einheit (z.B. somatisches Syndrom der depressiven Episode nach ICD-10) orientiert sind.

Die Operationalisierung der Symptome lässt nach hinreichendem Training eine reliable Symptomerfassung zu, was durch verschiedene Studien belegt werden konnte (vgl. z.B. Baumann & Stieglitz, 1983). Mit dem AMDP-System liegt ein seit mehr als 50 Jahren bewährtes Instrumentarium vor, das im deutschsprachigen Bereich einzigartig ist und auch die internationale Konkurrenz nicht fürchten muss, zumal eine Reihe von fremdsprachigen Versionen bereits existieren beziehungsweise in Vorbereitung sind (vgl. Kapitel 7).

2 Vom Patientengespräch zum Ausfüllen des Dokumentationsbogens

Achim Haug

Bei der Erhebung des psychopathologischen Befundes geht es darum, die Beschwerden der Patienten zu verstehen, sie in Fachsprache übersetzen zu können und reliabel zu dokumentieren. Vom Bericht der Patienten bis zur reliablen Dokumentation sowie schließlich der Verwendung des Befundes für die Diagnosestellung und zur Planung einer Therapie sind mehrere Einzelschritte notwendig, die sich konzeptionell unterscheiden und deren Beherrschung unterschiedliches Wissen und Können voraussetzt. Deshalb können sie sinnvoll voneinander getrennt dargestellt werden. Der erste Schritt reicht vom Gespräch mit dem Patienten bis zum Ausfüllen des AMDP-Dokumentationsbogens.

2.1 Informationsquellen für das Ausfüllen des AMDP-Dokumentationsbogens

Grundsätzlich gibt es zwei *Informationsquellen*, die uns für den psychopathologischen Befund zur Verfügung stehen (vgl. Kapitel 1). Als Untersucher beobachten wir bei unseren Patienten Phänomene im Verhalten, in Mimik, Gestik oder äußerem Erscheinungsbild sowie Besonderheiten des sprachlichen Ausdrucks. Zudem verarbeiten wir Informationen, die andere Menschen am Patienten wahrgenommen haben. Oft werden dies Eindrücke von Angehörigen oder Beobachtungen des Pflegepersonals sein. All diese Informationen sind dem Bereich der Fremdbeobachtung zuzuordnen, d.h., andere nehmen etwas am Patienten wahr (vgl. Abbildung 2.1).

Die zweite wesentliche Informationsquelle zum Befinden und Verhalten unserer Patienten sind Berichte von diesen selbst.

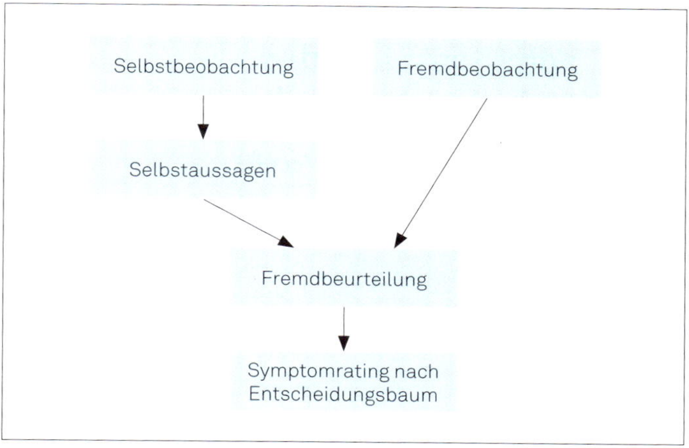

Abbildung 2.1: Informationsquellen beim psychopathologischen Befund

Sie beschreiben, wie es ihnen geht, welche Wahrnehmungen oder welche Überlegungen sie zur Ursache ihrer Beschwerden haben.

Im AMDP-Dokumentationsbogen und im AMDP-Manual ist für jedes Symptom angegeben, welche Informationsquelle grundsätzlich bei einem Symptom zur Verfügung steht:

- Ein „*F*" bezeichnet ein Symptom, für das nur die Fremdbeobachtung Informationen liefern kann. Ein Beispiel dafür ist das Symptom 22 „ideenflüchtig", als Teil der formalen Denkstörungen. Hierüber wird der Patient nicht berichten können. Vielmehr wird er über irgendein beliebiges Thema sprechen und der Beobachter wird beurteilen, dass er dies ideenflüchtig tut.
- Ein „*S*" bezeichnet dagegen ein Symptom, für das notwendigerweise der Patient Informationen liefern muss. Ein Beispiel ist das Symptom 48 „Stimmenhören". Hier muss ein Patient über seine akustischen Halluzinationen berichten. Es gibt kein Außenkriterium, das uns auch ohne seinen Bericht klare Informationen über das Symptom geben könnte.

- Bei Symptomen, die mit *„SF"* bezeichnet sind, stehen beide Informationsquellen zur Verfügung. Ein Beispiel ist das Symptom 94 „Aggressivität", welches sowohl vom Patienten berichtet als auch von anderen im Kontakt mit dem Patienten erlebt und dann berichtet werden kann.

Bei allen S- und SF-Symptomen muss also für eine sichere Beurteilung eine Information vom Patienten kommen; entweder spontan oder sie muss im Rahmen der Exploration gezielt erfragt werden. Dies setzt beim Untersucher Fertigkeiten der Gesprächsführung voraus (siehe Interviewleitfaden von Fähndrich & Stieglitz, 2016).

AMDP ist ein Fremdbeurteilungsinstrument (vgl. Abbildung 2.1; vgl. hierzu auch Kapitel 18). Alle zur Verfügung stehenden Informationen, sowohl diejenigen aus der F- als auch die aus der S-Quelle, werden vom Untersucher geprüft, bei nicht genügender Plausibilität weiter abgeklärt, bestimmten definierten Fachbegriffen zugeordnet und dann erst auf dem Dokumentationsbogen markiert.

2.2 Man sieht nur, was man weiß

In einem Brief von 1819 formulierte J.W. von Goethe den Grundsatz: „Man sieht nur, was man weiß." Eigentlich: Man erblickt nur, was man schon weiß und versteht. Diese Einsicht ist von entscheidender Wichtigkeit für die Dokumentation des psychopathologischen Befundes. Man muss nämlich zunächst ein Verständnis der möglichen Einzelphänomene des Erlebens und Verhaltens von Menschen haben. Nur dann wird man sie im Gespräch mit dem Patienten auch entdecken und voneinander unterscheiden können. Dass zum Beispiel umständliches Denken und ideenflüchtiges Denken zwei sehr verschiedene Formen formaler Denkstörungen sind, wird man nur beurteilen können, wenn man die Bedeutung der beiden Begriffe kennt. Hierbei hilft eine möglichst klare und trennscharfe Definition im AMDP-Manual.

Tabelle 2.1: Trennscharfe Definition zweier Merkmale im AMDP-Manual

Symptom 17 „umständlich“	Als umständlich bezeichnet man ein Denken, das bezogen auf den Gesprächsinhalt das Nebensächliche nicht vom Wesentlichen trennt. Der inhaltliche Zusammenhang bleibt aber stets gewahrt.
Symptom 22 „ideenflüchtig“	Vermehrung von Einfällen, die aber nicht mehr von einer Zielvorstellung straff geführt werden. Das Ziel des Denkens kann aufgrund von Assoziationen häufig wechseln oder verloren gehen.

Es wird aber zudem wichtig sein, sich immer wieder bei Patienten zu überlegen, welches der beiden Phänomene an einer bestimmten Stelle der Exploration auftritt und wie es sich vom jeweils anderen unterscheidet.

Der Inhaltsraum der einzelnen Begriffe wird also vorgegeben, die Abgrenzung zu anderen Phänomenen wird immer wieder in der Praxis geschärft werden müssen. Anders gesagt: Was umständliches Denken als Fachbegriff meint, ist im AMDP-Manual festgelegt; ob es beim Patienten im Einzelfall vorliegt, muss bei jedem Patienten neu geprüft werden. Bei dieser Prüfung findet ein Prozess der Übersetzung von erzählender Prosa (Bericht des Patienten) in definierte Fachbegrifflichkeit statt. Es lohnt sich für das Verständnis guter psychopathologischer Befunderhebung, diesen Prozess genauer zu betrachten.

2.3 Übersetzung von Prosa in Fachbegriffe

Wenn Patienten über ihr Befinden berichten, tun sie dies immer wieder mit ihren individuellen sprachlichen Möglichkeiten und daher auf sehr unterschiedliche Weise. Einflussfaktoren für die Beschreibungen sind zum Beispiel, wie differenziert Patienten sich allgemein ausdrücken, aber auch wie introspektiv sie Vorgänge in sich selbst wahrnehmen können. Von seltenen Ausnahmen abgesehen, in denen die Patienten bewusst unklare Beschreibungen geben, werden sie sich in der Regel bemühen, möglichst genau zu beschreiben, was in ihnen vorgeht. Eine wichtige Rolle spielt dabei auch die Technik der Gesprächsführung durch den Untersucher. Er wird Patienten, in Kenntnis der Bedeutung der Fachbegriffe und der Unterscheidungskriterien zu anderen Fachbegriffen, möglichst differenziert explorieren. Am Ende einer Exploration wird der Untersucher dann eine Menge von Informationen erhalten haben, die jeweils aus der Beschreibung der Patienten stammen. Diese Beschreibung ist in Prosa erfolgt, mit den ganz individuellen Formulierungen des Patienten. Ein Beispiel zeigt Kasten 2.1.

Kasten 2.1: Individuelle Befundschilderung durch den Patienten („Prosa")

„Ich muss so schnell weinen, obwohl es keinen Grund gibt. Morgens vor dem Aufstehen ist es besonders schlimm. Seit mehreren Wochen geht es mir jetzt so schlecht, und ich kann mir nicht vorstellen, dass es nochmal besser wird. Ich habe so einen Druck auf der Brust. Ich schaffe nichts mehr und bin so vergesslich geworden. Außerdem kann ich kaum noch schlafen. Innerlich bin ich wie tot. Den Kindern gegenüber bin ich ungerecht, und ich kann mich nicht mehr freuen. Ich habe kaum noch Lust, etwas zu unternehmen, und verkrieche mich am liebsten ins Schlafzimmer. Die Kinder kommen dabei zu kurz – ich bin keine gute Mutter mehr."

Jeder Patient wird seinen Zustand anders als andere Patienten beschreiben; und auch im Verlauf wird ein Patient seinen Zustand mit immer wieder neuen Formulierungen verständlich machen wollen. Für das, was die Aufgabe des Untersuchers ist, kann in Analogie zum Vorgehen in der Literatur der Begriff „Übersetzung" gebraucht werden. Man wird bei der Übersetzung von Prosa in Fachbegrifflichkeit nicht jedes einzelne Wort in das der anderen Sprache übersetzen. Vielmehr wird man wie bei Literaturübersetzungen dem nachspüren, was der Patient wohl mit seiner Beschreibung am ehesten gemeint haben könnte und welcher definierten Bedeutung eines Fachbegriffes

Prosa	Fachbegriff
„Ich muss so schnell weinen,	→ affektinkontinent
obwohl es keinen Grund gibt. Morgens vor dem Aufstehen ist es besonders schlimm. Seit mehreren Wochen geht es mir jetzt so schlecht, und ich kann mir nicht vorstellen, dass es nochmal besser wird.	→ hoffnungslos
Ich habe so einen Druck auf der Brust. Ich schaffe nichts mehr und bin so vergesslich geworden. Außerdem kann ich kaum noch schlafen. Innerlich bin ich wie tot. … und ich kann mich nicht mehr freuen.	→ Gefühl der Gefühllosigkeit
Ich habe kaum noch Lust, etwas zu unternehmen, und verkrieche mich am liebsten ins Schlafzimmer.	→ sozialer Rückzug
Den Kindern gegenüber bin ich ungerecht, … Die Kinder kommen dabei zu kurz – ich bin keine gute Mutter mehr."	→ Schuldgefühle

Abbildung 2.2: Übersetzung der Prosa des Patienten in definierte Fachbegriffe (durch den Experten)

diese Beschreibung am nächsten kommt. In Abbildung 2.2 ist ein solcher Prozess beispielhaft gezeigt.

2.4 Nachteile und Vorteile der Befundbeschreibung in Fachbegriffen

Sind die Informationen aus dem Gespräch mit dem Patienten auf diese Weise möglichst reliabel erfasst und in Fachbegriffe übersetzt, werden sie auf dem AMDP-Dokumentationsbogen markiert. Die Abbildung des Psychischen Befundes in defi-

Tabelle 2.2: Vor- und Nachteile standardisierter Befunderhebung

Vorteile	• Vergleichbarkeit im Quer- und Längsschnitt • Erhöhung der Interrater-Reliabilität • Grundlage operationalisierter Diagnostik • Grundlage evidenzbasierter und leitlinien-orientierter Therapie • Schutz vor spekulativer Konstruktion von Zusammenhängen (z. B. zur Genese)
Nachteile	• Verringerte Plastizität • Verringerte Individualität • Wegfall von komplexen Phänomenen (z. B. Wertvorstellungen) • Verzicht auf Erklärung des möglichen Entstehungszusammenhangs

nierter Fachsprache hat dabei gegenüber der Prosabeschreibung des Befundes erhebliche Vorteile, aber auch Nachteile (vgl. Tabelle 2.2).

Größter Vorteil ist die Vergleichbarkeit von Befunden im Quer- und Längsschnitt. Prosabeschreibungen nutzen immer wieder neue Formulierungen, betonen andere Aspekte und sind deshalb im Verlauf bei einem Patienten oder auch im Querschnitt mehrerer Patienten nicht vergleichbar. Ein definierter Symptombegriff mit operationalisierter Graduierung kann dagegen sowohl im Quer- wie im Längsschnitt verglichen werden. Durch die Einübung in die einheitliche und trennscharfe Anwendung von Fachbegriffen wird die Interrater-Reliabilität (= Übereinstimmung unterschiedlicher Untersucher) erhöht. Definierte Fachbegriffe sind Grundlage operationalisierter Diagnostik (vgl. auch Kapitel 5). Die Kenntnis der Fachbegriffe ist zudem notwendig für die Nutzung manualisierter Therapieleitlinien, da die Weichenstellung für eine bestimmte Behandlungsform beziehungsweise deren Änderung meist anhand von Symptomen definiert ist („Wenn der Patient nach zwei Wochen immer noch Symptom x hat, dann ändere Therapie von y zu z"). Die Beschreibung des Befundes in Fachsprache beschreibt schließlich ein Phänomen ohne gleichzeitige Gewichtung, Bewertung und Hinweise auf eine mögliche Genese. Dies dient der Trennung von Deskription und Interpretation. Befunde werden zunächst abgebildet, so wie sie sind. Ob sie pathologisch und vielleicht für eine Diagnose verwertbar sind, im Gesamtzusammenhang gut verstehbar oder vielleicht auch eher unwichtig sind, muss dann in einem zweiten, beurteilenden Schritt festgestellt werden. Dieses Vorgehen vermindert die Gefahr, dass einem Symptome entgehen oder man sie vielleicht nicht dokumentiert, weil man sie von vornherein für unwichtig hält. Es gilt bei diesem empfohlenen Vorgehen der Grundsatz: Möglichst alles („kleinlich") erfassen, aber später zurückhaltend, kritisch interpretieren.

Nachteil der Befunddarstellung in definierten Fachbegriffen ist die gegenüber der Prosa verringerte Plastizität und Individualität der Befunde (sie sollen ja Phänomene gerade überindividuell beschreiben). Auch können komplexe Phänomene, wie z. B. die Wertvorstellungen unserer Patienten, nicht erfasst werden; und auch diese können ja erheblichen Einfluss auf die Therapie haben. Schließlich wird durch die Trennung von Deskription und Beurteilung zunächst auf Gedanken zur möglichen Genese von Symptomen verzichtet.

Die Nachteile der deskriptiven Beschreibung des Befundes in einzelnen Fachbegriffen wie im AMDP-System sind gleichzeitig die Vorteile der Prosabeschreibungen im frei formulierten psychopathologischen Befund. Beide Beschreibungsebenen sind komplementär, keine kann die andere ersetzen; und deshalb müssen beide geübt werden (vgl. dazu auch Kapitel 21).

2.5 Nutzen der AMDP-Seminare für den Übersetzungsprozess

Für die Einübung des Begriffsverständnisses und vor allem für die Anwendung der gelernten Fachbegriffe auf den klinischen Einzelfall, also für die Übersetzungsarbeit, ist für den Psychopathologen die Abstimmung mit anderen Klinikern sehr wichtig. In Seminaren zur AMDP-Begrifflichkeit wird man dort bei der Beurteilung von Patientenberichten erfahren können, welchen definierten Fachbegriffen andere Kollegen bestimmte Schilderungen von Patienten zuordnen. Dabei kann man das eigene Begriffsverständnis schärfen und sein Urteil bezüglich Schwellensituationen (zum Beispiel von nicht vorhandenem zu leicht ausgeprägtem Symptom) eichen. Dies steigert die Sicherheit in der Zuordnung von Prosabeschreibungen zu Fachbegriffen und erhöht die Interrater-Reliabilität (Näheres zu AMDP-Seminaren siehe Teil IV in diesem Buch).

Nach der differenzierten Exploration des Erlebens und Verhaltens der Patienten, der geleisteten Übersetzungsarbeit von Prosabeschreibung in definierte Fachbegriffe und der Dokumentation des Befundes auf dem AMDP-Ratingbogen stehen die Informationen für weitere Schritte der syndromalen und klassifikatorischen Diagnostik zur Verfügung.

2.6 Schlussbemerkungen

Voraussetzung für die Erfassung des psychopathologischen Befundes ist die Kenntnis des Bedeutungsgehalts der psychopathologischen Begriffe. Mit jedem Patienten, aber auch bei demselben Patienten zu unterschiedlichen Zeitpunkten im Verlauf, wird der individuelle Zustand immer wieder neu bzw. verändert sein. Die Anwendung der gelernten Fachbegriffe auf diese immer wieder neuen Situationen ist der eigentliche Prozess psychopathologischer Befunderhebung. Nach der Abbildung des Zustandsbildes in definierten Fachbegriffen muss wiederum aus dem Befund die Umwandlung in einen frei formulierten Bericht geübt werden. AMDP-Trainings bieten für die notwendigen Teilschritte (Kenntnis der Begriffe, Anwendung auf individuelle Patienten, Hilfen zur Gesprächsführung, Vergleich der eigenen Einschätzung mit derjenigen anderer Fachleute, Formulierung eines Berichts) entscheidende Hilfestellungen.

3 Vom Symptom zum psychopathologischen Befund

Andreas Thiel, Wolfgang Trabert und Thomas Dietzfelbinger

3.1 Aufgabe und Zielsetzung

Im Zentrum der klinischen Untersuchung eines Patienten stehen im Bereich Psychiatrie und Psychotherapie die ausführliche Exploration durch ein diagnostisches Gespräch und die Verhaltensbeobachtung. Am Ende dieser Erhebung des psychopathologischen Befundes sollte der Untersucher die im Gesamtkontext wesentlichen psychischen Symptome ausreichend sicher beurteilen können. Ergebnis und Ziel der Befunderhebung ist die Beantwortung der Frage, ob die relevanten psychischen Symptome vorhanden sind oder nicht und wie die Merkmale und ihre Ausprägung eingeschätzt werden. Im nächsten Schritt geht es dann darum, einen zusammenfassenden Text zu erstellen, der diese Aussagen über psychopathologische Einzelsymptome zu einem schriftlichen Befund zusammenbindet. Dieser Befund geht dann in die Patientenakte und in den Arztbrief ein.

Der *psychopathologische Aufnahmebefund* ist ein wesentlicher Teil der Befund-Dokumentation und des Arztbriefes und verfolgt verschiedene Ziele. Er soll dem Leser eine „wirklichkeitsnahe Vorstellung vom Patienten“ vermitteln (Lieb, 2012, S. 34). Vor seinem inneren Auge soll eine Idee davon entstehen, um was für einen Menschen es sich bei dem Patienten handelt. Ist es ein junger oder ein alter Mensch? Wirkt er äußerlich auffällig oder unauffällig? Ist er besonders gekleidet? Macht er einen gepflegten oder wenig gepflegten Eindruck und ist er ausreichend ernährt? Verhält er sich im Gespräch misstrauisch oder offen und zugewandt? Außerdem muss der psychopathologische Befund im engeren Sinne dokumentiert werden, damit die diagnostische Beurteilung, die Sicherheit der Diagnosen und therapeutische Maßnahmen vom Leser nachvollzogen werden können. Dafür können auch Angaben des Patienten zur Anamnese in *indirekter Rede* sowie *wörtliche Zitate* hilfreich sein (Lieb, 2012); diese Aussagen des Patienten müssen als solche gekennzeichnet werden, damit der Leser sie eindeutig von Beobachtungen des Untersuchers unterscheiden kann.

Eine sorgfältige Darstellung des psychopathologischen Befundes für die Patientenakte und den *Arztbrief* ist also von großer Bedeutung. Unnewehr, Schaaf und Friederichs (2013) betonen die Bedeutung des Arztbriefes als Kommunikationsmittel. Sie kommen zu dem Ergebnis, es sei bemerkenswert, „dass das Thema ‚Arztbrief' – gemessen an Bedeutung und Arbeitsaufwand – einen auffällig geringen Stellenwert in der ärztlichen (...) Aus-, Weiter- und Fortbildung" habe und beklagen „erhebliche Defizite" vieler Arztbriefe (Unnewehr et al., 2013, S. 1672). In vielen heute aktuellen und ausführlichen Lehrbüchern der Psychiatrie und Psychotherapie sucht man im Sachregister das Stichwort „Arztbrief" sowie Hinweise zur zusammenfassenden Beschreibung des psychopathologischen Befundes vergebens, so etwa bei Berger (2019), Freyberger, Schneider und Stieglitz (2012), Rentrop, Müller und Willner (2013) sowie Möller, Laux und Kapfhammer (2011). Der Vergleich der alltäglichen Praxis verschiedener Kliniken, Ambulanzen und Institute zeigt so große Unterschiede in der Befunddokumentation und Arztbriefschreibung, dass zusammenfassend nur das *Fehlen eines allgemein akzeptierten Standards* festgehalten werden kann.

Sorgfalt bei der psychopathologischen Befunderhebung ist wichtig, da dieser Befund die Grundlage der weiteren diagnostischen Zuordnung und Therapie ist. Außerdem ist die Befunderhebung auch ein wichtiges therapeutisches Element in der frühen Phase der Arzt-Patient-Beziehung, dessen Gestaltung und Gelingen Auswirkung auf die weitere Zusammenarbeit hat. Der Patient sollte sich vom Untersucher respektvoll und aufmerksam behandelt fühlen, damit er zu diesem Vertrauen fassen kann.

Ein Befundbericht muss nicht perfekt ausformuliert sein, hierzu reicht die Zeit häufig nicht aus. *Vollständige Sätze* (z.B.: Herr A. verneint Suizidgedanken) dürfen sich mit knappen *Aufzählungen* (z.B. keine Sinnestäuschungen, keine Wahnsymptomatik) abwechseln. Der Befundbericht oder der Arztbrief sollen ja nicht als Literatur veröffentlicht werden, sondern dienen allein der knappen, anschaulichen und aussagekräftigen Dokumentation der wesentlichen Symptome.

3.2 Beurteilungszeitraum – Zur Abgrenzung von Befund und Anamnese

Der psychische Befund gibt den *Querschnittsbefund für einen bestimmten Beurteilungszeitraum* wieder (AMDP, 2016). Die Dauer dieses Beurteilungszeitraums muss festgelegt werden. Der Aufnahmebefund beschränkt sich zeitlich nicht ausschließlich auf die Dauer des Aufnahmegespräches, sondern bezieht die letzten Tage ein. Die Dauer des Beurteilungszeitraums ist von der Intention der Untersuchung abhängig (vgl. Kapitel 1). Für eine *Aufnahmeuntersuchung* empfiehlt sich, die letzten 1 bis 2 Wochen als Beurteilungszeitraum zu wählen, für Untersuchungen im *weiteren Verlauf* die letzten 3 bis 4 Tage. In dieser Hinsicht unterscheiden sich Psychiatrie und Psychotherapie von anderen medizinischen Fächern. In der Unfallchirurgie beispielsweise reicht es aus, im Befund anzugeben, dass die klinische und radiologische Untersuchung keine Fraktur zeigt, um diese Differenzialdiagnose auszuschließen. Das ist in der Psychiatrie anders; wenn ein Patient durch akustische Halluzinationen verängstigt ist und sich deswegen in der psychiatrischen Ambulanz vorstellt, kann es sein, dass er – beruhigt durch das Erstgespräch – für den Moment der Untersuchungssituation selbst Stimmenhören auf Nachfrage verneint. Dieses Ergebnis schließt jedoch eine psychotische Erkrankung nicht aus, und daher wird man beispielsweise die Aussage des Patienten, er habe noch wenige Stunden zuvor oder am Vortag akustische Halluzinationen in Form kommentierender Stimmen gehört, sinnvollerweise in den Aufnahmebefund integrieren und nicht nur am Ende der Anamnese erwähnen. Ähnliches gilt für Essanfälle, Erbrechen, Panikanfälle, Wahnwahrnehmungen, Suizidgedanken und viele andere, häufig fluktuierende psychopathologische Symptome, die klinisch relevant sind, auch wenn sie in der unmittelbaren Aufnahmesituation selbst nicht vorhanden sind. Diese Angaben des Patienten zur Anamnese und Symptomatik werden im Befund im Konjunktiv wiedergegeben und dem entsprechenden psychopathologischen Merkmal zugeordnet.

Beispiele

- Herr A. berichtete akustische Halluzinationen; er habe den ganzen Vormittag zwei fremde Männerstimmen gehört, die ihn beschimpft hätten. Für die Untersuchungssituation verneinte er Stimmenhören und andere akustische oder optische Halluzinationen.
- Schwer ausgeprägte Wahngedanken in Form von Größenwahn (er habe übersinnliche Fähigkeiten, könne Gedanken lesen und beeinflusse die Bundesregierung): Herr C. berichtete für die zurückliegenden Tage mehrere Wahnwahrnehmungen; er habe wiederholt im Radio Anspielungen auf seine Fähigkeiten und seinen Auftrag gehört.
- Frau B. verneint aktuelle Suizidgedanken, berichtet jedoch zögernd auf Nachfrage, zwei Tage zuvor habe sie drängende Suizidgedanken gehabt und Vorbereitungen getroffen (Schlaftabletten eingekauft).
- Heute habe sie aus Angst vor der Gewichtszunahme noch nichts gegessen, in den letzten Tagen täglich 4 bis 5 Essanfälle und anschließendes selbstinduziertes Erbrechen.

Die zeitliche Abgrenzung zwischen dem Ende der Anamnese und Befund in der Aufnahmesituation ist somit nicht exakt festgelegt und kann flexibel in Abhängigkeit von der klinischen Situation und Fragestellung entschieden werden.

3.3 Ein Vorschlag für die Formulierung des psychopathologischen Befundes nach AMDP

Auf die Frage, wie genau der psychische Befund für einen Arztbrief formuliert und strukturiert werden soll, gibt es *keinen allgemein verbindlichen „Goldstandard“* und mehr als eine mögliche und richtige Antwort. Ein Vorschlag zur Gliederung für die an

Tabelle 3.1: Gliederung des psychopathologischen Befundes

Teil 1	**Einleitung**	• Äußere Erscheinung • Verhalten in der Untersuchungssituation • Bewusstseins- und Orientierungsstörungen
Teil 2	**Hauptteil** (psychopathologische Merkmale nach AMDP)	• Aufmerksamkeits- und Gedächtnisstörungen • Formale Denkstörungen • Befürchtungen und Zwänge • Wahn • Sinnestäuschungen • Ich-Störungen • Störungen der Affektivität • Antriebs- und psychomotorische Störungen • Circadiane Besonderheiten • Andere Störungen
Teil 3	**Sonstige Symptome**	• Alle sonstigen klinisch relevanten Symptome • z. B. Essverhalten (Essanfälle, Erbrechen, Diäten, Laxanzienabusus) • z. B. dissoziative Symptome • z. B. Alpträume, Flashback-Erleben • z. B. andere Angstsymptome

AMDP angelehnte Formulierung des psychopathologischen Befundes findet sich in Tabelle 3.1; danach setzt sich der psychopathologische Befund für den Arztbrief aus *drei Teilen* zusammen. Im *ersten Teil* werden der Patient und die Untersuchungssituation einleitend skizziert, um dem Leser einen ersten Eindruck zu vermitteln. Im *zweiten Teil* werden die verschiedenen Merkmalsbereiche des psychischen Befundes nach AMDP angesprochen und die psychopathologischen Einzelsymptome in Abhängigkeit von der klinischen Relevanz dokumentiert. Der *dritte Teil* schließlich beinhaltet eine Beschreibung der restlichen speziellen Symptomatik des Patienten, soweit diese nicht bereits in den ersten beiden Teilen vollständig beschrieben wurde. Illustrative Beispiele für nach dieser Struktur formulierte Befunde finden sich in den Fallbeispielen in Teil V dieses Buches.

Teil 1: Einleitung des psychopathologischen Befundes. Zu Beginn wird angegeben, wie der Patient äußerlich wirkt. Dem Leser soll ein erster Eindruck über den Patienten und die Untersuchungssituation vermittelt werden, damit er sich „vor seinem inneren Auge" die Untersuchungssituation zumindest in groben Zügen vorstellen kann. Hierzu werden die *äußere Erscheinung und Kleidung* oder andere Auffälligkeiten kurz erwähnt. Außerdem wird berichtet, wie sich der Patient in der Untersuchungssituation verhält, d.h., ob er z.B. freundlich, offen und zugewandt, verschlossen, misstrauisch, erregt, ärgerlich, aggressiv oder mutistisch ist oder aber ob er laut schreit.

Am Ende dieser Einleitung werden *Bewusstsein* und *Orientierung* beschrieben. Es ist sinnvoll, diese Merkmale bereits an dieser Stelle und somit vor den im nächsten Abschnitt folgenden übrigen psychopathologischen Merkmalen zu benennen, weil Bewusstseins- und Orientierungsstörungen Einfluss auf zahlreiche andere Merkmale haben und den Gesamteindruck der Person prägen.

Beispiele

- Der äußerlich vorgealtert wirkende und nur wenig gepflegte Patient war bei der Aufnahme alkoholintoxikiert, leicht bewusstseinsvermindert (somnolent) und konnte nur mit Unterstützung gehen. Im Kontakt verhielt er sich misstrauisch und gereizt und machte laut schimpfend und mit undeutlich artikulierter Sprache deutlich, keine weiteren Fragen beantworten zu wollen. Die Orientierung des Patienten war deswegen nicht beurteilbar.
- Herr A. berichtete im Erstkontakt mit leiser, monotoner Stimme, insgesamt ausdrucksarm und schleppend zur aktuellen Situation. Der wache, bewusstseinsklare und in allen Qualitäten vollständig orientierte Patient war auffällig gekleidet und bunt frisiert. Im Gespräch über die vorangegan-

gene Trennung von seiner Ehefrau und den Suizidversuch hielt er kaum Blickkontakt, weinte immer wieder, konnte stellenweise kaum sprechen und wirkte deutlich verzweifelt und erschöpft.
- Die äußerlich altersentsprechend wirkende, sportlich leger in Jeans und Turnschuhe gekleidete Patientin war wach, bewusstseinsklar und in allen Qualitäten vollständig orientiert und berichtete bereits im Erstkontakt offen und zugewandt ausführlich zur Vorgeschichte und Symptomatik.
- Die äußerlich wenig gepflegte und deutlich vorgealtert wirkende Patientin lief in der Aufnahmesituation unruhig auf und ab. Die wache Patientin schien im Zimmer etwas zu suchen, schien bewusstseinseingeengt und beantwortete keine Fragen, sodass eine Exploration nicht möglich war.
- Die deutlich jünger wirkende 25-jährige Patientin war wach, bewusstseinsklar und zur Zeit, zum Ort, zur Situation und zur eigenen Person vollständig orientiert. Sie war äußerlich sehr gepflegt, deutlich geschminkt und elegant gekleidet. Sie berichtete zunächst etwas zögernd, im weiteren Verlauf dann jedoch offen und zugewandt zur Vorgeschichte. Sie schäme sich, von der Polizei in die Klinik gebracht worden zu sein und weinte im Gespräch über die familiären Konflikte.

Teil 2: Beschreibung der psychopathologischen Symptome nach AMDP. Im zweiten Teil werden die psychopathologischen Merkmale des Psychischen Befundes nach AMDP beschrieben. Im klinischen Alltag ist es nicht möglich, für jeden Patienten im schriftlichen Befund auf alle 100 Merkmale und sämtliche Zusatzitems einzugehen. Die Auswahl richtet sich nach der klinischen Situation.

Für die *Reihenfolge der Befundbeschreibung* bieten sich zwei Möglichkeiten an. So kann es hilfreich sein, die Merkmale der einzelnen psychopathologischen Bereiche immer in der gleichen Reihenfolge zu beschreiben. Gewöhnt man sich eine solche Reihenfolge als Routine an, verringert sich das Risiko, etwas zu vergessen. Eine Alternative zu dieser festen Reihenfolge ist ein Befundbericht, in dem die klinisch relevanten Symptome bzw. Merkmalsbereiche als erstes genannt werden. Dieses Vorgehen erleichtert es dem Leser, sich den Patienten vorzustellen. Bei einem Patienten, der wegen einer akuten wahnhaften Symptomatik und Halluzinationen in die Klinik kommt, wird dann auch im Befund zunächst auf Wahn und Sinnestäuschungen eingegangen werden. In Situationen, in denen eine Aufnahme nach einem Suizidversuch bei einem schwer ausgeprägten depressiven Syndrom ohne Wahn erfolgt, bietet sich eine andere Reihenfolge an. Unabhängig von der Reihenfolge sollte in jedem Befund auf alle relevanten Merkmalsbereiche eingegangen werden. Orientierung und Bewusstsein werden an dieser Stelle nur dann noch beschrieben, wenn dies nicht bereits in der Einleitung geschehen ist.

Beispiel: Herr B.

Der deutlich gequält wirkende Patient war bei Aufnahme psychomotorisch gespannt und rieb sich unruhig die Hände. Ausgeprägte Affektstarre und Affektarmut. Herr B. berichtete ein starkes Gefühl der Gefühllosigkeit, Durchschlafstörungen mit Früherwachen sowie ein typisches Morgentief. Starkes Gedankendrängen und Grübeln. Er könne sich weder aufs Lesen noch auf das Fernsehen konzentrieren. Keine weiteren formalen Denkstörungen. Keine wesentliche Antriebsarmut, jedoch starke Antriebshemmung. Diffuse Ängste. Der Patient berichtete auf Nachfrage zögernd Suizidgedanken, von denen er jedoch ausreichend distanziert war, und verneinte konkrete Suizidplanungen. Inhaltliche Denkstörungen, Sinnestäuschungen oder Ich-Störungen fanden sich nicht. Keine Schuldgefühle, keine Verarmungsgefühle, keine wesentlichen gesundheitsbezogenen Ängste.

Beispiel: Herr A.

Herr A. bestätigte auf Nachfrage zögernd akustische Halluzinationen in Form von kommentierenden Stimmen, die ihn sehr quälten. Außerdem berichtete er Wahnwahrnehmungen: Er fühle sich seit mehreren Tagen durch fremde Autos verfolgt und habe wiederholt im Radio Anspielungen auf seine berufliche Situation gehört. Bei der Aufnahme sah er sich immer wieder ängstlich im Raum um. Seit Tagen Durchschlafstörungen. Suizidgedanken wurden verneint. Keine optischen Halluzinationen. Vom Affekt her wirkte der Patient ängstlich und bedrückt, zeigte jedoch keine Affektstarre oder Affektarmut. Keine Tagesschwankungen. Starke Konzentrationsstörungen und leichte Auffassungsstörungen: Herr A. konnte die Aussage einfacher Fabeln und Sprichwörter nur mit Mühe erklären.

Beispiel: Frau B.

Bei Aufnahme schwere Logorrhoe und Ideenflucht; Frau B. war kaum zu unterbrechen, Exploration dadurch erschwert. Keine Inkohärenz. Ausgeprägte motorische Unruhe und deutlich gesteigerte Aktivität. Seit Tagen soziale Umtriebigkeit; sie habe so viele Leute kennengelernt wie noch nie in ihrem Leben. Ich-Störungen nicht beurteilbar, weil Frau B. entsprechende Fragen nur mit Lachen beantwortete. Affekt deutlich euphorisch, leichte Affektstarre. Schlafstörungen: seit 3 Tagen habe sie nicht mehr geschlafen, dennoch fühle sie sich leistungsfähig und frisch, es gehe ihr „überirdisch super-gut". Gesteigertes Selbstwertgefühl (sie sei sportlicher als alle anderen Frauen der Stadt und habe die schönsten Haare), aber keine Wahnsymptome. Keine Sinnestäuschungen. Im Gespräch Konzentrationsstörungen. Keine Suizidgedanken.

Teil 3: Beschreibung sonstiger Symptome. Der dritte Teil beinhaltet die restliche spezielle Symptomatik des Patienten, soweit diese nicht bereits in den ersten beiden Teilen vollständig beschrieben wurde. Hier werden beispielsweise Symptome von Essstörungen, posttraumatischen Belastungsstörungen, dissoziativen Störungen usw. benannt, sofern diese vorhanden und von Bedeutung sind und mit den AMDP-Merkmalen nicht ausreichend genau erfasst werden. An dieser Stelle können auch relevante Symptome des somatischen Befundes (Merkmale 101 bis 140) genannt werden. Ist die Symptomatik bereits im Teil 2 ausreichend differenziert beschrieben, entfällt Teil 3.

Beispiel: Frau A.

Beim Gespräch über die Essanfälle und das selbstinduzierte Erbrechen wirkte Frau A. subjektiv deutlich gequält. Sie berichtete stärker werdende Gefühle von Schuld und Scham, wegen derer sie soziale Kontakte in den letzten Monaten immer mehr vermieden habe. Den beruflichen Belastungen fühle sie sich nach wie vor gut gewachsen. Die Essanfälle und das selbstinduzierte Erbrechen träten zurzeit maximal zwei- bis dreimal täglich auf, wechselten sich allerdings mit Phasen mehrtägiger Diät mit kontrolliertem Essverhalten ab. Die Einnahme von Appetitzüglern, Laxanzien, Schilddrüsenhormonen oder Diuretika wurde verneint.

Beispiel: Herr B.

Herr B. berichtete, er habe mehrfach in der Woche Alpträume vom Unfall. Außerdem erlebe er bei lautem Verkehrslärm filmszenenartige Erinnerungen (Flashback-Erleben), die ihn sehr quälten.

3.4 Fehler und besondere Probleme bei der Befunddokumentation

Typische Fehler. Schon in den 1970er Jahren waren Probleme bei der Dokumentation des psychopathologischen Befundes Gegenstand der psychiatrischen Forschung (vgl. auch Wagner, 1975). Damals haben Busch und Vogel (1977, S. 131) *vier typische Fehler* benannt, die heute unverändert relevant sind und daher im Folgenden zitiert werden sollen:
1. Normalbefunde werden nicht erwähnt. Für den Leser bleibt unklar, ob sie untersucht und nicht dokumentiert oder aber ob sie nicht untersucht worden sind.
2. Für unwichtig oder unpassend gehaltene Sachverhalte werden absichtlich oder versehentlich nicht dokumentiert.
3. Differenzialdiagnostisch wichtige Befunde werden vergessen.
4. Symptome, die der Untersucher vermutet, jedoch nicht untersucht hat, werden als erhoben dokumentiert.

Keine Aussage – die Beschreibung unklarer Befunde. In Situationen, in denen ein psychopathologisches Symptom nicht beurteilbar ist oder nicht untersucht wurde, soll nach dem AMDP-Manual zur Dokumentation psychiatrischer Befunde als Antwort „keine Aussage“ kodiert werden (AMDP, 2023; vgl.

auch Kapitel 1 und 6). Für den schriftlichen Befundbericht in der Krankengeschichte oder im Arztbrief ist die Formulierung „keine Aussage" jedoch nicht geeignet, weil sie den Grund für diese Bewertung nicht mitteilt und daher nicht aussagekräftig ist. Hier bietet es sich an, genauer zu beschreiben, warum eine genauere Untersuchung nicht möglich war oder aus welchem anderen Grund keine Aussage möglich ist. Nur so kann der Leser den Befund nachvollziehen. Wenn ein wichtiges Symptom nicht untersucht wurde, sollte das im Befund auch klar benannt werden.

Beispiele

- Herr A. verneinte zögernd Fragen nach Stimmenhören. Im Gespräch blickte er sich jedoch wiederholt um und flüsterte leise in die Zimmerecke, sodass der Eindruck entstand, er halluziniere.
- Frau B. antwortete auf Fragen nach Sinnestäuschungen nicht. Während der Untersuchung nestelte die Patientin unruhig im Bett, schaute wiederholt unter die Decke und schien mit den Fingern Dinge vom Bettlaken entfernen zu wollen, weshalb der Eindruck entstand, sie habe optische Halluzinationen.
- Herr C. bejahte Fragen nach akustischen Halluzinationen und beschrieb imperative Stimmen, die ihn quälten. Optische Halluzinationen und Wahnwahrnehmungen wurden nicht exploriert.
- Herr D. beschrieb Ängste, er werde durch grüne Glasflaschen bestrahlt, weil diese radioaktive Substanzen enthielten; er müsse dagegen ausgedehnte, oft über Stunden anhaltende Reinigungsrituale ausführen. Dabei konnte auch durch Nachfragen nicht abschließend geklärt werden, ob es sich bei diesen Befürchtungen um Zwangsgedanken handelt oder ob diese Gedanken als wahnhaft eingeordnet werden müssen.
- Herr E. beantwortete Fragen nach akustischen Halluzinationen unterschiedlich: Manchmal verneinte er diese, zu anderen Zeiten gab er an, die beschimpfende Stimme seines Onkels zu hören. Auch die Frage, ob diese Stimme tatsächlich vorhanden sei, wurde widersprüchlich beantwortet.
- Frau F. reagierte in der Notaufnahme auf Fragen nach Suizidgedanken gereizt und verneinte diese mehrfach und deut-

lich. Dabei hielt sie wenig Blickkontakt und wirkte in der Untersuchungssituation deutlich gekränkt, weshalb die Distanzierung der Patientin von Suizidalität als nicht ausreichend sicher eingeschätzt wurde.

Anmerkungen zur Dokumentation von Suizidalität. Die Beurteilung der Suizidalität darf wegen der großen Relevanz dieser Symptomatik in keinem Befund fehlen. In der Exploration wird der Patient nach Gedanken, Plänen und Handlungen gefragt, sich zu suizidieren, d.h. sich das Leben nehmen zu wollen. Auch Lebensüberdruss und Todeswünsche ohne Selbsttötungsgedanken sollen abgebildet werden, da sie für die Verlaufsbeurteilung der Suizidalität ebenfalls relevant sind. Auf unklare Aussagen und Umschreibungen, z.B. der Patient sei „latent suizidal" oder „lebensmüde", sollte ebenso verzichtet werden wie auf pauschale aber wenig aussagekräftige Aussagen, der Patient sei „hoch suizidal"; besser bietet es sich auch hier an, die Aussagen des Patienten konkret wiederzugeben.

Beispiele

- Herr A. verneinte zögernd Fragen nach Suizidgedanken, berichtete jedoch, seit dem Tod seiner Frau wünsche er sich zu sterben. Auf weitere Nachfrage distanzierte er sich von konkreten Suizidgedanken und -plänen.
- Frau B. berichtet auf Nachfrage, sie wolle gern sterben, d.h., sie wolle wegen der fortgeschrittenen Krebserkrankung nicht mehr weiterleben. Sie verneinte glaubhaft konkrete Suizidgedanken und die Absicht, ihrem Leben selbst ein Ende setzen zu wollen.
- Herr C. bestätigte auf Nachfrage, er habe seit mehreren Tagen drängende Suizidgedanken, die ihn erheblich belasteten. Er überlege, sich im Wald zu erhängen. Im weiteren Gespräch war er von diesen Suizidgedanken nicht ausreichend distanziert.
- Auf Fragen nach Suizidgedanken gab Frau D. wiederholt keine eindeutigen Antworten, weshalb die Suizidgefahr als hoch eingeschätzt wurde.

3.5 Schlussbemerkungen

Die deskriptive Erfassung der psychischen Symptome mit dem AMDP-System ist kein Selbstzweck, sondern erfüllt mehrere Funktionen (vgl. Kapitel 1). Von besonderer Bedeutung ist sie für die Erstellung des psychopathologischen Befundes. Für dessen Abfassung gibt es keine allgemeinverbindlichen Vorgaben und Konventionen, das AMDP-System bildet jedoch eine gute Grundlage für eine verständliche und reliable Beschreibung des psychopathologischen Befundes.

4 Vom Symptom zum Syndrom

Rolf-Dieter Stieglitz, Markus Jäger und Rainer Schaub

4.1 Vorbemerkungen

Symptome als kleinste Beschreibungseinheiten in der Psychopathologie treten meist nicht alleine auf, sondern häufig in einem Verbund, der dann als Syndrom bezeichnet wird. Hierzu finden sich in der Literatur unterschiedliche *Definitionen* und Erläuterungen. Nach Payk (2010, S. 45ff.) werden Symptome, die regelhaft bzw. gesetzmäßig im Verbund auftreten und deren gemeinsames Auftreten auf einen inneren Zusammenhang hinweist, als Gruppe von Merkmalen und Symptomen zu Syndromen (griechisch: syndromae = zusammenlaufen) zusammengefasst („Symptomcluster"). Peters (2007, S. 544f.) versteht unter Syndromen eine Gruppe von Symptomen, die in regelhafter Verbindung miteinander auftreten. Hierbei zitiert er auch Karl Jaspers, der letztlich folgende Syndromdefinition gab: „Komplex von Symptomen, die häufig zusammen beobachtet werden und irgendwie ihrem Wesen nach zusammenhängen". Syndrome bedeuten in der Psychiatrie dasselbe wie klinische Bilder, da sie als ein anschauliches Ganzes erfasst werden können. Jedem Symptom kommt außer der Eigenschaft „charakteristisch" mehr oder „weniger" ein bestimmter Platz im Ganzen zu. Aus wenigen charakteristischen Zeichen kann nach Payk (2010) auf das Ganze geschlossen werden; der nicht erkannte Rest wird aus dem bekannten Syndrombild deduziert. Jäger (2015) weist weiterhin auf den Zeitaspekt hin, wonach die Kombination von bestimmten Symptomen vor allem im Querschnitt miteinander auftreten. Über einen spezifischen Zusammenhang dieser Symptome, beispielsweise im Hinblick auf eine Ätiopathogenese, wird hierbei zunächst keine Aussage getroffen. Dies gilt in der Psychiatrie ebenso wie in den übrigen medizinischen Fachgebieten. Die *Entstehung* (Ursache) eines Syndroms kann aus ihm selbst zunächst nicht erkannt werden. Einzelne Syndrome können aber so häufig bei bestimmten ätiologischen Faktoren auftreten, dass Vermutungen gerechtfertigt sind (Peters, 2007). So kann z. B. das paranoid-halluzinatorische Syndrom auf eine schizophrene Störung hinweisen.

In der Psychiatrie gibt es vielfältige *Differenzierungen von Syndromen*. So gibt es nach Payk (2010) z. B. Angst-, Zwangs-, Wahnsyndrome oder Symptomkombinationen, bezogen auf die Qualität des Bewusstseins (z. B. delirantes Syndrom) oder auf affektive Störungen (maniformes bzw. depressives Syndrom). Diese Symptomkomplexe besitzen bereits erheblich höhere diagnostische Valenz als Einzelsymptome.

Weitere Begriffe in diesem Kontext sind *Syndromatologie,* d. h. die Lehre von den Syndromen. Sie beschreibt die Eckpfeiler deskriptiv-psychodiagnostischer Prozesse ohne Berücksichtigung ihrer Entstehungsursachen oder -bedingungen (Payk, 2010). Nach von Zerssen (1973) hat eine Syndromatologie psychischer Störungen „von dem gemeinsamen Auftreten von Symptomen ohne Rücksicht auf deren Entstehungsbedingungen als obersten Ordnungsgesichtspunkt auszugehen" (S. 508).

Leitsyndrome werden als Symptomverbindungen verstanden, die sich darüber hinaus als besonders charakteristisch und prägnant für ein bestimmtes Krankheitsbild erweisen (Payk, 2010).

Psychopathologische Syndrome wurden zunächst auf *klinisch-intuitivem Wege* konzipiert, basierend auf klinischen Beobachtungen (Franke & Hippius, 1979). Beim depressiven Syndrom sind dies beispielsweise Symptome wie deprimiert, ängstlich, grübeln, antriebsarm usw. In den letzten 50 Jahren sind vermehrt mathematisch-statistische Verfahren zur *Konstituierung von Syndromen* benutzt worden (zum Vorgehen bei AMDP vgl. im Detail Baumann & Stieglitz, 1983). Im Vordergrund stand dabei traditionell die Faktorenanalyse. Das Ergebnis waren Syndrome, deren klinische Anwendung dann oft sog. Ratingskalen meist in Form von *Fremdbeurteilungsverfahren* darstellten (Stieglitz, 2008). Aufgrund von als unterschiedlich relevant angesehener Symptome, die einem vermuteten Syndrom zuzuordnen sind, resultierten in der internationalen Literatur sehr unterschiedliche Syndromskalen. So gibt es alleine mehr als 100 Skalen, die beanspruchen, das depressive Syndrom zu erfassen (Stieglitz, 2008).

4.2 Bedeutung einer syndromalen Diagnostik

Syndromen kommen unterschiedliche diagnostische und klinische Bedeutungen zu, zum einen im Hinblick auf die Diagnosestellung, zum anderen in Richtung der Auswahl therapeutischer Interventionen und deren Evaluation, sowohl in pharmako- als auch psychosozialer und psychotherapeutischer Hinsicht.

Die systematische Bündelung von Symptomen zu Syndromen mit Prägnanzcharakter stellt nach Payk (2010) einen *ersten Schritt zur nosologischen Diagnostik* dar. Sie dient der differenzierteren, mehrdimensionalen Beschreibung von Krankheitsbildern, beruhend auf klinischen Erfahrungen und Kenntnissen phänomenologischer Besonderheiten einzelner Krankheitsgruppen. Auch Jäger (2015) weist darauf hin, dass bestimmte psychopathologische Syndrome, wie z. B. das demenzielle Syndrom, mehr als eine häufig vorkommende Verbindung von einzelnen Symptomen darstellen und somit gelegentlich durchaus auf eine besondere Ätiopathogenese hinweisen. Auf diese Weise kann die Syndromkonzeption bereits den Übergang zu einer nosologischen Ordnung bilden. In Abbildung 4.1 ist dies exemplarisch am Beispiel des depressiven Syndroms aufgezeigt. Ausgehend von Aussagen des Patienten oder Beobachtungen des Untersuchers würde man z. B. anhand des AMDP-Manuals die entsprechenden Symptome dokumentieren (vgl. Kapitel 2). Die Kombination von mehreren dieser Symptome ergibt dann das depressive Syndrom nach AMDP (vgl. Tabelle 4.1). Dies kann dann als erster Hinweis auf eine Störung aus dem affektiven Bereich interpretiert werden, bedarf jedoch der zusätzlichen Prüfung von Zeit- und Verlaufskriterien sowie der Ausschlusskriterien.

Trotz der Entwicklung von modernen Diagnosesystemen kommt dem Syndrom somit nach wie vor eine große klinisch-praktische

Bedeutung zu, da dieses als diagnostischer Zwischenschritt aufgefasst werden kann (Aigner et al., 2020). Da in der Praxis meist eine Fülle von Informationen nicht oder nur bruchstückhaft vorliegt, ist es zunächst hilfreich, die Beschwerden eines Patienten einem Syndrom zuzuordnen, was durch Integration von berichteten oder beobachtbaren Symptomen erfolgt. Oft können erst im Verlauf weitere, für die Diagnosestellung relevante Informationen erhoben werden, die dann auf eine nosologische Diagnose nach ICD-10/-11 oder DSM-5 hinweisen bzw. diese erst zu stellen erlauben (vgl. Abbildung 4.1).

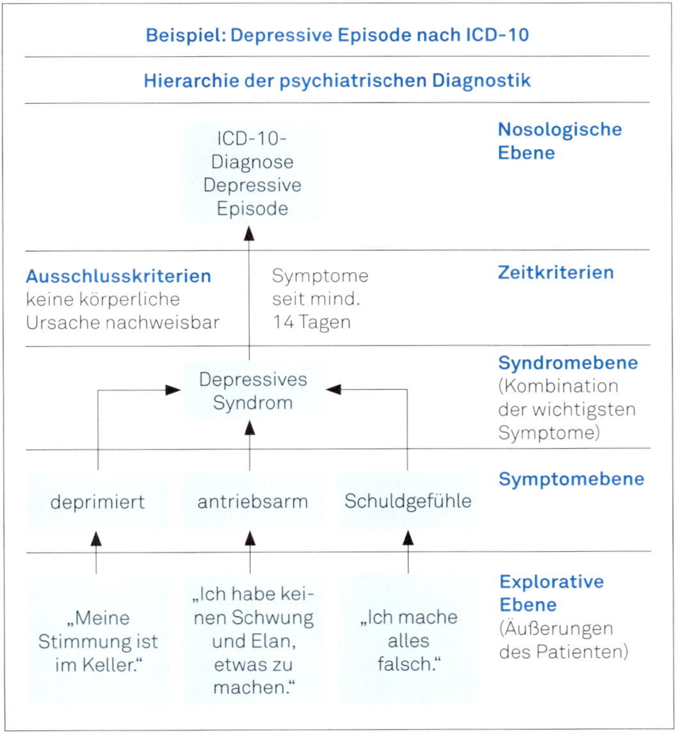

Abbildung 4.1: Beispiel für den diagnostischen Prozess (in Anlehnung an Möller et al., 2013)

Auf die *klinisch-therapeutische Bedeutung psychiatrischer Syndrome* weist z.B. besonders Woggon (2005, S. 25) hin: Die psychopharmakologische Behandlung hält sich nicht an nosologische Einheiten, sondern soll Symptom- und Syndrom-gerichtet eingesetzt werden. Psychopharmaka wirken gegen Symptome und nicht gegen Krankheiten.

Für die Wahl eines Psychopharmakons zur Akutbehandlung sind in der Regel die psychopathologische Ausgestaltung und der Schweregrad eines Zustandsbilds wichtiger als eine diagnostische Zuordnung nach einem Klassifikationssystem (aktuell ICD-10/-11 oder DSM-5). Diagnostisch-nosologische Überlegungen spielen dagegen für die Langzeitbehandlung oder Prophylaxe eine wichtige Rolle (z.B. bei bipolaren affektiven Störungen). Unterschiedliche Syndrome können beim gleichen Patienten vorkommen, entweder abwechselnd im Verlauf oder gleichzeitig. So finden sich in dem bis heute wichtigen Buch zur Psychopharmakotherapie von Benkert und Hippius (z.B. 1992, 5. Auflage), speziell in den ersten Auflagen dieses Buches, Indikationsentscheidungen für den Einsatz bestimmter Psychopharmaka (meist basierend auf den klinischen Erfahrungen der Autoren) im Hinblick auf das vorherrschende syndromale Bild. Auch Ebert (1997) fokussiert in seinem Lehrbuch auf eine syndromorientierte Therapie.

In Studien spielen zudem Syndromskalen als Outcomekriterium eine wichtige Rolle und dienen zur *Evaluation der Wirksamkeit von Behandlungen*. Diese Bewertung findet zumeist ausschließlich auf dieser Ebene statt, nicht auf der Symptomebene und schon gar nicht auf der nosologischen Ebene. Speziell die Entwicklung von Selbst- und Fremdbeurteilungsverfahren als die wichtigsten Verfahrensgruppen sind hier zu nennen.

4.3 Syndrombildung im AMDP-System

Auch im AMDP-System bestand neben einer präzisen Symptombeschreibung und -erfassung von Anfang an das Bestreben, für Studien Syndromskalen zu entwickeln (vgl. Abbildung 4.2).

Dabei wurden mit faktorenanalytischen Verfahren Syndrome gebildet. Ausgangspunkt dieser Analyse waren umfangreiche Stichproben stationär behandelter psychiatrischer Patienten aus unterschiedlichen Diagnosegruppen. Am bekanntesten sind die von der Berliner Arbeitsgruppe publizierten Syndrome (Gebhardt et al., 1983). Diese Syndrome decken sich weitestgehend mit Syndromen, die auf klinisch-intuitivem Weg beschrieben werden. So finden sich z.B. bei Ebert (1997) Auflistungen verschiedener Syndrome, die auch bei AMDP ihre Entsprechungen finden (u.a. depressives Syndrom, manisches Syndrom, Zwangssyndrom).

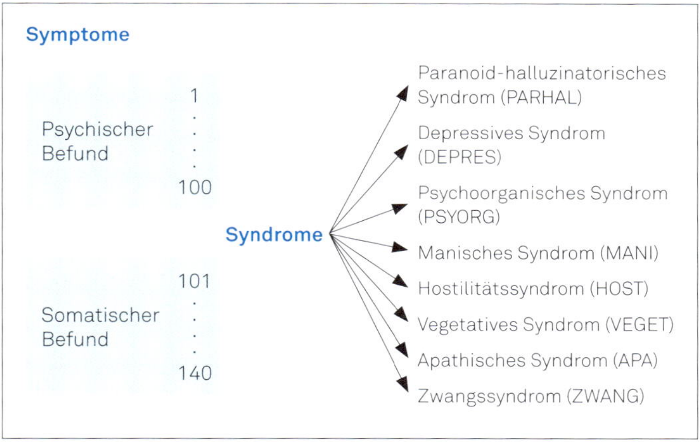

Abbildung 4.2: AMDP-Syndrombildung

In Tabelle 4.1 finden sich exemplarisch die Symptomzuordnungen für das depressive Syndrom. Dieses setzt sich vor allem aus Symptomen aus den Merkmalsbereichen „Störungen der Affektivität" und „Antriebs- und psychomotorische Störungen" zusammen, aber auch aus einigen Symptomen des Somatischen Befundes. Die vollständige Zusammenstellung aller AMDP-Syndrome findet sich im Anhang (vgl. S. 390ff.). Diese Syndrome haben sich in einer Vielzahl von Studien als bewährte Indikatoren des Schweregrades unterschiedlicher Störungsbereiche erwiesen (vgl. z.B. auch Baumann & Stieglitz, 1983). So kann z. B. das apathische Syndrom als grober Indikator der Beurteilung der Negativsymptomatik der Schizophrenie angesehen werden. Zudem decken sich diese empirisch ermittelten Syndrome weitgehend mit Syndromskalen anderer Verfahren wie der *Inpatient Multidimensional Psychiatric Scale* (IMPS; Hiller et al., 1986), einer ebenfalls mehrdimensionalen Skala zur Erfassung der Psychopathologie, die heute jedoch kaum noch Anwendung findet (vgl. auch Kapitel 18).

Tabelle 4.1: Beispiel: Depressives Syndrom

Depressives Syndrom (DEPRES)	20	Grübeln
	60	Gefühl der Gefühllosigkeit
	62	Störung der Vitalgefühle
	63	Deprimiert
	64	Hoffnungslos
	71	Insuffizienzgefühle
	73	Schuldgefühle
	81	Antriebsgehemmt
	89	Morgen schlechter
	102	Durchschlafstörungen
	103	Verkürzung der Schlafdauer
	104	Früherwachen
	106	Appetit vermindert

Für die AMDP-Syndrome lassen sich *Normwerte* (T-Werte; vgl. Anhang, S. 395f.) wie bei psychologischen Tests bestimmen, sodass die Ausprägung der Syndrome auch im Einzelfall beurteilt werden kann. Die Auswertung erfolgt im ersten Schritt durch Umwandlung der AMDP-Markierungen nicht vorhanden, leicht, mittel oder schwer in Zahlenwerte (0, 1, 2 oder 3). Die Aufsummierung aller Markierungen ergibt dann den jeweiligen Syndrom-Rohwert. Dieser lässt sich dann mittels der Normtabellen (vgl. Anhang) in einen T-Wert umwandeln. Normwerte bedürfen immer der Interpretation. Als Konvention gilt $T=50 \pm 10$ als Durchschnittsbereich, Werte die außerhalb davon liegen, werden als unter- bzw. überdurchschnittlich bezeichnet, jeweils bezogen auf die Normpopulation (hier: diagnostisch heterogene Gruppe stationär behandelter Patienten).

In Tabelle 4.2 findet sich ein *Auswertungsbeispiel*. Es ist nochmals zu betonen, dass Syndrome nicht mit nosologischen Einheiten gleichzusetzen sind, sie können übergreifend bei allen psychischen Störungen auftreten, wenngleich, wie bereits erwähnt, einige besonders charakteristisch für bestimmte Störungen sind.

Tabelle 4.2: Auswertungsbeispiel: Hostilitätssyndrom

Hostilitätssyndrom (HOST)		
Symptom 27: Misstrauen	mittel	(= 2)
Symptom 67: dysphorisch	mittel	(= 2)
Symptom 68: gereizt	mittel	(= 2)
Symptom 94: Aggressivität	leicht	(= 1)
Symptom 97: Mangel an Krankheitsgefühl	nicht vorhanden	(= 0)
Symptom 98: Mangel an Krankheitseinsicht	schwer	(= 3)
Symptom 99: Ablehnung der Behandlung	schwer	(= 3)
	Rohwert	**13**

Dieser Rohwert entspricht in der Normtabelle einem T-Wert von 69, d.h. einem überdurchschnittlichen Wert (Durchschnittsbereich 40 bis 60). Im Vergleich zu einer unselektierten Stichprobe psychiatrischer Patienten unterschiedlicher diagnostischer Zusammensetzung ist dieser Patient als überdurchschnittlich „feindselig" einzuschätzen.

Entsprechend der Syndromdefinition sind die Ausprägungen eines Syndroms bei einzelnen Störungsgruppen unterschiedlich, wie es in Tabelle 4.3 an ausgewählten Störungsgruppen nach ICD-10 dargestellt ist. Gegenüber der ICD-10 ergeben sich keine grundlegenden Veränderungen in der ICD-11. Betrachtet man z. B. das depressive Syndrom, so zeigt sich, dass dieses erwartungsgemäß am stärksten bei der depressiven Episode ausgeprägt ist, jedoch auch bei einem schizophrenen Patienten in einer gewissen Stärke auftreten kann, ähnlich ist es beim apathischen Syndrom. Es ist darauf hinzuweisen, dass das paranoid-halluzinatorische Syndrom bei allen drei Störungen auftreten kann.

Die psychopathologischen Syndrome dienen zur Schweregradbestimmung, zur Verlaufsdokumentation und speziell in diesem Kontext auch zur Therapieevaluation, wozu sie insbesondere in empirischen Studien eingesetzt wurden (vgl. Baumann & Stieglitz, 1983, sowie Kapitel 19).

Im Kontext der Syndrombildung werden oft auch *Syndrome höherer Ordnung* (2. Ordnung; vgl. Baumann & Stieglitz, 1983) erwähnt, auf die an dieser Stelle nicht weiter eingegangen werden soll, da sie in der klinischen Arbeit keine Rolle spielen, sondern eher im Kontext der Forschung von Bedeutung sind.

Tabelle 4.3: AMDP-Syndrome (Abkürzungen vgl. Abbildung 4.2) und ICD-10-Diagnosen (ausgewählte Beispiele)

Syndrome	F20 Schizophrenie	F30 manische Episode	F32/F33 depressive Episode
PARHAL	+	(+)	(+)
DEPRES	(+)	–	+
APA	+	–	+
HOST	(+)	(+)	–
VEGET	–	–	+
ZWANG	–	–	(+)
PSYORG	(+)	(+)	+
MANI	(+)	+	–

Anmerkungen: +: häufig stark ausgeprägt; (+): kann ausgeprägt vorhanden sein; –: eher nicht oder nur gering ausgeprägt

4.4 Anwendungsbeispiel

Nachfolgend sollen die Möglichkeiten der praktischen Nutzung der AMDP-Syndrome an zwei Beispielen exemplarisch aufgezeigt werden. In beiden Fällen handelt es sich um Aufnahmebefunde, also Querschnittsbeurteilungen. Ein Beispiel für eine Verlaufsbeurteilung findet sich im Kapitel 19.

Beispiel 1

Eine 45-jährige, ersterkrankte Patientin mit der ICD-10-Diagnose einer schweren depressiven Episode (F32.2) zeigt ein charakteristisches Profil mit starken Ausprägungen im depressiven, psychoorganischen, apathischen und vegetativen Syndrom.

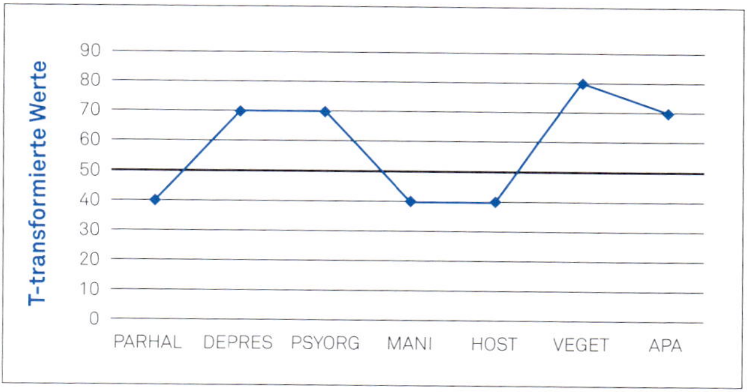

Abbildung 4.3: AMDP: Syndromprofil (Abk. vgl. Abbildung 4.2) einer 45-jährigen Frau mit einer depressiven Episode ohne psychotische Symptome (ICD-10: F32)

Beispiel 2

Ein 29-jähriger bereits mehrfach erkrankter schizophrener Patient (ICD-10: F20.0) wird bei Aufnahme mit dem AMDP-System untersucht und die Syndrome berechnet. In Abbildung 4.4 ist der Aufnahmebefund dieses chronisch schizophrenen Patienten bei Aufnahme dargestellt mit besonders starken Ausprägungen im paranoid-halluzinatorischen und manischen Syndrom und Hostilitätssyndrom.

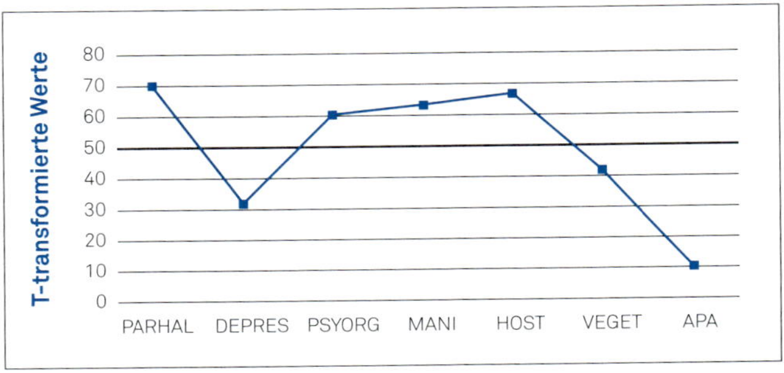

Abbildung 4.4: AMDP: Syndromprofil (Abk. vgl. Abbildung 4.2) eines Patienten mit einer Schizophrenie bei Aufnahme

4.5 Schlussbemerkungen

Syndrombeschreibungen stellen eine *zentrale Ebene der psychiatrischen Diagnostik* dar. Sie nehmen eine Zwischenstellung zwischen der Symptomebene und der nosologischen Ebene ein.

Mit den AMDP-Syndromen liegen 8 klinisch bewährte Syndrome mit Normen vor. Sie sind speziell für die Schweregradbeurteilung geeignet, sowohl im Querschnitt als auch im Verlauf (vgl. auch Kapitel 19). Speziell im Kontext der psychopharmakologischen, aber auch anderen Indikationsbereichen des Einsatzes des Systems wie der psychotherapeutischen Behandlung sind sie daher von großer Bedeutung. Leider werden sie meist nicht hinreichend genutzt bzw. es bestehen Missverständnisse hinsichtlich ihrer Interpretation, da sie dimensional und nicht kategorial zu sehen sind. Die Frage, ob ein Patient z.B. ein depressives Syndrom hat, lässt sich nicht mit ja oder nein beantworten, sondern muss hinsichtlich der Ausprägung relativiert werden.

5 Vom Symptom zur Diagnose

Rolf-Dieter Stieglitz, Markus Jäger und Harald J. Freyberger

5.1 Vorbemerkungen

Ziel dieses Kapitels ist es, den Stellenwert des AMDP-Systems in Relation zu aktuellen psychiatrischen Klassifikationssystemen herauszustellen, das heißt in Bezug zur ICD-10/-11 sowie zum DSM-5. Bis Ende der 1970er Jahre war die psychiatrische Diagnostik dominiert durch die ICD-8/9 sowie das DSM-II. Beide Systeme waren dadurch charakterisiert, dass die Beschreibung einzelner Störungen nur sehr prosaisch und wenig differenziert erfolgte. Erst mit Einführung des DSM-III im Jahr 1980 wurde erstmals eine Operationalisierung, basierend auf Symptom-, Zeit- und Verlaufskriterien, in der Diagnostik psychischer Störungen vorgenommen. In der Folgezeit wurde dann 1992 auch die ICD-10 eingeführt, die für den Bereich der Mitgliedsländer der WHO als verbindlich anzusehen ist. Diese orientierte sich, zumindest in den Forschungskriterien, an dem methodischen Vorgehen im DSM-III (vgl. Stieglitz, 2008). Seit 2022 gilt die Nachfolgeversion ICD-11.

Tabelle 5.1 enthält die Beschreibung der endogenen Manie als ein Beispiel der *Klassifikation nach ICD-9*. Man erkennt, dass keine Operationalisierung anhand eindeutiger Kriterien im engeren Sinne vorlag und die Beschreibungen eher vage waren. Von daher war es damals kaum möglich, eine direkte Umsetzung der diagnostischen Kriterien der einzelnen Störungen in Instrumente zu erreichen, wie es heute mittels der strukturierten und standardisierten Interviews oder Checklisten möglich ist (vgl. Stieglitz, 2008). Die Diagnosestellung seinerzeit war eher eine Art „Mustererkennung“ und basierte in der Regel auf klinischen Entscheidungen. Algorithmen zur Diagnosestellung gab es hier nicht. Erst mit der Einführung des DSM-III im Jahr 1980 und der Nachfolge beziehungsweise der ICD-10 im Jahr 1992 war dies möglich (Stieglitz, 2008).

Tabelle 5.1: ICD-9-Diagnosen der endogenen Manie (296.0) und endogenen Depression (296.1)

296.0 Endogene Manie, bisher nur monopolar	Psychische Störungen mit gehobener Stimmung oder Erregung, die mit den augenblicklichen Verhältnissen des Patienten nicht im Einklang stehen. Sie variieren von gesteigerter Lebhaftigkeit (Hypomanie) zu heftiger und fast unkontrollierbarer Erregung. Aggression und Gereiztheit, Ideenflucht, Ablenkbarkeit, beeinträchtigte Urteilsfähigkeit und Größenideen sind häufig.
296.1 Endogene Depression, bisher nur monopolar	Eine affektive Psychose mit einer allgemeinen depressiven Verstimmung mit Angst, in der die Patienten sich trübsinnig und erbärmlich fühlen. Häufig ist die Aktivität herabgesetzt, aber Unruhe und Agitiertheit können vorhanden sein. Die Rückfalltendenz ist hoch; bei manchen Fällen sogar in regelmäßigen Abständen.

Wie aus Abbildung 5.1 hervorgeht, ergeben sich Unterschiede bezüglich einer reinen Diagnosestellung und der psychopathologischen Befunderhebung (vgl. auch Kapitel 3). Letztere ist in der Regel umfassender. Bei *komorbiden weiteren Störungen* ist der psychopathologische Befund zudem deutlich komplexer, da *alle* relevanten Symptome, die für einen Patienten aktuell von Bedeutung sind, erfasst werden und nicht nur explizit die für eine Diagnose relevanten Kriterien erfragt werden.

In Abbildung 5.2 wird deutlich, dass die Betrachtung eines Patienten auf *kategorialer Ebene* eine ganz andere ist als diejenige auf dimensionaler Ebene (vgl. Kapitel 4). Auf kategorialer Ebene werden in der Regel Ja-Nein-Entscheidungen getroffen und dem Patienten eine oder mehrere diagnostischen Kategorien zugeordnet, ohne jedoch die darüber hinausgehende Problematik und Symptomatik zu spezifizieren bzw. zu quantifizieren. Dies ist hingegen auf der *syndromalen Ebene* besser möglich.

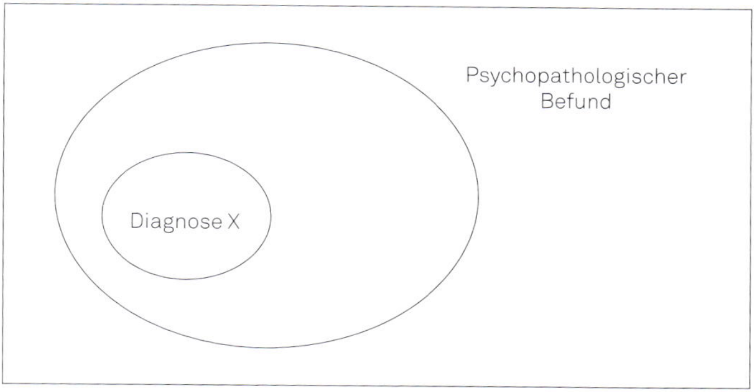

Abbildung 5.1: Relation psychopathologischer Befund und Diagnose

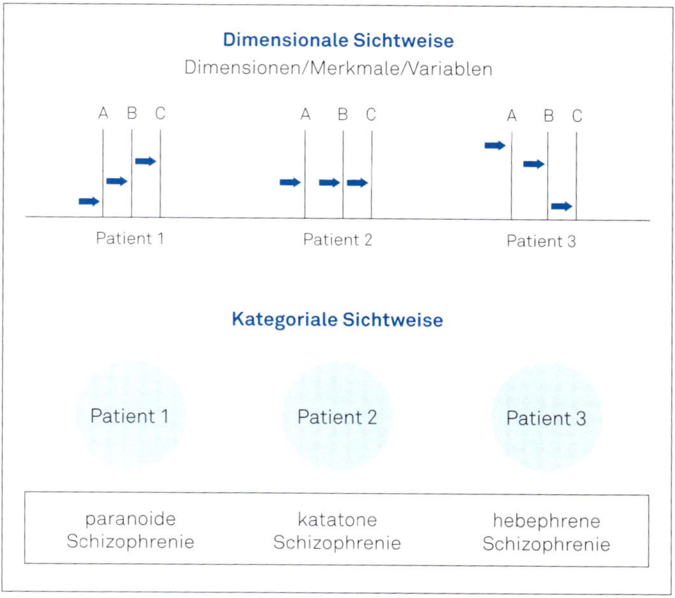

Abbildung 5.2: Dimensionale versus kategoriale Betrachtung von psychischen Störungen (nach Stieglitz, 2008)

Wird ein Patient auf *verschiedenen Dimensionen* (im Bereich der Psychopathologie meist psychopathologische Syndrome) bewertet, werden ihm unterschiedliche Ausprägungsgrade auf den jeweiligen Dimensionen zugewiesen, unabhängig welche Diagnose oder Diagnosen nach ICD-10/-11 bzw. DSM-5 gestellt werden. So erkennt man aus Abbildung 5.2 zum Beispiel, dass der Patient 1 ein Patient ist, der sich hinsichtlich der fiktiven Syndrome A, B und C in der Ausprägung deutlich unterscheidet. Patient 2 ist ein Patient, der in allen Syndromen eine ähnliche Ausprägung hat, während beim Patient 3 fast ein Spiegelbild des Patienten 1 vorliegt.

5.2 Bedeutung von AMDP für die Diagnosestellung

Einer der ersten Schritte in der psychiatrischen Untersuchung stellt neben der Anamneseerhebung die psychopathologische Befunderhebung dar (vgl. Kapitel 2 und 3). Gefordert wird auch, eine (vorläufige) Diagnose zu stellen, und diese sollte, wenn möglich, auch ein Ergebnis der psychopathologischen Befundung sein. Beim Einsatz des AMDP-Systems stellt sich daher auch die Frage, wie dies erfolgen kann. In den *aktuellen Klassifikationssystemen* ist eine Vielzahl von Symptomen enthalten, die mehr als die 100 psychischen und 40 somatischen Symptome sowie der Zusatzmerkmale des AMDP-Systems umfassen. Von daher sind die Möglichkeiten einer Ableitung von Diagnosen nach ICD-10/-11 oder DSM-5 mittels AMDP begrenzt. Da sich die grundlegende Operationalisierung der Diagnosestellung einiger Störungen wie der schizophrenen oder affektiven Störungen aber seit mehr als 50 Jahren kaum geändert hat, kann man bei einer umfassenden Befunderhebung mittels des AMDP-Systems Diagnosen wie Schizophrenie oder affektive Störungen ohne größere Probleme ableiten. Psychische Störungen, die erst in den letzten 10 bis 20 Jahren in den Fokus der Forschung getreten sind, wie die Persönlichkeitsstörungen oder Angststörungen, lassen sich mittels AMDP nicht diagnostizieren. Hier bedarf es spezieller Verfahren (vgl. Stieglitz & Freyberger, 2017a). *Eine syndromale Beschreibung ist jedoch bei allen Störungsgruppen möglich* (vgl. Kapitel 4). Um die AMDP-Systematik auch auf diese Störungsgruppen zu erweitern, wurden vor einigen Jahren AMDP-Module publiziert (Freyberger & Möller, 2004; vgl. auch Kapitel 13). In Tabelle 5.2 findet sich eine orientierende Übersicht zur Relation von AMDP zu Diagnosen der ICD-10. Dies gilt gleichermaßen für ICD-11.

Tabelle 5.2: Klassifikatorische Diagnostik nach ICD-10 mit dem AMDP-System

geeignet	bedingt geeignet	ungeeignet
• Depressive Episode • Manische Episode • Bipolare affektive Störung • Schizophrenie • Zwangsstörung	• Angststörungen • Organische Störungen	• Persönlichkeitsstörungen • Störungen durch psychotrope Substanzen

5.3 Praktische Beispiele für die Anwendung des AMDP-Systems zur Diagnosestellung

Anhand ausgewählter Beispiele soll nun gezeigt werden, wie das AMDP-System auch zur Diagnostik z. B. nach ICD-10 Anwendung finden kann. Diese lassen sich auch auf ICD-11 übertragen. Ausgewählt wurden die Störungen, die im Kontext der Entwicklung des AMDP-Systems (damals noch AMP-System) relevant waren (vgl. im Detail dazu Baumann & Stieglitz, 1983). Dabei ist jedoch zu beachten, dass nicht alle Begriffe des AMDP-Systems mit den diagnostischen Kriterien der ICD-10 die gleiche Bezeichnung haben, jedoch oft die gleiche inhaltliche Bedeutung. So lässt sich zum Beispiel beim AMDP das Symptom „vorbeireden“ kodieren, in der ICD-10 wird dies jedoch bei der schizophrenen Störung als „danebenreden" bezeichnet (vgl. im Detail auch ICD-10-Lexikon; WHO, 2002). Andere Symptome wiederum sind völlig deckungsgleich wie zum Beispiel die Definition und Bedeutung von Zwangssymptomen und -handlungen. Zudem sind in der ICD-10 einzelne Phänomene auf verschiedene diagnostische Kriterien aufgesplittet, die im AMDP-System unter einem Oberbegriff subsumiert werden, wie zum Beispiel das Symptom „antriebsgesteigert". Einige sind in der ICD-10 ausdifferenziert, im AMDP-System zu einem Merkmal zusammengefasst, in den Erläuterungen dann jedoch auch weiter differenziert beschrieben (z. B. 48 „Stimmenhören").

In den Tabellen 5.3 bis Tabelle 5.5 sind *Beispiele für den Bereich der schizophrenen und affektiven Störungen nach ICD-10* aufgeführt. Bei Gegenüberstellungen der Begriffe zeigt sich, dass meist eine relativ hohe Konvergenz bezüglich der ausgewählten Störungen erkennbar ist. Nur wenige diagnostische Kriterien sind im AMDP-System nicht enthalten. Hier gäbe es prinzipiell die Möglichkeit, diese Symptome unter der Bezeichnung der Reserve-Merkmale aufzuführen (vgl. AMDP, 2023, S. 144–145). Gegenüber der ICD-11 ergeben sich für die schizophrenen Störungen lediglich bezogen auf die Gruppe 1a Unterschiede, da diese nicht mehr als diagnoserelevant angesehen werden. Bezüglich der depressiven und manischen Episode sind keine grundlegenden Unterschiede festzustellen.

Bezüglich ICD-10 fällt eine Inkonsistenz bei der Festlegung der diagnostischen Kriterien auf. So ist zum Beispiel der Wahn unterschiedlich als Kriterium operationalisiert. Einerseits wird zwischen formalen Aspekten des Wahns wie der Wahnwahrnehmung unterschieden. Auf gleicher Ebene werden jedoch auch inhaltliche Aspekte des Wahns als diagnostische Kriterien vorgegeben, wie zum Beispiel der bizarre Wahn. In dem AMDP-System findet dagegen eine strenge Differenzierung zwischen formalen und inhaltlichen Aspekten des Wahns statt. ICD-11 folgt eher der AMDP-Unterscheidung.

Tabelle 5.3: Symptomkriterien: Schizophrenie (F20.x) der ICD-10

ICD-10 Kriterien		AMDP-Symptom(e)
1a	Gedankenlautwerden, Gedankeneingebung, Gedankenentzug oder Gedankenausbreitung.	ZP6 „Gedankenlautwerden“, 57 „Gedankeneingebung“, 56 „Gedankenentzug“, 55 „Gedankenausbreitung“
1b	Kontrollwahn, Beeinflussungswahn, Gefühl des Gemachten, deutlich bezogen auf Körper oder Gliederbewegungen oder bestimmte Gedanken, Tätigkeiten oder Empfindungen, Wahnwahrnehmung.	40 „Beeinträchtigungs- und Verfolgungswahn“, 34 „Wahnwahrnehmung“, 58 „andere Fremdbeeinflussungserlebnisse“
1c	Kommentierende oder dialogische Stimmen, die über das Verhalten des Patienten reden oder untereinander über ihn diskutieren, oder andere Stimmen, die aus bestimmen Körperteilen kommen.	48 „Stimmenhören“
1d	Anhaltender kulturell unangemessener, bizarrer und völlig unrealistischer Wahn, wie der, das Wetter kontrollieren zu können oder mit Außerirdischen in Verbindung zu stehen.	46 „andere Wahninhalte“
2a	Anhaltende Halluzinationen jeder Sinnesmodalität, täglich während mindestens eines Monats, begleitet von flüchtigen oder undeutlich ausgebildeten Wahngedanken ohne deutlichen affektiven Inhalt oder begleitet von langanhaltenden überwertigen Ideen.	48 „Stimmenhören“, 49 „andere akustische Halluzinationen“, 50 „optische Halluzinationen“, 51 „Körperhalluzinationen“, 52 „Geruchs- und Geschmackshalluzinationen“, ZP10 „überwertige Ideen“

Tabelle 5.3: Fortsetzung

ICD-10 Kriterien		AMDP-Symptom(e)
2b	Neologismen, Gedankenabreißen oder Einschiebung in den Gedankenfluss, was zu Zerfahrenheit oder Danebenreden führt.	26 „Neologismen“, 24 „gesperrt/Gedankenabreißen“, 25 „inkohärent/zerfahren“, 23 „vorbeireden“
2c	Katatone Symptome wie Erregung, Haltungsstereotypien oder wächserne Biegsamkeit (Flexibilitas cerea), Negativismus, Mutismus und Stupor.	84 „Parakinesen“, 87 „mutistisch“
2d	„Negative“ Symptome wie auffällige Apathie, Sprachverarmung, verflachte oder inadäquate Affekte (es muss sichergestellt sein, dass diese Symptome nicht durch eine Depression oder eine neuroleptische Medikation verursacht werden).	80 „antriebsarm“, 87 „mutistisch“, 61 „affektarm“, 79 „affektstarr“

Tabelle 5.4: Symptomkriterien: Depressive Episode (F32.x) der ICD-10

ICD-10 Kriterien		AMDP-Symptome
1a	Gedrückte depressive Stimmung	63 „deprimiert“
1b	Interessenverlust, Freudlosigkeit	80 „antriebsarm“
1c	Antriebsmangel, erhöhte Ermüdbarkeit	80 „antriebsarm“, 105 „Müdigkeit“
2a	Verminderte Konzentration und Aufmerksamkeit	10 „Konzentrationsstörungen“
2b	Vermindertes Selbstwertgefühl und Selbstvertrauen	71 „Insuffizienzgefühle“

Tabelle 5.4: Fortsetzung

ICD-10 Kriterien		AMDP-Symptome
2c	Gefühle von Schuld und Wertlosigkeit	73 „Schuldgefühle“, 71 „Insuffizienzgefühle“
2d	Negative und pessimistische Zukunftsperspektiven	64 „hoffnungslos“
2e	Suizidgedanken/-handlungen	95 „Suizidalität“
2f	Schlafstörungen	101 „Einschlafstörungen“, 102 „Durchschlafstörungen“, 103 „Verkürzung der Schlafdauer“, 104 „Früherwachen“
2g	Verminderter Appetit	106 „Appetit vermindert“

Tabelle 5.5: Symptomkriterien: Manie (F30.x) der ICD-10

ICD-10 Kriterien		AMDP-Symptome
1a	Stimmung gehoben und expansiv; Wechsel muss dominieren und mindestens eine Woche anhalten	66 „euphorisch“
2a	Gesteigerte Aktivität oder motorische Ruhelosigkeit	82 „antriebsgesteigert“, 83 „motorisch unruhig“
2b	Gesteigerte Gesprächigkeit („Rededrang“)	88 „logorrhoisch“
2c	Ideenflucht oder subjektives Gefühl von Gedankenrasen	22 „ideenflüchtig“, 24 „Gedankendrängen“
2d	Verlust normaler sozialer Hemmungen, was zu einem den Umständen unangemessenem Verhalten führt	93 „soziale Umtriebigkeit“
2e	Vermindertes Schlafbedürfnis	103 „Verkürzung der Schlafdauer“

Tabelle 5.5: Fortsetzung

ICD-10 Kriterien		AMDP-Symptome
2f	Überhöhte Selbsteinschätzung oder Größenwahn	72 „gesteigertes Selbstwertgefühl“, 45 „Größenwahn“
2g	Ablenkbarkeit oder andauernder Wechsel von Aktivitäten oder Plänen	10 „Konzentrationsstörungen“, ZP7 „impulsiv“
2h	Tollkühnes oder rücksichtsloses Verhalten, dessen Risiken die Betroffenen nicht erkennen	
2i	Gesteigerte Libido oder sexuelle Taktlosigkeit	ZS2 „Sexualität vermehrt“
2j	Übertriebene Einkäufe oder andere Arten von leichtsinnigem oder verantwortungslosem Verhalten	82 „antriebsgesteigert“

5.4 Gegenüberstellung der diagnostischen Ebenen: Symptom – Syndrom – Diagnose

In Tabelle 5.6 sind nochmals die Unterschiede zwischen den diagnostischen Ebenen Symptom, Syndrom und nosologische Diagnose zusammengefasst. Während es sich auf der *Symptomebene* um eine elementare Beschreibung mit Schweregradeinstufungen handelt (ordinal), geht es bei der *Syndromebene* um eine komprimierte Betrachtungsweise (Zusammenfassung von Symptomen, dimensionale Sichtweise). Die *Diagnoseebene* (nosologische Ebene) kann als nominal bezeichnet werden, da wesentlich eine Unterscheidung zwischen vorhanden/nicht vorhanden erfolgt. Die höchste Ebene ist somit die diagnostische Ebene mit dem Vorteil einer größeren Übersichtlichkeit bezüglich der Kommunikation, aber gleichzeitig eine Komprimierung von Information beziehungsweise einem Informationsverlust, was die Individualität eines Patienten betrifft. Von daher ist die Frage, auf welcher Ebene man Unterscheidungen und Beschreibungen durchführen sollte, nicht sinnvoll, sondern es sollte das Ziel sein, dass man alle drei Ebenen berücksichtigt, da sie alle drei unterschiedliche Funktionen haben und erst so eine differenzierte Beschreibung des Patienten erlauben.

Tabelle 5.6: Unterschiede diagnostischer Ebenen: Zusammenfassung

Ebene	**Symptom**	**Syndrom**	**Diagnose**
	AMDP: • nicht vorhanden (= 0) • leicht (= 1) • mittel (= 2) • schwer (= 3)	*AMDP:* 0–x Beispiel: Depressives S.: 0–39	*ICD-10/-11/DSM-5:* • nicht vorhanden • vorhanden
Skalenniveau	„ordinal"	„intervall" (dimensional)	„nominal" (kategorial)

5.5 Schlussbemerkungen

Das AMDP-System wurde primär nicht als Instrument im Sinne einer Zuordnung von Patienten zu Diagnosen eines Klassifikationssystems entwickelt. Es hat sich jedoch herausgestellt, dass nach Einführung der Operationalisierung psychischer Störungen dies bei einer ausgewählten Gruppe von Störungen möglich ist, speziell wenn die Diagnosestellung auf einem klinischen Interview basiert, was in der Praxis meist der Fall ist. Ist man grundsätzlich daran interessiert, zu einer bestimmten Diagnose die Information zu erheben, gibt es die Möglichkeit, unter den Reserve-Merkmalen (R1- bis R14-Symptome) entsprechende

Symptome einzufügen beziehungsweise kann man auf weiterführende Module, die im Zusammenhang mit dem AMDP-System entwickelt wurden, zurückgreifen (vgl. Kapitel 13).

6 Probleme und Fragen in der praktischen Anwendung von AMDP

Rolf-Dieter Stieglitz und Achim Haug

6.1 Vorbemerkungen

In der Anwendung des AMDP-Systems treten im klinischen Alltag immer wieder Fragen und Probleme auf, die oft nichts mit dem Manual und dem Leitfaden zu tun haben, sondern sich aus der klinischen Anwendung heraus ergeben, vor allem bezogen auf den Psychischen Befund, dem Kernstück des Systems. Es sind also nicht nur Schwierigkeiten, die aus der Komplexität des AMDP-Systems heraus entstehen, sondern Probleme, die sich aus Besonderheiten der Untersuchungssituation oder speziellen patientenbezogenen Einflüssen ergeben. Mögliche Faktoren, die in diesem Zusammenhang zu diskutieren sind, sind das System selbst, der Patient und andere Faktoren wie zum Beispiel spezifische Untersuchungssituationen oder schlechte *Rahmenbedingungen* (z. B. keine Zeit, Telefon läutet).

6.2 Fragen zur praktischen Durchführung

Zur praktischen Durchführung der psychopathologischen Untersuchung mit dem AMDP-System sind eine Reihe von Aspekten von Bedeutung, die nachfolgend kurz skizziert werden sollen (vgl. im Detail auch Haug, 2017).

Gestaltung der Untersuchungssituation. Hier geht es darum, die Rahmenbedingungen für eine psychopathologische Untersuchung gezielt möglichst optimal zu gestalten. So sollte dem Patienten zu Beginn des Gespräches der Zweck der Untersuchung mitgeteilt werden. Er sollte zudem über die für das Gespräch zur Verfügung stehende Zeit informiert werden. Es sollte gewährleistet sein, dass keine Unterbrechungen stattfinden, auch Telefone, Pieper und Handys sollten möglichst ausgeschaltet werden. Wenn möglich, sollte zwischen Untersucher und Patient kein Tisch als Barriere stehen. Inwieweit Notizen gemacht werden sollen, muss der Untersucher selbst entscheiden. Aufgrund der Vielfalt von Informationen, die bei der gründlichen psychopathologischen Untersuchung erhoben werden, ist es sicherlich meist angebracht, sich zumindest einige Notizen zu machen. Der Dokumentationsbogen sollte jedoch auf keinen Fall während der Durchführung des Gesprächs ausgefüllt werden! Ein zuverlässiges Rating setzt die Nutzung des AMDP-Manuals voraus, was sinnvollerweise erst nach der eigentlichen Untersuchung möglich ist.

Dauer des Gesprächs. Es ist jeweils zu entscheiden, inwieweit das Gespräch als *Ganzes oder in Teilen* durchgeführt wird. Ist beispielsweise ein Patient sehr erschöpft oder kann er sich nach einer gewissen Zeit nicht mehr konzentrieren, so ist es angebracht, das Gespräch auf mehrere Sitzungen zu verteilen. Gleiches gilt bei ausgeprägter Psychopathologie (z. B. Denkstörungen, Wahn), die eine Exploration erschweren. Als Richtwert kann gelten, dass für eine gründliche psychopathologische Befunderhebung mindestens 45 Minuten gebraucht werden. Aber natürlich kann dieser Wert von Patient zu Patient und abhängig vom Krankheitsbild erheblich schwanken.

Dokumentation. Wenn sich Befundunsicherheiten auf einzelne Merkmale beziehen, ist dies durch die Markierung „keine Aussage" zu kennzeichnen. In solchen Fällen liegen (noch) nicht genügend Informationen vor, die eine gesicherte Beurteilung des Merkmals möglich machen würde. Es kann aber auch in verschiedenen Situationen wichtig sein, die Unsicherheit des gesamten Untersuchungsbefundes zu kennzeichnen. Dies kann zum Beispiel bei Patienten mit Tendenz zur Bagatellisierung oder Aggravation notwendig sein. Im AMDP steht dafür das *Merkmal „Befundunsicherheit"* am Ende des Ratingbogens zur Verfügung. Sind bestimmte Items bei einem Patienten von besonderer Bedeutung, aber nicht im Manual aufgeführt, können hierfür die Rubriken „Reserveitems" herangezogen werden.

Zudem können solche und andere Besonderheiten des Befundes im freiformulierten Befund beschrieben werden. Dort ist jeweils auch anzugeben, wenn ein Symptom nicht erfragt worden ist und warum dies nicht geschah. Es sollte dort auch erwähnt werden, wenn die Informationen über ein bestimmtes Merkmal von Dritten stammt (Angehörige, Pflegepersonal usw.). Verschiedene Beispiele finden sich in den Fallgeschichten in Teil V dieses Bandes.

Qualifikation der Anwender. Bevor Untersucher das AMDP-System zur Erhebung des psychopathologischen Befundes nutzen, ist es notwendig, dass sie sich ausführlich mit dem AMDP-Manual beschäftigen. Zudem ist vor allem für den noch nicht Erfahrenen der Interviewleitfaden mit Hinweisen zur Durchführung der psychopathologischen Gespräche nützlich. Der Besuch eines von AMDP angebotenen Trainings ist wünschenswert (siehe www.amdp.de). Dort lernen die Teilnehmer nicht nur den Bedeutungsgehalt der im AMDP verwendeten psychopathologischen Fachbegriffe, sondern haben auch die Gelegenheit, an untersuchten Beispielpatienten ihr eigenes psychopathologisches Urteil an dem der anderen Teilnehmer und der erfahrenen Referenten zu überprüfen und ihre eigenen Einschätzungen zu „eichen" (vgl. Kapitel 21 bis 24).

6.3 Schwierige Untersuchungssituationen

Schwierige Untersuchungssituationen entstehen oft durch Besonderheiten des Zustandes der Patienten, sei es durch Aspekte der Persönlichkeit, vor allem aber auch durch die aktuelle Psychopathologie, welche die Ursache bestimmter Probleme für die Untersuchung sein kann (z. B. Patienten sind antriebsarm, logorrhoisch, mutistisch, inkohärent usw.).

Von besonderer Bedeutung ist hier die *Gesprächsführung* wie sie im Leitfaden von Fähndrich und Stieglitz (2023) umfassend dargestellt und mit Beispielen belegt wird. Bei Nutzung dieser Empfehlungen können einige Probleme bereits gelöst werden.

Aber dennoch gibt es immer wieder sogenannte *schwierige Patienten,* die spezielle Interaktionen notwendig machen und nach konkreten Lösungsvorschlägen verlangen. In der Tabelle 6.1 sind exemplarisch prototypische Patienten dargestellt. Ausgewählt wurden folgende Konstellationen, die jeweils kurz skizziert und mögliche Reaktionsweisen des Untersuchers vorgestellt werden:

- der Vielsprecher,
- der Verschlossene,
- der somatisierende Patient,
- der die Kompetenz des Therapeuten infrage stellende Patient („Oberlehrer"),
- der nicht compliante Patient,
- der Patient mit Angehörigen,
- der schüchterne Patient,
- der aggressiv-gereizte Patient.

Wie man der Tabelle 6.1 entnehmen kann, sind die meisten dieser prototypischen Patienten auch durch spezielle AMDP-Symptome charakterisiert, die hier etwas plakativ mit in die Tabelle aufgenommen worden sind. In die Tabelle aufgenommen sind auch Vorschläge, wie man mit dem entsprechenden Problem umgehen könnte.

Tabelle 6.1: Prototypische Patienten

Prototyp	Kennzeichen	AMDP	Problem	Mögliche Intervention
Der vielsprechende Patient	Rededrang, lässt sich kaum stoppen, ist demonstrativ	„logorrhoisch", „theatralisch"	• präsentiert Probleme und Beschwerden ausdrucksstark • lässt sich kaum stoppen und unterbrechen • hört nicht richtig zu • lässt keinen Raum für Interventionen • erregt Ärger und Ungeduld beim Untersucher • kostet viel Zeit ohne Informationsgewinn	• auf das limitierte Zeitbudget ruhig, sachlich und möglichst früh hinweisen • unterbrechen *Beispiel:* „Dürfte ich Sie kurz unterbrechen. Ich kann sonst gar nicht alles behalten. Mich interessiert …" „Ich würde ganz gerne einige Punkte der Reihe nach mit Ihnen besprechen …"
Der verschlossene Patient	spricht kaum, antwortet oft „Weiß nicht", „Kann sein" („Schweiger")	„mutistisch", „misstrauisch"	• keine Eigeninitiative • redet nur auf Aufforderung • wortkarg • kaum Interaktionen möglich • zähflüssiger Gesprächsverlauf	• Der Patient sollte ermutigt werden, zu erzählen. *Beispiel:* „Ich weiß, dass es für Sie schwer ist, über Ihre Probleme zu sprechen. Es ist für mich aber wichtig, mehr über Sie zu erfahren, um Sie besser verstehen und Ihnen besser helfen zu können."

Tabelle 6.1: Fortsetzung

Prototyp	Kennzeichen	AMDP	Problem	Mögliche Intervention
				„… oder ist es einfacher für Sie, wenn ich Fragen stelle?“
Der somatisierende Patient	Patient berichtet (fast) ausschließlich über körperliche Beschwerden	„eingeengt“, „Mangel an Krankheitseinsicht“, „klagsam/jammerig“	• klagt über körperliche Symptome • auf körperliche Symptome fixiert • zeigt keine Krankheitseinsicht	„Ich verstehe, dass Sie noch sehr stark mit Ihren quälenden Beschwerden beschäftigt sind. Lassen Sie uns trotzdem versuchen, über … zu sprechen. Dann kann ich Sie insgesamt besser verstehen und Ihnen helfen.“ • *Psychoedukation* • *Speziell:* Somatische Beschwerden sind häufige Symptome im Rahmen einer Depression.
Der die Kompetenz des Therapeuten infrage stellende Patient	„Oberlehrer“	„dysphorisch“, „misstrauisch“, „Mangel an Krankheitseinsicht“	• hat immer Gegenargumente • anklagend, vorwurfsvoll • z.T. wenig/keine Krankheitseinsicht	• eigene Kompetenz und Professionalität authentisch (nicht angeberisch) verdeutlichen • je nach Zeitpunkt der Behandlung: *Beispiel Beginn:* „Die Prognose ist bei einer depressiven Episode sehr günstig. Es gibt eine Reihe von wirksamen Be-

Tabelle 6.1: Fortsetzung

Prototyp	Kennzeichen	AMDP	Problem	Mögliche Intervention
				handlungsmöglichkeiten, sodass die Wahrscheinlichkeit, dass Sie wieder gesund werden, sehr hoch ist." *Beispiel Verlauf:* „Ich sehe auch, dass es Ihnen mit kleinen Schwankungen weiterhin schlecht geht, und ich finde es bewundernswert, wie sehr Sie gegen die Depression ankämpfen. Trotz des langen und zähen Verlaufs bin ich nach wie vor sicher, dass die depressive Erkrankung, in der Sie sich befinden, wieder zu Ende gehen wird. Sie kommen aus dem Tief wieder heraus, auch wenn wir beide nicht wissen, wie lange das dauern wird."
Der nicht compliante Patient	lehnt (vor allem medikamentöse) Behandlung ab	„Ablehnung der Behandlung"	• lehnt Behandlung, zumindest partiell ab • kein oder falsches Krankheitsverständnis	• *Psychoedukation* *Konkrete Reaktion:* „Ich habe den Eindruck, dass es Ihnen sehr schwerfällt, sich auf die Behandlung einzulassen.

Tabelle 6.1: Fortsetzung

Prototyp	Kennzeichen	AMDP	Problem	Mögliche Intervention
				Wollen Sie trotzdem probieren, den Vorschlag … auszuprobieren und mir beim nächsten Mal von Ihren Erfahrungen berichten?“
Der Patient mit Angehörigen	Informationsbedürfnis, Unsicherheit über Erkrankung		• Angehöriger führt das Gespräch • Angehörige sind nicht über Störungsbild informiert • Angehöriger vermittelt falsche Anforderungen an den Patienten (z. B. „Zusammenreißen!“)	• *Psychoedukation* „Dürfte ich Sie kurz unterbrechen? Für mich ist es auch wichtig, die Sicht Ihres Partners zu erfahren.“ „Ich denke, es ist wichtig, dass Sie beide über das Krankheitsbild Depression informiert sind, damit die Behandlung zum Erfolg führt.“ *ggf. Angehörige hinausbitten,* um mit dem Patienten alleine sprechen zu können

Tabelle 6.1: Fortsetzung

Prototyp	Kennzeichen	AMDP	Problem	Mögliche Intervention
Der schüchterne Patient	spricht nicht von sich aus, ist sehr zurückhaltend, ist verschlossen	„Schamgefühle", „ängstlich"	• Gespräch ist zäh • Patient antwortet nur kurz • nur kurze Interaktionen	• konkrete Fragen stellen • ermuntern (weiter-)zureden • Beispiele nennen • angstfreie Atmosphäre schaffen • auf andere Patienten verweisen
Der aggressiv-gereizte Patient	tritt in drohender Haltung auf, schimpft auf andere, flucht	„Aggressivität", „gereizt"	• reagiert auf Fragen ungehalten • nimmt Drohhaltung ein • ist misstrauisch	• *mit unverfänglichem Thema beginnen* • Eindruck rückmelden • für eigenen Schutz sorgen (Begleitung beim Gespräch)

6.4 Frequently Asked Questions (FAQ)

In der praktischen Arbeit mit dem AMDP-System treten immer wieder Fragen auf, auf die an dieser Stelle versucht wird, eine Antwort zu geben. In Tabelle 6.2 findet sich eine Zusammenstellung dieser häufig gestellten Fragen.

Tabelle 6.2: Frequently Asked Questions (FAQ) zum AMDP-System

FAQ	Antwort
Kann oder darf man ein Interview auch zu zweit durchführen?	Ursprünglich geplant ist die Durchführung des psychopathologischen Interviews mit einem Untersucher. Bei Bedarf kann jedoch auch ein zweiter anwesend sein (z. B. auch aus Lehrzwecken). Patient sollte darüber informiert werden und damit einverstanden sein.
Muss ich vor Anwendung des AMDP-Systems ein Trainingsseminar besuchen?	Es wird dringend empfohlen, vor der Nutzung des Systems ein von AMDP angebotenes Seminar zu besuchen (vgl. Kapitel 21), um systematisch die Anwendung zu erlernen, speziell auch die notwendigen Voraussetzungen (vgl. Kapitel 1). Ebenso sind die Kenntnis des Manuals und hier nicht nur der Symptomdefinitionen notwendig, sondern es sind auch die im theoretischen Teil dargelegten praktischen Aspekte zu beachten.
Muss ich die Symptome in der vorgegebenen Reihenfolge erfragen?	Dies sollte auf jeden Fall vermieden werden, weil so eine statische Untersuchungssituation entsteht. Es empfiehlt sich, wie auch im Leitfaden beschrieben, möglichst angepasst an die im Vordergrund stehenden Symptome ein Gespräch zu beginnen und dann einzelne Bereiche systematisch zu explorieren.

Tabelle 6.2: Fortsetzung

FAQ	Antwort
Kann ich auch Teile des AMDP-Systems einsetzen?	Interessieren nur bestimmte Merkmalsbereiche bzw. bestimmte Symptome, so können diese auch alleine verwendet werden. Eine Möglichkeit besteht auch in der Fokussierung auf die Syndrome (vgl. Kapitel 4).
Muss ich unbedingt den Interviewleitfaden anwenden?	Der Interviewleitfaden ist lediglich als eine Anregung für diejenigen gedacht, die bisher wenig Erfahrung haben. Fragen zu Symptomen stehen als Beispiele zur Verfügung, besonders für schwer zu explorierende Symptome.
Darf ich während des Gesprächs den Dokumentationsbogen ausfüllen?	Dies ist nicht zu empfehlen, da dadurch zu viel Aufmerksamkeit vom Patienten weggezogen wird, Informationen nicht wahrgenommen werden bzw. vergessen wird, Dinge zu erfragen.
Darf ich während des Gesprächs den Dokumentationsbogen vor mir liegen haben?	Dies kann sogar ganz hilfreich sein, da man sich schnell orientieren kann, ob man etwas vergessen hat zu fragen, zudem kann er als Strukturierungshilfe dienen.
Darf man während des Gesprächs mitschreiben?	Das muss jeder Untersucher selbst entscheiden. Der Patient sollte jedoch vorab darüber informiert werden.
Muss ich nach dem Gespräch unbedingt den Dokumentationsbogen ausfüllen?	Es ist nicht obligatorisch, dass der Dokumentationsbogen ausgefüllt werden muss. Ist man jedoch daran interessiert, die Informationen übersichtlich und strukturiert zusammenzufassen, bietet es sich an, den Dokumentationsbogen auszufüllen, speziell auch wenn ein Klinikinformationssystem dies verlangt. Oft ist in diesem Klinikinformationssystem jedoch die Eingabe nicht über den Bogen selbst nötig, sondern kann per Computer erfolgen. Es hat sich zudem als hilfreich erwiesen, den Dokumentationsbogen gegebenenfalls mit in die

Tabelle 6.2: Fortsetzung

FAQ	Antwort
	Untersuchungssituation zu nehmen, um so zu gewährleisten, dass man auch alle Punkte erfragt hat. Er kann dabei auch als Strukturierungshilfe dienen.
Wie lange dauert ein Interview?	Im Hinblick auf die Interviews gibt es allgemein keine expliziten Vorgaben, sondern die Situation mit dem individuellen Patienten bestimmt die Dauer. Bei einem sehr kooperativen und durch Denkstörung nicht beeinträchtigten Patienten sollten 30 bis 40 Minuten ausreichen. Je nach Verfassung des Patienten ist jeweils zu entscheiden, ob man ein Gespräch vielleicht auch eine Stunde lang durchführt. Im Hinblick auf eine zuverlässige Informationserhebung kann jedoch auch eine Durchführung in mehreren Teilen sinnvoll sein.
Dürfen Dritte anwesend sein?	In der Regel wird die psychopathologische Befunderhebung nur in Gegenwart des Patienten durchgeführt. Bei Bedarf können jedoch auch Dritte anwesend sein (z.B. Angehörige). Speziell auch in der Aufnahmesituation bietet sich dies an, weil diese oft wichtige Hinweise geben können. Aber z.B. auch bei mutistischen Patienten, die nicht bereit oder in der Lage sind, hinreichende Informationen zu liefern, können Dritte hinzugezogen werden. Aspekte der Schweigepflicht (auch gegenüber Angehörigen!) sind dabei zu beachten, der Patient muss also sein Einverständnis zur Anwesenheit anderer geben.
Müssen unbedingt weitere Informationsquellen miteinbezogen werden?	Das AMDP-System sieht vor, dass alle zur Verfügung stehenden Informationen in die Bewertung einfließen können, wenn diese durch den Beurteiler als hinreichend zuverlässig

Tabelle 6.2: Fortsetzung

FAQ	Antwort
	eingeschätzt werden. In der Regel wird der Patient jedoch die primäre Informationsquelle sein. Wünschenswert ist jedoch auch oft, Dritte hinzuzuziehen, in der Aufnahmesituation oder gegebenenfalls auch im Verlauf. Eine wichtige Informationsquelle für die Bewertung vieler Symptome sind z.B. auch Mitarbeiter aus dem Pflegebereich, die meist den Patienten über längere Zeit am Tag sehen. Diese können wichtige Informationen über Antrieb oder circadiane Besonderheiten geben.
Zu welchem Zeitpunkt sollte man AMDP machen?	Dies bleibt prinzipiell dem Untersucher überlassen. Besonders bei Aufnahme/Therapiebeginn bietet es sich an, um beispielsweise die Grundlage für den zu formulierenden psychopathologischen Befund zu haben. Auch bei Entlassung/Therapieende sollte dies der Fall sein, um den Behandlungserfolg zu dokumentieren. Der Therapiefortschritt lässt sich durch wiederholte Anwendung (auch von Teilen des Systems) erfassen.
Auf welchen Beurteilungszeitraum bezogen sollte man AMDP machen?	Hierzu gibt es keine allgemeine Regel. Im Kopf des AMDP-Dokumentationsbogen findet sich die Rubrik „Beurteilungszeitraum in Tagen". Hier ist einzutragen, auf welchen Zeitraum sich die gesamte Informationserhebung bezieht. Die Entscheidung, wie dieser Zeitraum zu wählen ist, obliegt dem Untersucher. In der Aufnahmesituation ist er gegebenenfalls etwas größer zu wählen, um z.B. auch Symptome, die schon einige Tage, vielleicht sogar ein/zwei Wochen zurückliegen, zu dokumentieren. Will man AMDP in Relation auch zu anderen Untersuchungsverfahren verwenden, bieten sich die letzten sieben Tage an, weil die meisten Verfahren diesen Bezugsrahmen haben (z.B. SCL-90-R). Ist man jedoch daran

Tabelle 6.2: Fortsetzung

FAQ	Antwort
	interessiert, wie wirksam die aktuelle Behandlung ist, so kann man auch einen kleineren Zeitraum von drei bis vier Tagen wählen. Wichtig ist jedoch, dass man, wenn man sich für einen Zeitraum entschieden hat, diesen immer für alle Symptome verwendet. Eine Ausnahmesituation liegt dann vor, wenn das System von vornherein zur Diagnosestellung eingesetzt werden soll. Hier wären dann die entsprechenden Zeiträume für die z.B. in der ICD-10/-11 vorgegebenen Zeiten anzugeben (z.B. depressive Episode 14 Tage, manische Episode 7 Tage).
Soll/muss man AMDP in einer Sitzung durchführen?	Hier gibt es keine allgemeine Regel. Meist wird der Untersucher auch aus Zeitgründen bestrebt sein, alle Informationen für den psychopathologischen Befund in einem Gespräch zu erheben. Dies war auch von der Konzeption des AMDP-Systems her so gedacht. Aber es gibt immer auch wieder Einzelfälle, in denen man von dieser Regelung abweicht, wenn beispielsweise der Patient nicht in der Lage ist, ein z.B. 30- bis 40-minütiges Gespräch durchzuhalten.
Kann man nach Erhebung des AMDP-Befundes eine Diagnose nach ICD-10/-11 ableiten?	Die Diagnosestellung nach einem Klassifikationssystem war bei Entwicklung des Systems nicht intendiert (damals ICD-8/-9). Für eine bestimmte Gruppe von Diagnosen nach ICD-10/-11 ist dies jedoch möglich (vgl. Kapitel 5). Zu beachten ist dann jedoch, dass man entsprechend den Zeitkriterien den Beurteilungszeitraum wählt.

Tabelle 6.2: Fortsetzung

FAQ	Antwort
Warum enthält der Kernbereich nur 100 psychopathologische Symptome und 40 somatische Symptome?	Empirische Analysen (vgl. auch Kapitel 1) haben diese als die wichtigsten und häufigsten ermittelt. Zudem sollte das System im klinischen Alltag anwendbar bleiben. Würde man z. B. heute versuchen, die mehrere hundert Kriterien umfassende ICD-10/-11 als Grundlage zu verwenden, so wäre dies nicht mehr praktikabel.
Wie kann man AMDP außerhalb des psychopathologischen Befundes noch nutzen?	Speziell die Definitionen der Merkmale des Psychischen Befundes als „gemeinsame Sprache" sollte in allen möglichen Situationen des klinischen Alltags genutzt werden, wenn es um die Kommunikation über Patienten geht wie in Fallvorstellungen und Visiten.

6.5 Schlussbemerkungen

Obwohl mit dem Manual und dem Interviewleitfaden zwei sorgfältig zusammengestellte und aufgrund von Rückmeldungen der Anwender immer wieder überarbeitete Bücher vorliegen, treten in der praktischen Anwendung im Einzelfall immer wieder Fragen auf, die zum Teil nicht vorhersehbar sind bzw. eine Abhandlung im Manual oder Leitfaden deren Umfang sprengen würde. Die genannten Vorschläge sollen als Anregung dienen und Hilfestellung liefern.

Teil II: Spezielle Patientengruppen

7 AMDP – Kulturelle Aspekte

Ronald Bottlender und Achim Haug

7.1 Vorbemerkungen

In unserer zunehmend globalisierten Welt ist im letzten Jahrzehnt auch eine Zunahme an *Migrationsprozessen* zu beobachten. Migration erfolgt aus unterschiedlichen Motiven und Gründen heraus. Es gibt Pull-Faktoren (Hoffnung auf ein wirtschaftlich besseres Leben) und Push-Faktoren (Angst vor Krieg, Verfolgung etc.). Der Migrationsprozess alleine erhöht schon das Risiko für die Entwicklung verschiedener psychischer und körperlicher Erkrankungen (Close et al., 2016). Dieses Risiko wird durch erlebte Traumatisierungen im Heimatland und während der Flucht nochmals erhöht. Für die Gesundheitssysteme der aufnehmenden Länder stellt diese Situation eine besondere Herausforderung dar. Neben Kapazitätsengpässen und schlicht nicht vorhandenen Versorgungsangeboten müssen sprachliche und andere kulturelle Barrieren berücksichtigt und überwunden werden. Aus unterschiedlichen Gründen stellt diese Situation eine besondere Herausforderung für die Psychiatrie dar. Einerseits ist Sprache das wichtigste Untersuchungsmedium, andererseits sind bei der Gewichtung von Symptomen und der Interpretation von Befunden unterschiedliche kulturelle Gegebenheiten zu berücksichtigen.

7.2 Berücksichtigung kultureller Aspekte

Das AMDP-Manual ist ein Instrument zur deskriptiven Erfassung und Abbildung des psychopathologischen Befundes. Insbesondere bei der Untersuchung von Menschen mit Migrationshintergrund ist darauf zu achten, dass Andersartigkeit und bestimmte kulturabhängige Phänomene richtig eingeordnet und nicht vorschnell pathologisiert werden. Hinzuweisen ist hier einmal mehr auf den Unterschied zwischen *Deskription und Interpretation* der Befunde (vgl. auch Kapitel 2). Bei der Interpretation der Befunde müssen immer auch kulturelle Aspekte mitberücksichtigt werden. In der Praxis wird dieser Aspekt oft nicht angemessen berücksichtigt oder erweist sich als schwierig. Befunde, die zeigen, dass z. B. bei Migranten deutlich schneller und häufiger psychotische Störungen diagnostiziert werden als bei Einheimischen, legen diese Sichtweise nahe (Tortelli et al., 2015).

Von türkischen Patienten werden beispielsweise häufig Geister oder Dschinns für das Auftreten von Depressionen verantwortlich gemacht. Die Patienten berichten dann, dass sie diese Geister gefühlt oder gesehen haben. Berücksichtigt man nicht, dass solches Erleben kulturell verankert sein kann, wird es schnell als psychotisches Erleben beurteilt, was dann natürlich auch die diagnostische Einordnung des vorliegenden Beschwerdebildes beeinflusst. Neben typischen kulturabhängigen Phänomenen muss auch berücksichtigt werden, dass in vielen Kulturen und auch Sprachen Konzepte und Worte für die Beschreibung von psychischen Veränderungen und Erkrankungen vielleicht nicht existieren oder sich sehr deutlich von den in den westlichen Industrienationen etablierten Konzepten unterscheiden. Diese Faktoren beeinflussen das Ausdrucksverhalten und das Erscheinungsbild psychischer Störungen und können die psychiatrische Beurteilung und Einordnung erschweren.

7.3 Überwindung der Sprachbarriere und der Einsatz von Dolmetschern

Das AMDP-Manual liegt mittlerweile in vielen Übersetzungen vor, aktuelle Übersetzungen der neueren Auflagen gibt es in Italienisch, Französisch, Portugiesisch und Englisch (vgl. auch AMDP, 2023), weitere sind in Vorbereitung (z. B. Norwegisch, Neuauflage Französisch). In vielen Fällen können diese Übersetzungen bei der Erhebung des Psychischen Befundes von

Menschen aus anderen Kulturkreisen und mit anderer Muttersprache eine große Hilfestellung leisten. Da die meisten Migranten jedoch aus dem nicht europäischen Ausland kommen und insofern meistens auch nicht europäische Sprachen sprechen, wird man zur Überwindung der Sprachbarriere oft auf die Unterstützung von Übersetzern angewiesen sein.

Im klinischen Alltag werden für Übersetzungen meist Verwandte oder Klinikmitarbeiter herangezogen. Professionelle Dolmetscher kommen wegen organisatorischer Probleme (z. B. der Dolmetscher muss akut für eine Aufnahme oder Notfallsituation i. R. eines ungeplanten Patientenkontaktes verfügbar sein) oder auch wegen der für das Krankenhaus zusätzlich entstehenden Kosten eher seltener zum Einsatz. Beides, der Einsatz professioneller oder nicht professioneller Dolmetscher, hat Vor- und Nachteile.

Werden *nicht professionelle Dolmetscher* (Bekannte des Patienten oder Familienangehörige, Mitarbeiter aus dem Heimatland des Patienten) eingesetzt, hat dies den Vorteil, dass kulturelle Aspekte bei der Befundeinschätzung valider beurteilt werden können, da Übersetzer und Patienten den gleichen kulturellen Hintergrund haben. So kann man dann z. B. von Familienangehörigen darauf hingewiesen werden, dass bestimmte Phänomene, die man als kultursensibler Therapeut als kulturabhängiges Phänomen und nicht als psychotisch gedeutet hat, möglicherweise auch in der jeweiligen Kultur des Patienten weit über das Normale hinausgehen. In der Beurteilung kulturabhängiger Phänomene muss man ständig das Gleichgewicht zwischen vorschnellem Pathologisieren und kultursensiblem „Übernormalisieren" neu austarieren. Weitere Vorteile der Einbeziehung nicht professioneller Dolmetscher sind die in der Regel schnelle Verfügbarkeit, die geringen Kosten und die Tatsache, dass z. B. Bekannte und Familienangehörige den Patienten in seinen persönlichen Bezügen gut kennen und so wertvolle fremdanamnestische Informationen beisteuern können. Offensichtliche Nachteile der Einbeziehung nicht professioneller Dolmetscher sind die auch bei ihnen oft unzureichenden sprachlichen und auch fehlenden fachlichen Kompetenzen bei der Übersetzungsarbeit. So kommt es z. B. häufig vor, dass man einer mehrminütigen Diskussion zwischen Angehörigem und Patient in der Muttersprache des Patienten beiwohnt und der Angehörige die Frage des Therapeuten dann mit einem kurzen „Ja" oder „Nein" beantwortet. Hier sollte man dann unbedingt näher nachfragen. Andere Probleme des Einsatzes von Angehörigen und Bekannten zur Übersetzungsarbeit betreffen z. B. Scham, bestehende intrafamiliäre Dynamiken und Angst vor Stigmatisierung. Vor Angehörigen werden von Patienten bestimmte Themen nicht oder nicht leicht thematisiert. Angehörige können selbst interessengeleitet übersetzen, was dann nicht kontrolliert und eingeschätzt werden kann oder sie können selbst, wie die Patienten, von Ängsten vor Stigmatisierung betroffen sein. In vielen Kulturen besteht leider nach wie vor eine hohe Stigmatisierung psychisch Erkrankter und auch von deren Familien. Andererseits kann es aber auch zu Aggravationstendenzen oder gar der Vortäuschung psychischer Symptome, z. B. zur Verhinderung einer drohenden Abschiebung, kommen. Diese Faktoren können die Übersetzungstätigkeit von Familienangehörigen beeinflussen und die Angaben des Patienten verfälschen. *Professionelle Übersetzer* sind im Umgang mit den vorgenannten Aspekten geschult und werden diese bei ihrer Übersetzung berücksichtigen, wobei es auch bei professionellen Übersetzern große qualitative Unterschiede gibt und fachspezifische psychiatrische Kenntnisse in der Regel fehlen.

Arbeitet man regelmäßig mit bestimmten Dolmetschern, Übersetzern oder Übersetzungsinstituten zusammen, können solche fachlichen Defizite durch Schulungen in den Grundlagen psychiatrischer Diagnosen und Symptome Schritt für Schritt angegangen werden. Hierbei können das AMDP-System und auch der AMDP-Interviewleitfaden als didaktische Hilfsmittel große Dienste leisten, da sie auch für den medizinischen Laien gut verständlich geschrieben sind. Übersetzer können mithilfe des AMDP-Systems hilfreiche Einblicke in die psychiatrische Fachsprache erhalten, was die Übersetzungsarbeit erleichtert und hilft, psychiatrisch relevante Aspekte bei der Übersetzung angemessen zu berücksichtigen.

7.4 Schlussbemerkungen

Die geschilderten besonderen Situationen zeigen, dass für das Verständnis der Patienten und für eine möglichst valide und reliable Befunderhebung neben dem einfühlsamen und respektvollen Umgang mit Besonderheiten anderer Kulturen auch ein halbstrukturiertes Vorgehen mit Bezug auf eine möglichst gut definierte Fachsprache wichtig ist. Das AMDP-System kann hierbei wertvolle Beiträge für die Überwindung der Sprachbarriere leisten. Nichtsdestotrotz stellt die Befundbeurteilung bei fremdsprachigen Patienten eine große Herausforderung dar. Um eine möglichst hohe Befundsicherheit zu erhalten, sollten möglichst viele Informationen und Perspektiven zur Beurteilung herangezogen werden und insbesondere auch psychiatrisch erfahrene Therapeuten (z. B. Oberärzte, Chefärzte) in die Beurteilung einbezogen werden. Wenn aufgrund sprachlicher oder kultureller Barrieren Unsicherheiten bzgl. des erhobenen Befundes bestehen, sollte man von der Möglichkeit der Dokumentation der allgemeinen *Befundunsicherheit* am Ende des AMDP-Dokumentationsbogens Gebrauch machen.

Wie bereits erwähnt, muss bei der Beurteilung fremdsprachiger Patienten und kulturabhängiger Phänomene stets das Gleichgewicht zwischen vorschnellem Pathologisieren und kultursensiblem „Übernormalisieren" neu austariert werden. Nur so kann man dem individuellen Patienten gerecht werden und eine für die Diagnostik und Therapie ausreichend valide Befunderhebung erreichen.

8 AMDP bei Migranten

Eric Hahn, Thi Minh Tam Ta, Rolf-Dieter Stieglitz, Kerem Böge, Malek Bajbouj und Albert Diefenbacher

8.1 Vorbemerkungen

Deutschland ist ein Einwanderungsland. Im Jahr 2020 hatten über ein Viertel der deutschen Bevölkerung, genauer 21.9 von insgesamt 81.9 Millionen Einwohnern in Deutschland einen Migrationshintergrund (Zugewanderte und ihre Nachkommen). Von den 21.9 Millionen Personen mit sogenanntem Migrationshintergrund waren 11.5 Millionen deutsche Staatsbürger und 10.3 Millionen Ausländer. Jeder 6. in Deutschland lebende Mensch oder zwei Drittel der Personen mit Migrationshintergrund (13.6 Millionen) hat eigene Migrationserfahrungen. Sie sprechen als sogenannte Migranten der 1. Generation zumeist eine andere Sprache als Deutsch als ihre Muttersprache (Statistisches Bundesamt: Mikrozensus – Bevölkerung mit Migrationshintergrund, 2020/https://www.destatis.de; Stichwort: Migrationshintergrund). Das bedeutet, dass jeder psychiatrisch tätige Kollege mit der Notwendigkeit einer validen psychopathologischen Befunderhebung im Migrations- oder Fluchtzusammenhang bei Menschen mit nicht ausreichenden Deutschkenntnissen bzw. mit Sozialisationserfahrungen außerhalb Deutschlands und häufig außerhalb Europas Erfahrungen haben sollte. Zu den meistgesprochenen ausländischen Sprachen in Deutschland zählen Russisch und Türkisch mit mehr als zwei Millionen Muttersprachlern. Weitere häufige Sprachen sind z. B. Arabisch, Englisch, Französisch, Griechisch, Kroatisch, Kurdisch, Polnisch, Serbisch und Vietnamesisch.

Eine verminderte sprachliche Ausdrucksmöglichkeit macht die Verhaltensbeobachtung im Querschnitt und von Veränderungen im Längsschnitt umso wichtiger. In Situationen, in denen Patienten und Behandler keine gemeinsame Sprache sprechen, ist für eine verlässliche Befunderhebung die Zusammenarbeit mit geschulten professionellen Dolmetschern oder fremdsprachigen Kollegen erforderlich (vgl. Kapitel 7 in diesem Band). Beim Einsatz des AMDP-Systems in wenigen bekannten soziokulturellen Kontexten sollte, auch wenn eine Kommunikation mittels Dolmetscher stattfindet, der Einbezug von Kulturvermittlern oder von Mitgliedern der jeweiligen Community, d.h. von Personen mit fundiertem Wissen über den spezifischen Hintergrund, in Betracht gezogen werden. Neben der direkten Patienteninteraktion können zusätzlich Bezugspersonen wie Angehörige, aber auch Betreuungspersonen aus Wohneinrichtungen, in die Exploration und Beurteilung des Verhaltens im jeweiligen normativen soziokulturellen Kontext eingebunden werden. Die Schulung von nichtärztlichen Professionen in grundsätzlichen Aspekten des AMDP-Systems und dabei gleichzeitig auch in der Beobachtung und Einordnung von Verhaltensauffälligkeiten ist aus langjährigen psychiatrischen und psychotherapeutischen Erfahrungen der Autoren und aus Ausbildungskontexten u.a. im Einsatz mit arabisch, vietnamesisch, türkisch und russisch sprechenden Migranten möglich.

Das AMDP-System ist bereits für acht im deutschsprachigen Raum und darüber hinaus gesprochene Fremdsprachen (Englisch, Spanisch, Portugiesisch, Japanisch, Italienisch, Serbokroatisch, Niederländisch, Norwegisch, Französisch) übersetzt, jedoch nicht für alle Sprachen gibt es publizierte Manuale. Diese teils aktualisierten Übersetzungen erleichtern eine Schulung von Dolmetschern, aber auch von psychiatrischen Fachkräften mit entsprechenden Sprachkenntnissen (Stieglitz et al., 2018). Der Einsatz des AMDP-Systems in unterschiedlichen kulturellen und sprachlichen Kontexten folgt daher einer langen Tradition, wobei Studien zum Einsatz von AMDP bei Patienten aus unterschiedlichen ethnokulturellen, sozialen und migrantischen Lebenswelten auch über die vorhandenen Übersetzungen hinaus vorliegen (z.B. vgl. Kapitel 7 in diesem Band; Braca et al., 2014).

8.2 Grundsätzliche Überlegungen zu den Möglichkeiten einer kulturübergreifenden psychischen Befunderhebung

Jegliche Instrumente zur Befunderhebung sind zunächst in ihren soziokulturellen Kontexten und für bestimmte Zwecke mit der Erwartung einer praxisorientierten Kenntnisnahme der jeweiligen Anwendungsvoraussetzungen entwickelt worden. Diese Assessmentfertigkeiten müssen auch bei der Verwendung des AMDP-Systems unabhängig von Migrations- oder Fremdsprachkontexten möglichst kontinuierlich eingeübt sein. Mit einer mehr als 50-jährigen Entwicklungsgeschichte bietet das AMDP-System im deutschsprachigen Raum zudem die einzige Möglichkeit psychische Befunderhebung systematisch zu lernen und für weitere Untersucher nachvollziehbar und strukturiert zu dokumentieren. Konsequenterweise ist es wesentlicher Bestandteil der psychiatrischen Weiterbildung in Deutschland, unabhängig von der kulturellen oder sprachlichen Herkunft der Ausbildungskandidaten. Eine nicht ausreichende psychopathologische Grundkenntnis im Allgemeinen stellt aus Sicht der Autoren meist das wesentliche Hindernis für eine reliabel nachvollziehbare Befunderhebung und Beschreibung dar. Zudem ist es wichtig, die Ziele der Entwicklung aber auch die Grenzen eines jeden Erhebungsinstruments zu kennen: So ist das AMDP-System nicht mit dem Ziel einer klassifikatorisch-nosologischen Einordnung psychischer Störungen in internationale Diagnosesysteme (heute ICD-10/-11 oder DSM-5) entwickelt worden. Es zielt vielmehr auf eine *deskriptive, also nicht interpretierende oder deutende Beschreibung* von definierten Merkmalen psychischer Erlebens- und Verhaltensweisen, die im jeweiligen Kontinuum des kulturellen Kontexts als abnorm bzw. als psychopathologisch gewertet werden können. Die Befundbeschreibung bei Migranten anhand von AMDP-Fachbegriffen, verstanden als definierte Beschreibungseinheiten psychischer Phänomene, dient der Zuordnung der im Patientengespräch sowie in der Beobachtung und Fremdbefragung erhobenen Informationen und erfordert immer, d.h. auch in der deutschen Sprache, eine soziokulturelle, milieuangepasste und sprachliche Reflexion.

Eine nachvollziehbare Einigung und Schulung der Verwendung von präzisen Fachbegriffen ist eine unabdingbare Notwendigkeit jeglicher klinischen Verständigung. Dagegen würde eine mangelnde Präzision bei der Verwendung psychischer Fachbegriffe die Verständigung und Nachvollziehbarkeit, die in der Versorgung und auch Begutachtung von Patienten mit transnationalen Migrationsgeschichten von Bedeutung sind, deutlich erschweren.

Aus einem medizinischen Verständnis ist zudem zu betonen, dass beschriebene Verhaltensauffälligkeiten als mögliche „gemeinsame Endstrecke" von psychischen Störungen und/oder körperlichen Erkrankungen zu betrachten sind. Bei entsprechenden Hinweisen sollte immer eine weiterführende somatische (apparative, laborchemische) Diagnostik zur differenzialdiagnostischen oder komorbiden Zuordnung erfolgen, um weitere Differenzialdiagnosen erhobener Befunde auszuschließen bzw. im Fall der Bestätigung adäquat zu behandeln (Burian et al., 2018).

8.3 Eine Befundbeschreibung im AMPD-System wird soziokulturell und sprachlich reflektiert

Mögliche Kritiker der Zulässigkeit einer kulturübergreifenden psychischen Befunderhebung könnten anmerken, dass durch die Anwendung eines standardisierten Systems wie dem AMDP, soziokulturelle bedingte Unterschiede nicht ausreichend erfasst werden könnten. Demgegenüber wäre einzuwenden, dass das AMDP-System nicht den Anspruch erhebt, sämtliches menschliches Erleben aus einer emischen (= Beobachter als Teil der untersuchten Gruppe) oder etischen (= Beobachter als Außenstehender) Perspektive zu beschreiben, sondern darauf abzielt, anhand möglichst klar definierter Fachterminologie, die Verständlichkeit und verlässlichere Reproduzierbarkeit von psychischen Befunderhebungen zu erhöhen. Ein prominentes Beispiel deskriptiver kulturübergreifender Befundbeschreibung für Patienten mit primären psychotischen Störungen ist die international eingesetzte *Positive and Negative Syndrome Scale (PANSS)* als eine auf 30 definierten Symptomen aufbauende Bewertungsskala, die für die Domänen Positiv- und Negativsymptome sowie für Merkmale der Allgemeinpsychopathologie entwickelt wurde (Kay et., 1987). Das AMDP-System bietet den Vorteil, dass es nicht schon im Vorfeld auf eine Einteilung in diagnostische Gruppen ausgerichtet wurde, wie es z. B. bei Schweregradskalen der Fall ist. Durch diesen Verzicht auf eine vorherige Festlegung auf im Laufe der Zeit sich verändernde diagnostische Kriterien, lässt sich mit AMDP eine deutlich größere Breite des psychischen Befundes abbilden. Aufgrund der Erfahrung der Autoren werden im deutschsprachigen Einsatz bei entsprechender Erfahrung des Untersuchers für eine ausführliche Befundung etwa 45 Minuten benötigt. Im Kontext von Migration, Fremdsprachlichkeit oder bei zusätzlichen Dolmetscher- oder Kulturmittlereinsatz sowie der notwendigen Reflexion der Information Dritter kann sich diese Dauer leicht verdoppeln, wird jedoch gleichzeitig das kultursensitive Erfragen von Behandlungserwartungen und Ursachenzuschreibung einschließen. Gleichzeitig bietet sich während der psychischen Befunderhebung hier ein Einstieg in die ausführlichere soziobiografische Anamnese der Migrationsgeschichte und eine erweiterte sozial-relationale Fremdanamnese an.

8.4 Das AMDP-System als Einstieg in eine strukturierte kultur- und migrationssensible psychiatrische Ausbildung

Für fremdsprachige Ärzte und Psychologen stellen das AMDP-Manual (AMDP, 2023), der Interviewleitfaden (Fähndrich & Stieglitz, 2023) und das vorliegende Praxisbuch, gerade bei simultaner Verwendung von vorhandenen Übersetzungen, eine ideale Einstiegs- und Lernmöglichkeit der deskriptiven Erhebung und Verfassung des psychopathologischen Befundes dar. Neben dem Erlernen der Grundlagen der Untersuchung und der systematischen Verwendung von beschreibenden psychopathologischen Fachbegriffen, werden im Einsatz bei Menschen unterschiedlicher Migrationsgeschichten, psychiatrische und kulturelle Kompetenzen der psychopathologischen Befunderhebung als Grundlage einer psychiatrischen Weiterbildung trainiert. Ausgehend von einer Symptombeschreibung und Verfassung des psychischen Befundes über Leitsymptome zu behandlungsleitenden Syndromen (z. B. paranoid-halluzinatorisches, manisches oder depressives Syndrom) hin zu differenzialdiagnostischen Überlegungen, kann die Verwendung des Manuals psychiatrische Fertigkeiten schulen, die möglicherweise im Herkunftsland eine andere Gewichtung haben. Fremdsprachige oder in der kulturellen Psychiatrie weniger erfahrene Ärzte werden in diesem Zusammenhang zunächst eine Anpassungsleistung und einen zusätzlichen Zeitaufwand zu erbringen haben, können gleichzeitig aber als zentrale Informanten im interkulturellen Austausch bei Unsicherheiten in der psychischen Befunderhebung von Migranten ihre Kollegen unterstützen. Einer im psychiatrischen Befund- und Diagnoseprozess *körperlichen Untersuchung* kommt bei einer eingeschränkten sprachlichen Verständigungsmöglichkeit eine besondere Bedeutung zu, die bei vorherrschendem Ausdruck von körperlichen Symptomen von vielen Patienten mit Migrationsgeschichte häufig besonders geschätzt wird. Körperliche Untersuchungen nehmen so bei Einordnung aller Informationen in den soziokulturell als „normal“ akzeptierten Erwartungsrahmen eine unverzichtbare Rolle ein (Burian et al., 2018).

8.5 Kulturelle Psychiatrie als Grundlage der psychischen Befundeinordnung

Eine psychische Befunderhebung bei Migranten wird die sozialisationsbedingten und kulturellen Unterschiede, aber eben auch Gemeinsamkeiten in Bezug auf Wissen, Werte, Identitäten, Zugehörigkeiten und kulturelle Praktiken berücksichtigen.

Als interagierende Faktoren beeinflussen sie die unterschiedlichen Ausdrucksformen und Erklärungsmodelle von psychopathologischen Symptomen (z. B. Böge et al., 2020). Sie formen auch die Art und Weise, wie Leid erlebt und sozial ausgedrückt werden kann, die Ursachenzuschreibungen, Behandlungsempfehlungen und Einstellungen gegenüber psychischen Störungen (z. B. von Lersner et al., 2019). Die Berücksichtigung der interagierenden Faktoren von Sprache, Kultur und Sozialisation mit sich systemisch beeinflussenden soziologischen Parametern wie Bildung, Alter, Gender, familiäres, berufliches oder schulisches Umfeld und Zugehörigkeiten zu einer Mehrheit oder Minderheit mit regionalen Faktoren wie Klima, geographische Lage oder Grad der Urbanität wird ebenso die Ausprägung psychischer Ausdrucksformen beeinflussen. Dabei sollten Tendenzen zur Übernormalisierung durch einseitig auf Kultur, Migration oder Sprache beruhende Zuschreibungen von Verhaltensauffälligkeiten, wie auch Tendenzen zur Überpathologisierung von soziokulturell sich noch im Erwartungsrahmen befindlichen Verhalten oder Symptomen möglichst im Austausch mit verschiedenen Informanten reflektiert werden (vgl. Kapitel 7).

8.6 Praktische Hinweise zur Befundung von Patienten aus verschiedenen Sprach- und Migrationshintergründen anhand der AMDP Merkmalsbereiche

Im Folgenden wird auf einige wesentliche Merkmale des AMDP-Systems eingegangen, ohne im Rahmen dieses Kapitels und in Bezug auf die Heterogenität der Kulturen einen Anspruch auf Vollständigkeit erheben zu können.

In der weniger vorstrukturierten Anfangsphase der Untersuchung wird, wie auch sonst, mit offenen Fragen zunächst eine Beziehung aufgebaut und es werden gleichzeitig Informationen zum *allgemeinen Eindruck, Angemessenheit der Kleidung, Pflege,*

Kontaktverhalten sowie *Kommunikationsstil* erfasst. Bereits die Einschätzung der „Angemessenheit“ dieser wie auch der späteren Merkmale verweist deutlich auf die kulturelle Einbettung aller Erwartungshaltungen und erfordert bei mangelndem eigenem Vorwissen das Hinzuziehen von Personen, die in der Herkunftskultur und -sprache versiert sind. Da jegliche ausgeprägte Psychopathologie in allen sozial-relationalen Bezugssystemen ein Zusammenleben deutlich erschweren würde, sind gerade bei schwergradigen Auffälligkeiten wie Fremd- oder Selbstaggression, ausgeprägter Distanzlosigkeit, Desorganisiertheit oder offensichtlichen Orientierungsstörungen relativ leicht Einordnungen – zumindest auf der Unterscheidung zwischen vorhanden versus nicht vorhanden – möglich. Bezüglich des *Kommunikationsstils* sind zudem genderabhängige und kulturell geprägte Unterschiede zu beachten, die jedoch in Interaktion mit zuvor aufgeführten Faktoren eine hohe interindividuelle Varianz aufweisen können. Beispielsweise können einige Menschen aus dem Nahen und Mittleren Osten einen für deutsche Erwartungen ausgeprägten emotionalen und expressiven Kommunikationsstil aufweisen. Ärger oder Frustration können teils mit intensiven und kräftigen Gesten und erhöhter Stimmlautstärke zum Ausdruck gebracht werden, was bei mangelndem Sprachverständnis möglicherweise als Streit, Unhöflichkeit oder Bedrohlichkeit wahrgenommen werden könnte. Was als dysfunktionale Kommunikation innerhalb einer Familie oder als bedrohliche Interaktion wahrgenommen wird, könnte also Ausdruck einer hohen Emotionalität im Kommunikationsstil sein, wobei dieser Kommunikationsstil in den meisten Fällen gruppenintern und nicht gegenüber Fachkräften gezeigt wird (Abdulrehman et al., 2016). Auf der anderen Seite könnte eine zurückhaltende Kommunikation gerade gegenüber Fremden oder Personen mit wahrgenommenem hohem Status mit Ausweichen des Blickkontakts, leiser Stimme und häufiger verbaler und non-verbaler Zustimmung, auch bei Nicht-Verstehen von Fragen, z.B. bei Menschen aus südostasiatischen Kulturen (z.B. Vietnam, Thailand, Indonesien), vorherrschen. Die erwarte Bandbreite des Kommunikationsausdrucks wechselt hierbei abhängig vom Kontext und der Gruppenzugehörigkeit und mancher Reisende wundert sich über ein deutlich expressiveres Verhalten beim Besuch der Herkunftsländer.

Im klinischen Alltag dürfte die Exploration der drei Merkmalsbereiche *Bewusstseinsstörungen, Orientierungsstörungen* und einiger Symptome der *Aufmerksamkeits- und Gedächtnisstörungen* bei geschulter Sprachmittlung ohne größere Schwierigkeiten gelingen. Wie alle Befundungen sind sie vom soziobiografischen, Bildungs- und Herkunftshintergrund und der aktuellen Lebenssituation abhängig, so dass Nachfragen sich möglichst auf diese beziehen sollten. Der Einsatz von Sprichwörtern, die der Einschätzung von Auffassungsstörungen dienen, setzen oft ein tieferes sprachlich-kulturelles Verständnis voraus und sind auch bei guten deutschen Sprachkenntnissen nicht ohne weiteres geläufig. Einige Beispiele für Sprichwörter, die im interkulturellen Kontext zur Überprüfung von der Auffassung eingesetzt werden können, finden sich bei Burian et al. (2018). Hinweise zur kultursensitiven psychologischen Testdiagnostik bei Menschen mit Migrationshintergrund finden sich bei Stiefen et al. (2018).

Eine sichere Befundung von *formalen Denkstörungen* erfordert auch im Deutschen einige Erfahrung. So sollte eine Denkhemmung vom Untersuchten selbst geschildert werden und unterscheidet sich beispielsweise von einer Denkverlangsamung, die vom Untersuchenden oder anderen Personen beobachtet werden muss. Eingeengtes Denken wird von anderen Personen wahrgenommen und ist durch das Anbieten verschiedener Themen oder das Wiederholen von Fragen spezifisch zu prüfen. Bei nur geringem Sprachverständnis, Variationen des Bildungsniveaus oder in der Zusammenarbeit mit wenig geschulten Dolmetschern wird hier deshalb häufiger von Unsicherheiten berichtet, die jedoch im AMDP-System kodiert werden können („keine Aussage").

Der Merkmalsbereich *Befürchtungen und Zwänge* kann insbesondere bei leichteren Ausprägungsformen ebenfalls zu Missverständnissen führen. So wird Misstrauen anhand von ängstlichem, feindseligem oder unsicherem Verhalten auf die eigene Person und Situation bewertet. Hier sind der Migrationskontext, der Aufenthaltsstatus, psychiatrische Vorerfahrungen und möglicherweise Kriegs- und schwierige Fluchterfahrungen genauso von Bedeutung, wie bereits angesprochene kulturelle Blick- bzw. Blickvermeidungsregime, erwartete Stimmlautstärke, Zustimmungstendenzen, gender- und altersabhängige Verhaltenserwartungen oder im öffentlichen Kontext akzeptierte Verhaltensformen zu berücksichtigen. In muslimischen Kontexten haben Menschen oft das Bedürfnis, körperlichen Kontakt einschließlich Händereichen mit Personen des anderen Geschlechts zu vermeiden und können stattdessen ihre Hand auf ihr Herz legen (Abdulrehman et al., 2016).

Zwangshandlungen und -gedanken gehen meistens mit einer gewissen Einsicht in die Dysfunktionalität des Verhaltens einher. In religiösen Kontexten führen beispielsweise Muslime fünfmal am Tag ein rituelles Gebet durch, dem eine rituelle Reinigung vorausgehen kann. Vermehrte Gebete und Vertrauen auf spirituelle und religiöse Überzeugungen bis hin zu magischem Denken sind zudem häufige, auch von Angehörigen angebotene Bewältigungsstrategien und treten in Krisensituation häufiger auf. Um abzugrenzen, was noch situationsangemessenes religiöses oder kulturell akzeptiertes Verhalten ist und was als überwertiges Verhalten auf Wahn, Symptome von Angststörungen oder Zwangsstörungen hinweist, ist es sinnvoll, Familienmitglieder zu befragen und die Entwicklung der Intensität der Symptomatik im zeitlichen Verlauf zu berücksichtigen.

Inhaltliche Denkstörungen haben seit den Anfängen der transkulturellen Psychiatrie häufig zur Diskussion bezüglich der kulturübergreifenden Beurteilbarkeit, insbesondere des Kriteriums von Wahn, geführt. Wenn Wahn jedoch als eine verzerrte und kulturell nicht angemessene Erklärung, meist von psychotischen Wahrnehmungsstörungen wie Halluzinationen definiert ist, an der ohne eine Fähigkeit zum Perspektivabgleich festgehalten wird, dann ist auch die Beurteilung von inhaltlichen Denkstörungen in der psychiatrischen Exploration in allen Kulturen möglich. In der anthropologisch-psychiatrischen Forschung wurde zudem die Abgrenzung zu den *Explanatory Models* für das Erleben von häufigen psychischen Symptomen in unterschiedlichen Kulturen beschrieben. Beispiele sind eine Zuschreibung erlebter Symptome als Einfluss von Geistern, Dämonen oder Dschinns, Wirkung von Ahnen, wahrgenommene Zeichen für Glück und Unglück, ein „Böser Blick“ oder auch schlechte Winde. Besteht hier eine sozial teilbare Akzeptanz als angemessenes Erklärungsmodell und wird nicht mit einer „A-priori-Gewissheit“ an diesen Erklärungen festgehalten, so lassen sich diese Explanatory Models im Austausch mit Mitgliedern der jeweiligen Bezugssysteme meist gut vom Wahn abgrenzen (Böge et al., 2020; Mobashery et al., 2020). Die Möglichkeit der Übernahme anderer Perspektiven und damit eine Nachvollziehbarkeit als kulturell oder auch religiös noch angemessene Erklärung stellt demnach ein entscheidendes Kriterium zur Abgrenzung vom Wahnerleben dar.

Halluzinationen als Wahrnehmungserlebnisse ohne entsprechende Außenreize, können alle Sinne und Körperempfindungsstörungen umfassen. Ein konkretes Beispiel, dass zu Missverständnissen führen könnte, ist ein häufiger türkischer Ausdruck von Trauer, psychischen Schmerz oder Kummer „Benim cigerim yaniyor“ oder übersetzt „Meine Leber brennt“. Diese Aussage wird bei einer diesbezüglichen kulturellen Grundkenntnis daher nicht als Hinweis auf Körperhalluzinationen, sondern anhand von weiteren Nachfragen den Merkmalen Traurigkeit, deprimiert oder anderen somatischen Symptomen zugeordnet werden. Viele Patienten werden aus Sorge vor Stigmatisierung und Ausgrenzung zudem nicht spontan über halluzinatorisches Erleben berichten, so dass auch Auffälligkeiten im Verhalten, wie z. B. Fixierung eines bestimmten Punktes, Selbstgespräche oder Reagieren auf scheinbar wahrgenommene Sinnesreize in die Befundung einbezogen werden sollten. In der Untersuchung von vietnamesischen Patienten fanden die Autoren dennoch häufiger sozial-relationale Zuschreibungen von erlebten Halluzinationen oder von Ich-Störungen (bspw. „Mein Sohn hört auch die Stimmen“, „Meine Mutter wird beeinflusst, mich zu beeinflussen“, „Meine Familie wird fremdgesteuert“, „Meinen Kindern werden auch Gedanken eingegeben“), die auf den Einfluss von eher soziozentrischen bzw. weniger stark ausgeprägten individualistischen Erziehungsstilen hinweisen können, die jedoch eine deutliche Variation im Sinne eines Kontinuums aufweisen.

Am Beispiel eines an dieser Stelle eingefügten Exkurses zu *Ich-Störungen* lässt sich das *Problem des Überkulturalisierens,* die Suche nach Andersartigkeit im Zusammenspiel mit ideologischen, auf westlichen Deutungen beruhenden, nur teilweisen und nicht eingebetteten Kenntnis einer Kultur und Fremdsprache anschaulich und psychiatrie-historisch relevant darstellen. Eine mittlerweile zum Mythos gereifte Annahme der deutschsprachigen transkulturellen Psychiatrie der 1960er Jahre, ging etwa von einer „Andersartigkeit der vietnamesischen Sprache" und damit des Ich-Erlebens aus. Ausgangspunkt ist eine häufige, aber nicht ausschließliche Verwendung von flexibel verwendeten Anredeformen für „ich". Doch nicht nur in Vietnam basieren viele Verwendungen von „ich" auch außerhalb von Familien auf Analogien zu Verwandtschaftsbeziehungen (bspw. jüngerer Bruder, jüngere Tante als die Mutter, älterer Onkel als der Vater), insbesondere in sozial nahen Gesprächssituationen, ohne dass dies echte Verwandtschaft oder mangelnde Ausbildung von Ich-Funktionen implizieren würde. In einer marxistisch gelesenen Analyse der ländlichen Produktionsformen in Asien wurde jedoch von dem Psychiater Erich Wulff argumentiert, dass, basierend auf eigenen Untersuchungen von Patienten mit Schizophrenie in Vietnam, von diesen keine belastenden „Ich-Störungen" im engeren Sinne wie Gedankeneingebung, Gedankenausbreitung, Gedankenentzug und Willens- oder Fremdbeeinflussung erlebt würden, da sprachlich im Vietnamesischen die Grenzen zwischen dem „Ich" und „Anderen" nicht eindeutig beschreibbar seien und in der eher ruralen Sozialisation in Vietnam auch nicht wie in westlichen kapitalistischen Klassengesellschaften erlebt werden (Wulff, 1972). In seinem „Psychiatrischen Bericht aus Vietnam" wurde nun unter persönlichem Verweis auf Kenntnisse der vietnamesischen Sprache und eines Aufenthaltes in der Umgebung von Huế behauptet, ein angebliches nicht Vorhandensein von Ich-Störungen in Vietnam anhand von mehr als 1.000 eigenen Untersuchungen empirisch nachgewiesen zu haben (Wulff, 1967). Diese scheinbare Ausnahme und das wiederholte Zitieren des

Fehlens eines zentralen psychopathologischen Merkmals bei psychotischen Störungen zeigt exemplarisch die möglichen Missverständnisse einer kritischen transkulturellen Psychiatrie durch ein überkulturalisierendes, in den damaligen Zeitgeist passendes Interpretieren auf und weist auf die Notwendigkeit von Nachuntersuchungen mit zentralem Einbezug von Experten aus den jeweiligen soziokulturellen und sprachlichen Gemeinschaften hin. Tatsächlich ist eine sozial-relationale Verwendung von „ich", angelehnt an die Markierung von Verwandtschaftsverhältnissen, auch in außerfamiliären Situationen kein Alleinstellungsmerkmal der vietnamesischen Sprache und findet sich in vielen ost- und südostasiatischen Sprachen. Zudem existieren im Vietnamesischen kontextabhängig mehrere Verwendungen von „ich", unabhängig von Verwandtschaftsbeziehungen markierenden Worten, wobei im Gespräch die Perspektiven der anderen Personen flexibel, je nach Gesprächskontext, sozialer Distanz und Gesprächspartner, mitreflektiert und während der Sozialisation eingeübt wird. Eine sozial-relationale Gesprächsführung erfordert demnach vielmehr flexibel ausgeprägte Fähigkeiten zur Steuerung von Ich-Positionierungen in sozialen Situationen, was einen kontextangepassten Wechsel der Verwendung von „ich" abhängig von der eingenommenen Kommunikationsperspektive erst ermöglicht. Tatsächlich ist es auch in der deutschen Sprache nicht ungewöhnlich, von sich selbst beispielsweise gegenüber Kindern als Mutter, Oma oder Tante, also aus der Perspektive des Gegenübers zu kommunizieren.

Bei muttersprachlichen Untersuchungen einiger Autoren von Patienten mit Schizophrenien, sowohl in mehreren Regionen Vietnams als auch bei vietnamesischen Migranten in Berlin, konnte für den Mythos des Fehlens von Ich-Störungen, definiert als gestörtes Erleben der Urheberschaft für die eigenen Denk-, Willens- und Gefühlsakte, kein Hinweis gefunden werden. In zusätzlichen Interviews mit seit den 1970er Jahren in Vietnam tätigen vietnamesischen Psychiatern gaben diese an, dass Ihnen ein Problem fehlender Ich-Störungen weder begegnet noch in der sprachbezogenen Argumentation nachvollziehbar war (Ta & Hahn, unveröffentlichte Daten). Andere Autoren wie Scharfetter (2002) wiesen ebenso in einer Kritik von angeblich nicht vorhandenen Ich-Störungen bei vietnamesischen Patienten darauf hin, dass zum erfolgreichen Navigieren in komplexen sozial-relationalen Kommunikationsbeziehungen in jeder Sprache grundlegende Ich-Funktionen ausgebildet sind.

Bei dem Merkmalsbereich *Störungen der Affektivität* kann eine Unterscheidung vorhanden versus nicht vorhanden bei leichteren Ausprägungsformen durchaus problematisch werden und erfordert fundierte Kenntnisse der heterogenen, kulturell geprägten Erwartungen an spezifisch definierte Merkmale, wie beispielsweise klagsam, ängstlich oder affektarm. Auch bei einer mittelgradig ausgeprägten affektiven Symptomatik ist zudem eine Modulation des Affekt- und Emotionsausdrucks oft weiterhin möglich, beispielsweise bei depressiver Symptomatik in der Form des Aufrechterhaltens des sozialen Lächelns in vielen asiatischen Kulturen, das nicht mit Parathymie verwechselt werden sollte. Kulturell geformte Erwartungen eines eher restriktiven öffentlichen Ausdrucks bestimmter Emotionen, z.B. Trauer auf Bali oder eine erwartete Zurücknahme starker emotionaler Ausdrucksformen in einigen buddhistischen Gemeinschaften erfordern weitere persönliche Kontextinformationen. Auf der anderen Seite ist eine gestörte Modulationsfähigkeit des Affektausdrucks wie bei den Merkmalen affektlabil, affektstarr oder affektinkontinent aufgrund ihrer von Dritten wahrnehmbaren, neu aufgetretenen Unangepasstheit an soziale Erwartungen oft leicht zu befunden.

Die *Antriebs- und psychomotorische Störungen* können bis auf das Merkmal antriebsgehemmt teilweise oder vollständig anhand von Informationen aus der Fremdbeobachtung bewertet werden. Deren Beurteilungsgrundlage ist, wie bei allen Merkmalen, abhängig von der kulturellen Sozialisation und dem Herkunfts- bzw. aktuellen sozialen Milieus. Diese führen zu Variationen der erwartenden Sprechgeschwindigkeit, der sozialen Nähe- und Distanzerwartungen, der gestischen und mimischen Ausdrucksformen oder den Kleidungsstilen und sollten sich daher insbesondere auf Veränderungen gegenüber einem prämorbiden Grundniveau beziehen.

Andere zu beschreibende Merkmale beruhen, bis auf den Mangel an Krankheitsgefühl oder -einsicht, sowohl auf Selbstbeschreibung und Fremdbeobachtung, wobei die Offenheit zum Berichten über das wichtige Merkmal Suizidalität in unterschiedlichen Migrantengruppen, auch in Abhängigkeit von erwarteter Diskriminierung, besonders aber vom Vertrauen und auch sprachlichen Zugang, abhängig ist. Nicht selten verbleibt hier zumindest in der frühen Beziehungsphase eine Unsicherheit, so dass Hinweise auf früheres suizidales Verhalten, deutlicher Rückzug und Selbstschädigung sowie Äußerungen gegenüber nahestehenden Bezugspersonen wichtige Informationen bezüglich der Suizidalität bieten. Auf der anderen Seite können Aussagen wie im Türkischen „Ben kendimi öldurücem", was nach einer direkten Übersetzung „Ich werde mich selbst töten" bedeuten würde, tatsächlich ein kulturell verstandener Ausdruck für ein Gefühl der Überforderung sein, so dass auch hier eine kultursensible Abklärung des Ratings anhand von Merkmalen wie klagsam/jammerig und natürlich auch der weiteren Abklärung von Suizidalität notwendig sein wird. Hilfreich hat sich in der weiteren Exploration die folgende Formulierung gezeigt: „Wenn Sie abends ins Bett gehen, denken Sie dann manchmal, dass Sie lieber gar nicht mehr aufwachen würden?".

Die Erhebung des *Somatischen Befundes* führt nach unserer Erfahrung seltener zu Problemen und wird oft sogar von vielen Patienten auch für den psychiatrisch-medizinischen Beziehungsaufbau als förderlich erlebt. Emotionales Leiden wird auch im Sinne einer sozialen Akzeptanz oft körperlich ausgedrückt und als chronischer Anspannungszustand auch körperlich erlebt, was nicht als Hinweis auf eine mangelnde Fähigkeit zur Psychologisierung zu deuten ist (Dreher et al., 2017). Eine häufigere Tendenz zum Berichten von somatischen Symptomen, hat in vielen Herkunftsländern im Rahmen medizinischer und traditionell medizinischer Behandlungen oft eine höhere Akzeptanz und geht zudem mit geringerer Sorge vor Stigmatisierung einher. Aus unseren Erfahrungen zeigte sich, dass diese somatischen Symptome bei gründlicher Exploration und dem angepassten Formulieren der Fragen nicht immer mit einem verminderten Berichten von psychischen Symptomen einhergehen und daher nicht mit einer häufig zitierten allgemeinen Somatisierungstendenz bei Migranten gleichzusetzen sind (Dreher et al., 2017). Zudem ist in vielen Herkunftsgesellschaften und abhängig von dem Bildungshintergrund eine (kartesianische) Trennung von Geist und Körper weniger relevant, so dass von körperlichen Symptomen wie Kopfdruck, Schwindel, Übelkeit oder Schweregefühl oft spontan berichtet wird.

8.7 Fazit

Es kann im Rahmen dieser praktischen Einführung zur Verwendung des AMDP-Systems bei Migranten festgehalten werden, dass es mit seiner auf Deskription, Exploration und Verhaltensbeobachtung basierten Systematik grundsätzlich auch für den Einsatz bei Menschen mit geringen oder fehlenden Kenntnissen der deutschen Sprache bei entsprechender gemeinsamer Reflexion des soziokulturellen Erwartungshintergrunds und besonders bei Hinzuziehen von Informationen durch versierte Dritte eignet. Gleichzeitig machen ein z.T. deutlich eingeschränktes Sprachverständnis bzw. eine verminderte sprachliche Ausdrucksmöglichkeit die Verhaltensbeobachtung im Querschnitt und im Längsschnitt umso wichtiger. Überlegungen zum Einsatz des AMDP-Systems bei Migranten bzw. bei Menschen mit eingeschränkten oder fehlenden Kenntnissen der deutschen Sprache finden sich in Kapitel 7 in diesem Buch. Wegen der besonderen Bedeutung von Angststörungen sollten zudem Schulungen in weiteren AMDP-Modulen, insbesondere zu den Modulen Angstsymptomatik, Dissoziation und Konversion, erwogen werden. Neben der Interaktion mit dem Patienten werden neben Dolmetschern, wenn möglich Bezugspersonen, z.B. auch Betreuer aus Wohneinrichtungen und Mitglieder der jeweiligen Communities, eingebunden. Das AMDP ist grundsätzlich, auch wenn viele Symptome zumindest teilweise auf Selbstaussagen beruhen, als ein trainierbares Fremdbeurteilungsverfahren konzipiert und bietet für das Training von kulturellen Kompetenzen in der psychischen Befunderhebung als auch für fremdsprachige Kollegen im deutschen psychiatrischen Versorgungssystem eine gute und verlässliche Grundlage.

9 AMDP bei Intelligenzminderung

Samuel Elstner und Albert Diefenbacher

9.1 Einleitung

Unter Intelligenzminderung (IM) versteht man nach der derzeit gültigen ICD-10 eine Beeinträchtigung von kognitiven und handlungsbezogenen Fähigkeiten, die vor dem 18. Lebensjahr aufgetreten sein müssen. Beide Bereiche müssen beeinträchtigt sein; eine Beschränkung der Diagnosestellung allein auf einen verminderten Intelligenzquotienten (IQ) ist nicht korrekt.

Am 1.1.2022 soll die ICD-11 in Kraft treten; einen konkreten Zeitpunkt ihrer Einführung in Deutschland gibt es bislang aber noch nicht. In der ICD-11 wird eine neue Begrifflichkeit eingeführt, die „Disorders of Intellectual Development“ (ICD-11 6A00: Störungen der intellektuellen Entwicklung) als Subgruppe der „Neurodevelopmental disorders“ (vgl. Sappok et al., 2019a).

Wesentliche Aspekte der Definition in der ICD-10 bleiben gleich, insbesondere ist für die Diagnosestellung nach wie vor ein Funktionsniveau der Intelligenz erforderlich, das mehr als zwei Standardabweichungen unter dem als Durchschnitt bestimmten IQ von 100 liegt. Entsprechend bleibt es bei der Graduierung der Intelligenzminderung im Wesentlichen in die Gruppen leicht (IQ<70), mittel (<50), schwer (<35) und schwerst (<20).

Hierbei ist jedoch gemäß der *International Classification of Functioning* (ICF, WHO, 2021) festzuhalten, dass die alleinige Angabe eines Schweregrades lediglich eine grobe Orientierung liefert. Wie stark die Einschränkungen des Individuums im täglichen Leben tatsächlich sind, ist von mehreren Faktoren abhängig. Im Hinblick auf das dem ICF zugrunde liegende bio-psycho-soziale Modell stehen sich Defizite, aber auch Stärken in bestimmten Funktionen und Anforderungen und auch die Unterstützung durch die Umwelt gegenüber. Aus diesem Grund ist bei der Beurteilung des Schweregrads der Beeinträchtigung durch die intellektuelle Einschränkung immer eine individuelle Herangehensweise erforderlich. Um sich einem individuellen Fähigkeitenprofil in Bezug auf die Teilhabe am Arbeits- und gesellschaftlichen Leben zu nähern, haben sich bestimmte Interviewverfahren, wie zum Beispiel das Mini-ICF-Rating für Aktivitäts- und Partizipationsbeeinträchtigungen bei Psychischen Störungen (MINI-ICF-APP), bewährt. Das Mini-ICF-APP ist ein Kurzinstrument zur Fremdbeurteilung zur Beschreibung von Fähigkeitsniveaus und -profilen in Anlehnung an die ICF (Linden et al., 2015; vgl. auch Kapitel 18). Für dieses inzwischen besonders im Rehabilitationsbereich etablierte Instrument liegt eine spezielle Version für die Anwendung bei Menschen mit Intelligenzminderung vor (Elstner et al., 2019).

Das *AMDP-System* ist mit seiner auf Exploration und Verhaltensbeobachtung basierten Systematik (Informationsquellen: S=Selbstaussagen, F=Fremdbeobachtungen sowie die Kombination SF) grundsätzlich für den Einsatz bei Menschen mit Intelligenzminderung geeignet. Allerdings machen ein z. T. deutlich eingeschränktes Sprachverständnis bzw. eine verminderte sprachliche Ausdrucksmöglichkeit neben dem Gebrach einer „leichten Sprache“ die Verhaltensbeobachtung im Querschnitt und Längsschnitt umso wichtiger. Neben der direkten Interaktion mit dem Probanden sollten daher nähere Bezugspersonen, z. B. Betreuer in speziellen Einrichtungen, in grundsätzlichen Aspekten des Arbeitens mit AMDP und dabei vor allem in der Beobachtung von Verhaltensauffälligkeiten geschult werden (z. B. Luderer et al., 1997).

Der grundsätzlich im psychiatrischen Diagnoseprozess unverzichtbaren körperlichen Untersuchung kommt bei eingeschränkter sprachlicher Verständigung mit dem zu untersuchenden Patienten eine besondere Bedeutung zu (vgl. weiter unten).

9.2 Leichte Sprache

Wenn angemessen, soll die Exploration unter Einsatz der sog. „leichten Sprache“ vorgenommen werden. Das Konzept der leichten, klaren oder einfachen Sprache ist besonders im angloamerikanischen Sprachraum seit langem im Gebrauch und findet in den letzten Jahren zunehmend auch in Deutschland eine immer breitere Basis. Im Rahmen der „Behinderten-Menschenrechtskonvention“ der UN sollen für Menschen mit Beeinträchtigungen Barrieren zur Teilhabe am Arbeits- und gesellschaftlichen Leben minimiert oder abgebaut werden. Gerade für Menschen mit einer Intelligenzminderung ist hierfür auch die Anwendung der leichten Sprache ein wesentlicher Bestandteil. Charakteristische Merkmale der leichten Sprache sind zum Beispiel das Fehlen von Fremdwörtern, ohne dass diese vorher in leichter Sprache erklärt werden. Ebenso sollen mehrdeutige, missverständliche Wörter vermieden werden. Komplizierte Nebensatzkonstruktionen weichen der Anwendung von vornehmlich kurzen Hauptsätzen. Neben weiteren Aspekten der Sprechsprache gibt es noch zusätzliche bestimmte Anforderungen an die Schriftgestaltung.

Einen guten Überblick über die Prinzipien der leichten Sprache geben die von der Selbsthilfeorganisation „Mensch zuerst – Netzwerk People First Deutschland e. V.“ herausgegebenen Materialien (Download möglich über www.menschzuerst.de; letzter Zugriff am 28.10.2021).

Zusätzlich zu diesen mehr kognitiven Maßnahmen existiert noch eine Fülle an apparativen Hilfsmitteln zur Kommunikation. Alle diese Maßnahmen sollen Menschen mit Einschränkungen des Sprachverständnisses und der Sprachproduktion sowie der Informationsverarbeitung helfen, mit dem Umfeld befriedigend kommunizieren und somit am Leben der Gesellschaft teilhaben zu können.

9.3 Einsatz des AMDP-Interviewleitfadens bei Menschen mit Intelligenzminderung

Unter dem oben erwähnten Problem der kommunikativen Barriere bei Menschen mit geistiger Behinderung stellt auch die Erhebung des psychopathologischen Befunds mit bewährten

Beurteilungs- und Interviewverfahren, wie dem AMDP, bei dieser Klientel eine Herausforderung dar.

Zum einen muss die verwendete Sprache entsprechend den Regeln der leichten Sprache angepasst werden, zum anderen müssen jedoch auch bei der Beurteilung der Antworten oder der Anwendung bestimmter Fragen die kognitiven und entwicklungspsychologischen Fähigkeiten Berücksichtigung finden. So sind Fragen, die Emotionswissen, Selbstreflexion und auch eine graduierte Einschätzung bestimmter innerpsychischer Zustände erfordern nicht bei jedem Menschen mit einer intellektuellen Beeinträchtigung in gleicher Entwicklungsform vorauszusetzen. Vielmehr bedarf es der individuellen Erfassung der einzelnen Fähigkeiten des zu untersuchenden Patienten für den jeweiligen Anforderungsbereich.

Neben dem grundsätzlichen Erwerb von Expertise im Umgang mit Menschen mit intellektueller Beeinträchtigung und der Kenntnis wesentlicher entwicklungspsychologischer Aspekte zum Thema Emotionswissen und Emotionsregulation, können Interviewleitfäden hilfreich sein, die für die Anwendung zur Erhebung bestimmter Merkmale bei Menschen mit geistiger Behinderung entsprechend konzipiert bzw. modifiziert wurden. Oben wurde zum Beispiel bereits das Mini-ICF-APP erwähnt, von dem es auch eine entsprechende Variante im Bereich der Intelligenzminderung/geistigen Behinderung (Mini-ICF-APP-gB) gibt (Elstner et al., 2019). Analog dazu wurde eine Modifikation des AMDP-Interviewleitfadens (ILF) (Fähndrich & Stieglitz, 2016) zur Erhebung des psychopathologischen Befunds bei Menschen mit geistiger Behinderung entwickelt. Hierfür wurden im Wesentlichen die Fragen zur Selbst- und Selbst-/Fremdbeurteilung, angelehnt an die Regeln der leichten Sprache, umformuliert (Elstner et al., 2021, vgl. Tabelle 9.1).

Bei der Bewertung der Antworten sollten neben fremdanamnestischen Angaben auch der jeweilige Stand entwicklungspsychologischer Kompetenzen mit einbezogen werden. Ein solches Wissen kann auch innerhalb eines Behandlungsteams schnell erlernt werden (Elstner et al., 2015).

Tabelle 9.1: Beispiele für die Formulierung von Fragen in leichter Sprache

Merkmal	Formulierung im Interviewleitfaden von Fähndrich und Stieglitz (2023)	Formulierung in leichter Sprache (Elstner et al., 2021)
20 grübeln	• Müssen Sie über bestimmte Dinge immer und immer wieder nachdenken? Stört Sie das, ist Ihnen das unangenehm? • Gehen Ihnen bestimmte Gedanken gar nicht mehr aus dem Kopf? • Haben Sie das Gefühl, Ihre Gedanken drehen sich wie im Kreise?	• Gibt es Dinge, an die Sie immer wieder denken müssen? • Drehen sich die Gedanken manchmal im Kreis? • Stört Sie das?
40 Beeinträchtigungs- und Verfolgungswahn	• Meinen Sie, dass bestimmte Menschen etwas gegen Sie haben, Ihnen ans Leder wollen? Ihnen nachstellen? • Haben Sie das Gefühl, dass Ihnen jemand etwas Böses oder Schlechtes will? Ihnen etwas antun will? • Haben andere Personen versucht, Sie zu schikanieren? (Wenn ja, immer Beispiele nennen lassen)	• Sind die Menschen um Sie herum böse? • Gibt es Menschen, die Ihnen etwas antun wollen? • Haben Sie Angst vor bestimmten anderen Menschen? Warum? • Gibt es Menschen, die über Sie lachen? Erzählen Sie mal.

Nicht selten geben Patienten im Sinne einer, zum Beispiel in Heim- oder Werkstattstrukturen erlernten, sozialen Erwünschtheit schnell „unverfängliche“ Antworten, ohne die Anforderung oder Frage in Gänze verstanden zu haben. Tabelle 9.2 gibt beispielhaft Hinweise auf ein solches Verhalten, das es bei der Erhebung des AMDP-Befundes zu beachten und gegebenenfalls mit einer Neuformulierung der Aufgabenstellung zu hinterfragen gilt.

Tabelle 9.2: Nonverbale und verbale Hinweise auf ein fehlendes oder mangelhaftes Frageverständnis beim Patienten

Nonverbale Äußerungen des Patienten	Verbale Äußerungen des Patienten
• Der Patient reagiert nicht. • Der Patient schaut sich im Raum um und entzieht sich dem Kontakt. • Der Patient wirkt unsicher oder verunsichert. • Der Patient zeigt eine deutlich höhere Antwortlatenz, ist deutlich zögernd.	• „Was ist das?“ • „Die Frage habe ich nicht verstanden.“ • Patient reagiert mit Floskeln: – „Kommt darauf an.“ – „Kommt auf die Situation an.“ – „Ich sag jetzt mal.“ – „Das könnte sein.“ – „Nicht wirklich.“ • Unsicher formuliertes „Nein“. • Patient gibt kein eindeutiges „Ja“ oder „Nein“ als Antwort. • „Ich weiß nicht.“

Eine entsprechende Modifikation von Fragen des AMDP-ILF wurde in einer Pilotstudie bereits in ihrer praktischen Anwendung erprobt und hat sich als hilfreich zum Einsatz in der Erhebung des psychopathologischen Befunds bei Menschen mit Intelligenzminderung erwiesen (Elstner et al., 2021).

9.4 Besondere Bedeutung der körperlichen Untersuchung

Mit Abnahme der Aussagekraft der sprachlichen Verständigung tritt die Verhaltensbeobachtung in den Vordergrund des diagnostischen Prozesses, auf die ein besonderes Augenmerk zu legen ist.

Verhaltensauffälligkeiten sollten dabei als mögliche „gemeinsame Endstrecke" von psychischen, aber auch körperlichen Erkrankungen, oder aber auch einer Kombination von beidem verstanden werden. So könnte heftiges selbstverletzendes Verhalten mit Schlagen auf die Ohren auf das Erleben akustischer Halluzinationen hinweisen, aber auch Symptom einer akuten Otitis media sein. Grundsätzlich sollte bei jeder umschriebenen Selbstverletzung eine genaue Inspektion der betroffenen Körperregion erfolgen und ggf. eine gezielte apparative Diagnostik veranlasst werden (Sappok et al., 2019b; Müller et al., 2015).

9.5 Weitere Entwicklungen

Neben möglichen körperlichen und/oder psychischen Ursachen, insbesondere von (sub-)akuten Verhaltensänderungen (vgl. Kapitel 9.4), ist auch an die Möglichkeit von Diskrepanzen in der emotionalen und kognitiven Entwicklung bei Patienten gerade mit einem länger bestehenden herausfordernden Verhalten zu denken. So könnte das anklammernde Verhalten eines 30-jährigen Patienten mit einem kognitiven Entwicklungsniveau von 10 Jahren, das vom Pflegepersonal als sehr belastend erlebt wird, Ausdruck eines emotionalen Entwicklungsniveaus von 6 bis 12 Monaten sein. Damit bekäme dieses Verhalten eine andere Perspektive und würde zu einem veränderten pädagogischen Konzept führen. Im beschriebenen Fall war zunächst von einer manischen Episode ausgegangen worden, ohne dass entsprechende psychiatrische Behandlungsstrategien zum Erfolg geführt hätten. Ein Untersuchungsinstrument für emotionale Entwicklungsstörungen (SEE-D) wurde kürzlich vorgelegt (Sappok et al., 2018).

9.6 Zusammenfassung und Ausblick

Die psychiatrische Diagnostik bei Menschen mit Intelligenzminderung ist komplex – aber gut machbar (Vogel & Feuerherd, 2019). Eine strukturierte Befunderfassung nach AMDP mit Selbst- und Fremdbeurteilung ist dem Grunde nach möglich, wobei die von uns vorgeschlagenen Modifikationen der Formulierung der Fragen des AMDP-Interviewleitfadens einen zusätzlichen diagnostischen Gewinn bringen.

Der Einsatz spezieller Untersuchungsmethoden für Menschen mit Intelligenzminderung und deutlich eingeschränkter Sprachfähigkeit (SEE-D) dürfte spezialisierten Behandlungszentren vorbehalten sein.

Ein umfassendes Fortbildungsangebot für Fachärztinnen und Fachärzte, die mit Menschen mit geistiger oder mehrfacher Behinderung arbeiten, bieten die Johann Wilhelm Klein Akademie bei Würzburg (www.jwk-akademie.de; letzter Zugriff am 28.10.2021) oder auch einige Ärztekammern (wie z. B. Nordrhein und Westfalen-Lippe), unterstützt u. a. von der Deutschen Gesellschaft für Medizin für Menschen mit geistiger oder mehrfacher Behinderung e. V. (DGMGB).

10 AMDP in der Kinder- und Jugendpsychiatrie

Götz-Erik Trott

10.1 Vorbemerkungen

Die Kinder- und Jugendpsychiatrie hat sich aus der Psychiatrie im 19. und frühen 20. Jahrhundert entwickelt. Die Wegbereiter des Faches waren unter anderen Theodor Ziehen, August Homburger, Max Isserlin und vor allem Hermann Emminghaus (Nissen, 2005), der den *Begriff Psychopathologie* 1878 einführte. Dieser hatte damals den Lehrstuhl für Psychiatrie an der Universität Freiburg im Breisgau inne und verfasste 1887 die erste Monografie zur Kinder- und Jugendpsychiatrie (Emminghaus, 1878, 1887). Die Kinder- und Jugendpsychiatrie ist aus guten Gründen ein eigenständiges Fach geworden, in Deutschland im Übrigen in den damals beiden Teilen relativ spät. Auf dem 71. Deutschen Ärztetag 1968 in Wiesbaden wurde das Gebiet „Kinder- und Jugendpsychiatrie" in den Weiterbildungskatalog der Bundesärztekammer aufgenommen.

10.2 Multiaxiale Klassifikation in der Kinder- und Jugendpsychiatrie

In der Kinder- und Jugendpsychiatrie wurde schon vor 50 Jahren eine *multiaxiale Klassifikation* psychischer Störungen entwickelt, die 1977 im Fach eingeführt wurde und in den Jahren von fünf auf sechs Achsen erweitert wurde (Remschmidt et al., 2012). Die *Achse eins* beschreibt das klinisch psychiatrische Syndrom (Diagnosen aus dem Kapitel F der ICD-10), die *Achse zwei* umschriebene Entwicklungsrückstände (nach ICD-10), die *Achse drei* das Intelligenzniveau (nach ICD-10), die *Achse vier* die somatische Symptomatik (andere Kapitel der

ICD-10), die *Achse 5* assoziierte aktuelle abnorme psychosoziale Umstände und die *Achse 6* die globale Beurteilung des psychosozialen Funktionsniveaus. Das Glossar zu den Achsen hat sich in Klinik und Praxis sehr bewährt und ist Standard in der europäischen Kinder- und Jugendpsychiatrie.

Vor der Erstellung einer Diagnose ist das Erheben eines *umfassenden psychischen Befundes* essenziell, wofür sich das AMDP-System anbietet. Es erfasst Symptome zunächst rein deskriptiv, vermutete Ursachen oder Diagnosen spielen keine Rolle. Die Beschreibung des psychischen Befindens ist daher nicht altersspezifisch, wohl aber deren Interpretation. Subjektive Einschätzungen in der empathischen Begegnung mit dem Patienten lassen sich nicht vermeiden, sie können aber bei Anwendung des AMDP-Systems anhand der Symptomdefinitionen besser objektivierbar werden.

Kinder- und Jugendpsychiatrie ist Entwicklungspsychiatrie. Dies bedeutet die entwicklungsabhängige Beschreibung einer psychiatrischen Symptomatik. Der Gegenstand der *Entwicklungspsychopathologie* ist die wechselseitige Beeinflussung von psychiatrischen Symptomen sowie der normalen Entwicklung, der Entwicklungszeit, dem sogenannten „multifaktoriellen Aspekt", der zum Beispiel die Vulnerabilität und Resilienz beinhaltet ebenso wie Einflüsse der Umgebung und der gewöhnliche Verlauf der Symptomatik (Herpertz-Dahlmann et al., 2005). Gerade unter dem Aspekt der Entwicklungspsychopathologie ist es hilfreich, ein einheitliches Instrument bei der Befundbeschreibung zu verwenden, da dadurch Veränderungen, seien sie nun entwicklungs- oder störungsbedingt, gut erfasst werden können. So wäre zum Beispiel eine Trennungsangst bei einem 4-jährigen Patienten anders zu gewichten als bei einem 16-jährigen Patienten. Es sind im Verlauf Trait- von State-Symptomen besser zu unterscheiden, wenn umfassende Befunderhebungen mit dem gleichen System zu unterschiedlichen Zeitpunkten vorliegen. Gerade im *Transitionsalter,* d.h. der Übergangsphase von der adoleszentenorientierten zur erwachsenenorientierten Versorgung, ist dies von klinischer Relevanz.

10.3 Das AMDP-System in der Kinder- und Jugendpsychiatrie

Im Praxisalltag zeigt sich in Berichten von Kliniken und Praxen, dass dem psychopathologischen Befund bisweilen bemerkenswert wenig Raum eingeräumt wird. Auch ist die verwendete Fachsprache hierbei oft nicht für einen Dritten nachvollziehbar. Die Anwendung des Glossars des AMDP-Systems ermöglicht eine Vereinheitlichung der Fachsprache und Befunddokumentation und damit eine hohe Inter-Reliabilität, d.h. Übereinstimmung zwischen Untersuchern. Sowohl im studentischen Unterricht als auch in der kinder- und jugendpsychiatrischen Weiterbildung hat es sich sehr bewährt. In der Würzburger Universitätsklinik für Kinder- und Jugendpsychiatrie wurde unter dem damaligen Direktor Prof. Dr. Andreas Warnke wöchentlich ein „Psychopathologie-Training" auf der Basis des AMDP-Systems durchgeführt, was sich als außerordentlich hilfreich in Bezug auf die Vollständigkeit der Befunderhebung und Nachvollziehbarkeit der Befunddokumentation erwiesen hat (Warnke, persönlich Mitteilung). Auch in der Versorgungspraxis ist eine systematische Befunderhebung mit diesem Instrument, unter anderem zur Qualitätssicherung, von großer Bedeutung.

In Anlehnung an das AMDP-System wurde das „Psychopathologische Befund-System für Kinder- und Jugendliche" (CASCAP-D), die deutsche Version der „Clinical Assessment Scale for Child and Adolescent Psychopathology" (CASCAP), publiziert, das bei der Befunderhebung die Angaben von Bezugspersonen mit einschließt (Döpfner et al., 1999). Eine Neubearbeitung wird 2023 erscheinen.

Von daher bietet sich das kontinuierlich weiterentwickelte AMDP-System zur Befunddokumentation auch für die Kinder- und Jugendpsychiatrie an. Bei Anwendung im Kindes- und Jugendalter sind jedoch einige wenige Besonderheiten zu beachten bzw. Ergänzungen notwendig, auf die nachfolgend kurz eingegangen werden soll. Diese Ergänzungen sind ohne großen Aufwand einzubeziehen, da das AMDP-System sog. *Reserve-Merkmale* vorsieht. Unter der Rubrik „R1- bis

R-14-Symptome“ kann der Untersucher für ihn wichtige psychopathologische Merkmale einfügen, die nicht in den 100 Merkmalen des Psychischen Befundes enthalten sind. Beispielsweise können hier auch die Zusatzmerkmale (ZP1 bis ZP11) eingetragen werden. Gleiches gilt auch für den *Somatischen Befund* mit der Rubrik R1 bis R7:

- Eine *Beschreibung des Äußeren* (Kleidung, Accessoires) ist in der Altersgruppe sinnvoll (z.B. schlicht, modisch, extravagant), ebenso des *Verhaltens in der Untersuchungssituation* (z.B. höflich, aufdringlich, zurückhaltend, distanziert, distanzgemindert, hostil) und auch die der *Kooperation* (z.B. gut, mäßig schlecht).
- Die Symptome im Merkmalsbereich *Bewusstseinsstörungen* (Symptome 1 bis 4) können ebenso verwendet werden wie die des Merkmalsbereichs *Orientierungsstörungen* (Symptome 5 bis 8). Die Interpretation muss jedoch, wie auch sonst, die *Altersabhängigkeit* berücksichtigen, nicht aber die Beschreibung.
- Im Merkmalsbereich *Aufmerksamkeits- und Gedächtnisstörungen* (Symptome 9 bis 14) ist es eventuell sinnvoll, auch das Merkmal „Ablenkbarkeit“ zur Beschreibung einer Reizfilterschwäche mitzuverwenden. Dies kann im AMDP unter den sogenannten Reservemerkmalen dokumentiert werden.
- Bei den *formalen Denkstörungen* (Symptome 15 bis 26) gibt es keinen Ergänzungsbedarf, ebenso im Merkmalsbereich *Befürchtungen und Zwänge* (Symptome 27 bis 32).
- Der Merkmalsbereich *Wahn* (Symptome 33 bis 46) bedarf aus kinder- und jugendpsychiatrischer Sicht ebenfalls keiner Veränderungen, beim Symptom 41 „Eifersuchtswahn“ ist die Frage, ob bei Kindern und Jugendlichen „extreme Geschwisterrivalität“ miterfasst werden sollte. Wenn diese nicht die Wahnkriterien erfüllen, könnte dies auch ein Reservemerkmal sein.
- Auch der Merkmalsbereich *Sinnestäuschungen* (Symptome 47 bis 52) bedarf keiner Ergänzung aus kinder- und jugendpsychiatrischer Sicht.
- Im Merkmalsbereich *Ich-Störungen* (Symptome 53 bis 58) könnte es sinnvoll sein, ein Symptom „Imagination“ eben-

falls unter den Reservemerkmalen aufzunehmen. Bei Kindern wären dies „Fantasiegefährten", ähnliche Phänomene werden aber auch bei Erwachsenen, vor allem bei Betagten, unter entsprechenden sozialen Bedingungen beobachtet.

- Im Merkmalsbereich *Störungen der Affektivität* (Symptome 59 bis 79) sind keine altersspezifischen Präzisierungen erforderlich.
- Im Merkmalsbereich *Antriebs- und psychomotorische Störungen* (Symptome 80 bis 88) ist zu überlegen, ob unter Parakinesen auch habituierte Handlungen wie Nägelkauen, Haaredrehen, Trichotillomanie, Skin Picking mit abgebildet werden sollten.
- Im Merkmalsbereich *Circadiane Besonderheiten* (Symptome 89 bis 91) sind keine Ergänzungen erforderlich.
- Im Merkmalsbereich *Andere Störungen* (Symptome 92 bis 100) wäre beim Symptom 100 „Pflegebedürftigkeit" bei der Bewertung sinnvoll, dass der Patient bei Aktivitäten des täglichen Lebens über das alterstypische Maß hinaus auf fremde Hilfe angewiesen ist.
- Bei den *Zusatzmerkmalen des psychischen Befundes* (ZP1 bis ZP11) wäre zu überlegen, ob beim Symptom ZP7 „impulsiv" andere Symptome der Impulskontrolle wie Gaming und unkontrollierte Internetnutzung mit abgebildet werden sollten. Beim Symptom ZP8 „Körperbildstörungen" könnten auch Aspekte einer Dysmorphophobie einbezogen werden.
- Beim *Somatischen Befund* (Symptome 101 bis 140) wäre im Merkmalsbereich *Schlaf- und Vigilanzstörungen* unter dem Symptom 105 „Müdigkeit" vor allem die Tagesmüdigkeit sinnvoll abzubilden, welches ein Symptom eines postviralen Chronic fatigue-Syndroms sein kann. Beim Symptom 109 „Sexualität vermindert" sollte das Mindestalter von 14 Jahren berücksichtigt werden.
- Im Merkmalsbereich *Gastrointestinale Störungen* könnte beim Symptom 115 „Obstipation" auch Stuhlretention miterfasst werden, ein Phänomen, das bei Kindern, aber auch bei Erwachsenen mit Zwangsstörungen nicht selten beobachtet wird.

- Im Merkmalsbereich *Andere vegetative Störungen* wird das Symptom 124 „Miktionsstörungen" aufgeführt, hier könnten auch Defäkationsstörungen mit abgebildet werden. Da Enkopresis nicht auf das Kindes- und Jugendalter beschränkt ist, könnte dies auch bereits jetzt ins Manual aufgenommen werden.
- Unter dem Symptom 125 „Menstruationsbeschwerden" könnte es sinnvoll sein, auch Symptome des prämenstruellen Spannungssyndroms (PMTS) mit zu berücksichtigen.
- In den Merkmalsbereichen *Weitere Störungen* und *Neurologische Störungen* sind aus kinder- und jugendpsychiatrischer Sicht keine altersabhängigen Veränderungen notwendig.
- Unter den *Zusatzmerkmalen des Somatischen Befundes* ist zu diskutieren, ob beim Merkmal ZS1 „Parasomnien" die reine Enuresis nocturna mit aufgeführt wird, da sie als Parasomnie (vermehrter Tiefschlaf) gilt, was auch 2% der Erwachsenen betrifft.
- Aus *entwicklungspsychiatrischer Sicht* wäre ein Symptom „Sprachstörungen" unter den Reservemerkmalen aufzunehmen. Erfasst werden könnten hier Phonologie (Lispeln, Sigmatismus, Schetismus), Phonetik (Artikulation usw.), Lexikon und Semantik, Syntax und Morphologie, Redefluss (Stottern, Poltern) und Stimme.

10.4 Fazit

Das AMDP System ist in der Kinder- und Jugendpsychiatrie einsetzbar und stellt aus vielen Gründen in der Befunderfassung und -dokumentation eine wertvolle Hilfe dar. Die bisherigen Erfahrungen sind durchweg als positiv zu bewerten. Einige Ergänzungen aus kinder- und jugendpsychiatrischem Blickwinkel könnten die Akzeptanz in Klinik und Praxis erhöhen. Da die Beurteilung von vielen Symptomen des AMDP-Systems auch oder nur auf Selbstaussagen des Patienten basiert, wären die Fragen des AMDP-Interviewleitfadens (Fähndrich & Stieglitz, 2023) altersadäquat zu adaptieren. Es wäre wünschenswert, dass sich die kinder- und jugendpsychiatrischen Fachgesellschaften der Arbeitsgemeinschaft für Methodik und Dokumentation in der Psychiatrie (AMDP) anschließen würden.

11 AMDP in der Gerontopsychiatrie

Rainer T. Schaub und Rolf-Dieter Stieglitz

11.1 Allgemeine Vorbemerkungen

Gerontopsychiatrie (synonym wird auch häufig der Begriff Alterspsychiatrie verwendet) bezeichnet den Teil der Psychiatrie, der sich mit der älteren Population und ihren psychischen Leiden beschäftigt. Ob dabei eine scharfe Altersgrenze gezogen wird – meist handelt es sich um das Alter 65 Jahre und älter – oder nur eine ungefähre Abgrenzung erfolgt, mag von untergeordneter Bedeutung sein. Ähnlich wie am Lebensanfang zeigt sich auch am Lebensende eine besondere oder spezifisch ausgeformte Psychopathologie, die sich in Systemen wie dem AMDP überwiegend abbilden lässt, hier aber mitunter auch nur unzureichende Beschreibungskategorien vorfindet, so dass der z. T. spezifische Aspekt der Psychopathologie Älterer oft nicht ausreichend bewertet werden kann. Während im Bereich von Kindern und Jugendlichen mit dem CASCAP-D (Psychopathologisches Befund-System für Kinder und Jugendliche; Döpfner et al., 1999) ein eigenes psychopathologisches System entwickelt wurde und auch Anwendung findet, hat sich ein Pendant in der Alterspsychiatrie, das AGP-System (Arbeitsgemeinschaft für Gerontopsychiatrie; Gutzmann et al., 2000), nicht durchsetzen können, vermutlich weniger aufgrund der fehlenden Notwendigkeit, als vielmehr wegen der fachlichen Zugehörigkeit der Alterspsychiatrie zum Gesamtfach Psychiatrie, was ein eigenständiges Bewertungsinstrument einzuführen erschwert hat. Dies ist umso irritierender, als demografische Entwicklung und Behandlungsprävalenz die Bedeutung der Psychiatrie (und damit auch der Psychopathologie) des höheren Lebensalters immer offensichtlicher werden lassen. Es wird damit auch die grundsätzliche Frage aufgeworfen, ob psychopathologische Ratingsysteme für solche Bereiche erweitert und adaptiert werden sollten, die zum Zeitpunkt ihrer Entwicklung noch nicht hinreichend bekannt waren. So war die Gerontopsychiatrie als eigener Bereich der Psychiatrie zum Zeitpunkt der Entwicklung des AMDP-Systems eher noch ein wenig beachteter und quantitativ untergeordneter, in ihrer Bedeutung ein noch erheblich unterschätzter Bereich des Faches Psychiatrie.

11.2 Spezielle Probleme

Die Psychopathologie des höheren Lebensalters ist einerseits gekennzeichnet von den Veränderungen des Erlebens und Verhaltens, sowie auch der Kompetenzen, die das Altern mit sich bringt, andererseits (und als Folge der alternsbezogenen Veränderungen) finden sich dabei auch psychopathologische Besonderheiten, die in jüngeren Altersbereichen kaum oder nur selten in Erscheinung treten und daher bei der Entwicklung von Rating-Systemen kaum Beachtung fanden.

Seitens der häufig vorhandenen *sensorischen Defizite* älterer Patienten ergeben sich schon im Explorationsvorgehen Besonderheiten, die es erschweren können, einen vollständigen psychopathologischen Befund zu erheben. Nicht selten folgen hieraus erhebliche Schwierigkeiten bei der Zuordnung von Symptomen als psychopathologisch oder sensorisch bedingt. Ähnliche Probleme können sich bei der Zuordnung somatischer Beschwerden (z. B. körperliche Schwäche als Folge einer Herzinsuffizienz oder als Ausdruck einer depressiv bedingten Störung der Vitalität) ergeben. Unter dem Gesichtspunkt einer deskriptiven Herangehensweise, wie im AMDP vorgesehen, wird man dazu tendieren, das Symptom zu beschreiben, die Ursache erst im zweiten Schritt der Bewertung des psychischen Befundes zuzuordnen. Dieses Vorgehen bleibt aber unbefriedigend, weil es die Multikausalität von Symptomen, die bei Älteren häufiger auftritt, nicht aufzulösen vermag. Letztlich handelt es sich hier nicht um ein AMDP-spezifisches Problem, sondern um eine Besonderheit der Psychopathologie im höheren Lebensalter, die aber bei einer rein deskriptiven Betrachtungsweise zu einer „Psychopathologisierung" vieler Phänomene führen kann.

Leider zeigt sich in manchen Merkmalsbereichen eine nur ungenaue bzw. unzulängliche Beschreibbarkeit von Phänomenen (was teilweise auch für Störungen aus anderen Bereichen wie z.B. der Psychosomatik gilt; vgl. hierzu Kapitel 12). So können z.B. bei fortgeschrittenen *Demenz-Syndromen* typischerweise in Erscheinung tretende apraktische Handlungsstörungen im AMDP-System letztlich nur als Störungen der Auffassung bewertet werden, womit sie in ihrem Wesen und in ihrer Bedeutung sicherlich nur wenig befriedigend beschrieben sind. Andere Phänomene aus dem Bereich der BPSD (*B*ehavioral and *P*sychological *S*ymptoms of *D*ementia), häufig auch als „herausforderndes Verhalten" oder „nichtkognitive, demenzassoziierte Verhaltensauffälligkeiten" bezeichnet, z.B. „Hinläuferverhalten" oder „environmental dependency", das Sammeln und Horten von Gegenständen (im AMDP am ehesten als Zwangsphänomen beschreibbar), können im Grunde nicht angemessen als psychopathologische Symptome im AMDP-System beschrieben werden, obgleich sie im Hinblick auf ihre alltagsfunktionale Bedeutung von kaum zu unterschätzender Bedeutung sind.

Missidentifikationssymptome, wie sie etwa beim Capgras-, Fregoli- oder auch beim Intermetamorphose-Syndrom zu finden sind, können zwar in ihrem wahnhaften Charakter (der nicht zwangsläufig vorhanden sein muss) im AMDP-System beschrieben werden, sind dadurch aber sicherlich nicht in ihrer Besonderheit ausreichend gekennzeichnet, ebenso wenig passend erscheint die Zuordnung zu Derealisation, weil es sich bei diesen Syndromen ja nicht um die Realität als ganzes Erleben, sondern um sehr enge, aber besonders wichtige Ausschnitte davon, handelt.

Schließlich resultiert aus neurobiologischen und kognitionspsychologischen Erkenntnissen der vergangenen Dekaden eine andere Vorstellung von Funktionsweise und Beschreibung psychischer Funktionen (besonders deutlich wird dies im Bereich der mnestischen Leistungsfähigkeit), so dass eine adaptierte Merkmalssystematik wünschenswert erscheint.

Grundsätzliche Probleme bestehen aber auch darin, dass sich z.B. psychomotorische Veränderungen im Verlauf der Lebensspanne einerseits im Sinne einer deskriptiven Psychopathologie als auffällig erweisen, etwa wenn es um die Geschwindigkeit geht, mit der introspektive oder kognitive Aufgaben bewältigt werden können, diese Tendenz zur Verringerung der psychomotorischen Funktionen aber alternsassoziiert ist und daher die Bewertung erheblich von der zugrunde gelegten Normvorstellung und Bezugsgruppe abhängt. Dies soll entsprechend den allgemeinen Empfehlungen von AMDP generell bei der Bewertung von Symptomen berücksichtigt werden.

11.3 Das AMDP-System: Möglichkeiten und Grenzen in der Gerontopsychiatrie

Das AMDP-System wurde vor ca. 60 Jahren vor allem für den Einsatz im Bereich der psychopharmakologischen Forschung, speziell im Hinblick auf schizophrene, manische und depressive Patienten, entwickelt (s.a. Kapitel 1 sowie Baumann & Stieglitz, 1983). Entsprechend fokussierte sich die Zusammenstellung von Symptomen vor allem auf diese Störungsbereiche. Störungen aus dem Altersbereich (z.B. Demenzen) wurden nicht explizit berücksichtigt. Auch bei der Revision und Reduktion auf den Kernbestand der 100 Symptome des Psychischen und 40 Symptome des Somatischen Befundes spielten Überlegungen für diesen Altersbereich keine Rolle. Kriterien waren vielmehr Häufigkeit und Spezifität.

Seitdem hat das AMDP-System seinen Anwendungsbereich auf stärker klinisch relevante Fragestellungen wie die Erfassung des psychopathologischen Befundes in der Routine erweitert (vgl. Kapitel 6). Auch in verschiedenen Basisdokumentationen wurde das System einbezogen (Schaub et al., 1997). Ziel war es daher, ein Instrument zur Verfügung zu haben, welches bei allen Störungsgruppen Anwendung finden kann. Eine Diagnosenstellung war nie Ziel, zumal zum Zeitpunkt der Entwicklung auch keine Operationalisierungen von Störungen vorlagen, wie sie erst seit 1980 mit dem DSM-III erfolgte, mit der ICD-10 sogar erst 1992.

Welche Möglichkeiten und Grenzen das System unter diesen Voraussetzungen für den Altersbereich bietet, soll nachfolgend kurz skizziert werden. Betrachtet man die 12 *Merkmalsbereiche,* so zeigt sich, dass die meisten Bereiche auch für den Altersbereich relevant und anwendbar sind (vgl. Tabelle 11.1). Eingeschränkt gilt dies für den Bereich der „Aufmerksamkeits- und Gedächtnisstörungen", wenn man den Fokus z. B.

Tabelle 11.1: Relevanz der Merkmalsbereiche des AMDP-Systems zur Erfassung der Psychopathologie in der Gerontopsychiatrie

Merkmalsbereiche	Geeignet	Teilweise geeignet
Psychischer Befund		
Bewusstseinsstörungen	☑	
Orientierungsstörungen	☑	
Aufmerksamkeit- und Gedächtnisstörungen		☑
Formale Denkstörungen	☑	
Befürchtungen und Zwänge		☑
Wahn	☑	
Sinnestäuschungen	☑	
Ich-Störungen	☑	
Störungen der Affektivität	☑	
Antriebs- und psychomotorische Störungen	☑	
Circadiane Besonderheiten	☑	
Andere Störungen	☑	
Somatischer Befund	☑	

auf demenzielle und assoziierte Störungen legt. Hier reichen die Symptome nicht. Für alle anderen im Altersbereich relevanten Störungsgruppen wie Affektive Störungen, Angststörungen oder Störungen durch psychotrope Substanzen ist das AMDP-System sehr gut geeignet. Auch die Ergänzung der Merkmalspools um sog. „Zusatzsymptome“ (AMDP, 2023) erweitert die Anwendung im Altersbereich (z. B. ZP4 „desorganisiert“, ZP5 „distanzlos“, ZP7 „impulsiv“, ZP11 „Wortfindungsstörungen“).

Auch wenn man die *AMDP-Syndrome* betrachtet (siehe Kapitel 4), bieten diese eine gute Möglichkeit der differenzierten Beschreibung auf einer höheren Ebene. Speziell zu nennen sind das psychoorganische, depressive oder apathische Syndrom.

Aufgrund der Grenzen des AMDP-Systems für bestimmte Störungsgruppen im gerontopsychiatrischen Bereich (z. B. bei Demenzen) wurde daher ein ergänzendes System, das AGP-System entwickelt.

11.4 Das AGP-System: Möglichkeiten und Grenzen in der Gerontopsychiatrie

Die Arbeitsgemeinschaft für Gerontopsychiatrie (AGP) hat wie AMDP (vgl. Kapitel 1), beginnend in den 1970er Jahren, eine lange Tradition (Gutzmann et al., 1997). Basierend auf den Erfahrungen bei der Entwicklung des AMP-Systems (vgl. Baumann & Stieglitz, 1983) wurde in Anlehnung an die 3. Auflage des AMDP-Systems (AMDP, 1979) die weitgehend auch heute noch existierende Version revidiert. Publiziert wurde das AGP-System in Manualform erstmalig 1989 (Gutzmann et al., 1989), in der 2. Auflage 2000 mit CD-ROM (Gutzmann et al., 2000). Besonderes Augenmerk bei der Entwicklung des AGP-Systems wurde auf die differenzierte Erfassung kognitiver Aspekte im Rahmen hirnorganischer Störungen gelegt (vgl. Tabelle 11.2). Eine englische Version wurde von Guy und Ban (1985) herausgegeben.

In Tabelle 11.2 sind die wesentlichen Kennzeichen des Systems enthalten, in Tabelle 11.3 und 11.4 die erfassten Inhalte.

Wie im AMDP-System lassen sich auch für AGP *Syndrome* bilden (u.a. psychoorganisches Syndrom, depressives Syndrom) mit einer gewissen Überschneidung mit den AMDP-Syndromen. Es konnten jedoch nur 5 Syndrome ermittelt werden, für die keine Normen vorliegen (Gutzmann et al., 1997).

Tabelle 11.2: Kennzeichen des AGP-Systems (Gutzmann et al., 2000)

Auflagen	1. Aufl. Gutzmann et al. (1989) 2. Aufl. Gutzmann et al. (2000)
Merkmalsbereiche	1. Soziale/Biografische Anamnese (Formular 1) 2. Medizinische Anamnese (Formular 1)/ Vorerkrankungen (Formular 2)/ Aktuelle Erkrankungen (Formulare 2–3)/ aktuelle somatische Erkrankungen (Formular 3) 3. Psychopathologischer Aufnahmebefund (Formulare 4–6) 4. WHO-Diagnosenummern bei Aufnahme (Formular 1) 5. Psychopathologischer Zwischenbericht (Formulare 7–9) 6. Psychopathologischer Entlassungsbefund (Formulare 10–12) 7. WHO-Diagnosenummern bei Entlassung (Formular 12)
Indikation	• Routinedokumentation ab 65 Jahren (ggf. auch < 65 Jahre) • stationärer, teilstationärer und ambulanter Bereich
CD-ROM	• AGP-Datenbank in Access[R] • 12 sog. „Tabellen" zur Dokumentation der Befunde
Manual/ Glossar	In Anlehnung an das AMDP-System (3. Aufl.; AMDP, 1979)

Tabelle 11.3: Übereinstimmung der Merkmalsbereiche des AMDP-Systems mit dem Psychischen Aufnahmebefund des AGP-Systems (Gutzmann et al., 2000)

Merkmalsbereiche	Übereinstimmung	Teilweise Übereinstimmung	Geringere Übereinstimmung
Bewusstseinsstörungen		zusätzlich: • Parasomnische Bewusstseinslage	
Orientierungsstörungen	☑		
Aufmerksamkeit- und Gedächtnisstörungen			zusätzlich: • Störung des Frischgedächtnisses (Neugedächtnis) • Störung des Altgedächtnisses • Zeitgitterstörungen • Gesteigerte Löschvorgänge • „Hypermnesie" des Altgedächtnisses • Suggestibilität/Induzierbarkeit
Formale Denkstörungen			zusätzlich: • Störung des Abstraktionsvermögens • Störung des kombinatorischen Denkens • Störung der Kritikfähigkeit

Tabelle 11.3: Fortsetzung

Merkmalsbereiche	Übereinstimmung	Teilweise Übereinstimmung	Geringere Übereinstimmung
Befürchtungen und Zwänge	☑		
Wahn	☑		
Sinnestäuschungen	☑		
Ich-Störungen	☑		
Störungen der Affektivität	☑		
Antriebs- und psychomotorische Störungen		zusätzlich: • stuporös • entschlussunfähig	
Circadiane Besonderheiten		zusätzlich: • nächtliche Exazerbation • alternieren	
Andere Störungen	☑		

Tabelle 11.4: Zusätzliche Merkmalsbereiche des AGP-Systems gegenüber dem AMDP-System

Bereiche	Symptome
Demenzielles Syndrom	• leichtes demenzielles Syndrom • mittelschweres demenzielles Syndrom • schweres demenzielles Syndrom
Werkzeugstörungen	• global • Aphasien (u.a. amnestische A.) • Apraxien (u.a. konstruktive A.)
Störungen des Sozialverhalten	u.a. Verwahrlosung, Nahrungsablehnung
Pflegebedürftigkeit	nach Schweregrad (leicht – mittel – schwer) bezogen auf verschiedene Bereiche wie Haushalt und Finanzen
Diagnosen	• Psychiatrische Diagnosen • Somatische Diagnosen

Unterschiede zum AMDP-System bestehen in folgenden Punkten:

- AGP ist datenbankorientiert, daher benutzerfreundlich, explizite Dokumentationsbögen in Paper-Pencil-Form existieren nicht.
- Ein differenzierter somatischer Befund existiert nicht, Teile sind jedoch enthalten (z.B. Schlafstörungen).
- Gerontopsychiatrisch relevante Aspekte sind differenzierter aufgeführt, z.T. auch auf Symptomebene (z.B. pflegebedürftig), dadurch ist der Gesamtmerkmalsbestand etwas umfangreicher.
- Es finden sich z.T. andere Merkmalsbereiche.

Welche Möglichkeiten und Grenzen das System für den Altersbereich hat, soll nachfolgend auch kurz skizziert werden. Die *Vorteile* des AGP-Systems liegen in der Möglichkeit der differenzierten Erfassung von Merkmalen in einzelnen Bereichen, die gerontopsychiatrisch relevant sind und die über das

AMDP-System hinausgehen (z. B. kognitive Merkmale; vgl. Tabelle 11.2). Als entscheidender *Nachteil* zu nennen ist, dass das System nicht, wie das AMDP-System, weiterentwickelt wurde (vgl. Kapitel 1; AMDP, 1995). Es basiert auf der 3. Auflage, d. h. macht nicht die innovativen Schritte des AMDP-Systems in der 5. und 9. Auflage (AMDP, 1995, 2016) mit, insbesondere fehlen:

- Präzisierung der Definitionen,
- Einführung der Rubrik „Erläuterungen und Beispiel“,
- Einführung der Rubrik „Hinweise zur Graduierung“,
- Einführung der Rubrik „Abzugrenzende Begriffe“.

Das AGP-System ist daher heute kaum noch in Verwendung, obgleich es auf einen wichtigen Bereich der Psychopathologie der nicht im AMDP-System enthaltenen Merkmale verweist.

11.5 Fazit und Perspektiven

Mit dem AMDP-System und dem AGP-System liegen zwei Dokumentationssysteme vor, die ein breites Spektrum vor allem psychopathologisch relevanter Merkmale in der Gerontopsychiatrie zu erfassen erlauben.

Während das AMDP-System kontinuierlich weiterentwickelt wurde (aktuell 11. Auflage; AMDP, 2023), wurde das AGP-System seit 2000 nicht mehr modifiziert, ist somit wichtigen Veränderungen und Verbesserungen des AMDP-Systems nicht gefolgt. Von daher ist aktuell das AMDP-System zu bevorzugen. Der Merkmalspool des AGP-Systems ist aber für die Alterspsychiatrie von erheblicher Bedeutung und sollte im AMDP-System genutzt werden können. Eine Möglichkeit im AMDP-System besteht z. B. darin, die sog. Reservemerkmale (R1 bis R14) hierfür zu verwenden (AMDP, 2023).

Zukünftige Entwicklungen von AMDP sollten jedoch versuchen, bei einer 12. Auflage Merkmale des AGP-Systems oder seine weiterentwickelte Form zu integrieren.

12 AMDP in der Psychosomatik

Silke Kleinschmidt, Carsten Spitzer und Andreas Thiel

12.1 Einleitung

Die psychosomatische Medizin beschäftigt sich mit den bio-psycho-sozialen Wechselwirkungen bei der Entstehung, der individuellen Ausgestaltung und dem Verlauf von Erkrankungen. Die Stellung einer ICD-10-Diagnose ist dabei eine zentrale, wenn auch bei weitem nicht die einzige diagnostische Perspektive. Jede einzelne, die biologische, die psycho(patho)logische und soziale Dimension muss so genau wie möglich erfasst werden, bevor die Zusammenhänge und Wechselwirkungen untersucht und Behandlungsentscheidungen abgleitet werden können. Aus diesem Grund sind in der Psychosomatik multiaxiale Systeme wie die Operationalisierte Psychodynamische Diagnostik (OPD) oder die International Classification of Functioning (ICF; vgl. auch Kapitel 18), die auch die sozialen und interaktionellen Auswirkungen von Erkrankungen erfassen, klinisch und auch im stationären Entgeldsystem in Deutschland (OPD) strukturell verankert und weit verbreitet.

Je nach therapeutischer bzw. methodischer Ausrichtung der jeweiligen Behandlungsform kommen weitere Betrachtungsebenen hinzu, wie z. B. die individuellen Entwicklungsbedingungen von Patienten, der Einfluss der frühen Beziehungen auf die Reifung psychischer Funktionen, traumatische Einwirkungen, die Lerngeschichte, die intrapsychische Konfliktdynamik und die aktuellen interaktionellen Verhaltensweisen in der Beziehung zum Untersucher. Anders als in vielen anderen Fachbereichen, richtet sich also die Aufmerksamkeit der Psychosomatikerin nicht nur auf einen begrenzten fachspezifischen Ausschnitt der Symptomatik von Patienten. Erfasst vielmehr ein Panorama, um erst in einem späteren, reflektierten Selektionsprozess zur Schwerpunktbildung in der Therapie zu kommen.

Damit sind hohe Anforderungen an die Untersucher gestellt, die ihre eigene subjektive Betrachtung und Wahrnehmung der Patienten um reproduzierbare Bewertungen ergänzen müssen, um zu kommunizierbaren und vergleichbaren Urteilen zu kommen. Das AMDP-System (AMDP, 2023), das u.a. die psychopathologische Grundlage der ICD-10-Diagnosen bildet, stellt ein schulenübergreifendes, nosologisch zunächst weitgehend neutrales Bezugssystem zu Verfügung, mit dem die Ebene der *symptomorientierten psychopathologischen Diagnostik* weitgehend erfasst werden kann.

Das AMDP-System stellt auch eine *Kodierungsmöglichkeit für somatische Symptome* zur Verfügung, die sich allerdings ursprünglich vor allem an den Nebenwirkungsprofilen von Psychopharmaka orientiert hat (vgl. Kapitel 20) und in der klinischen Praxis eher wenig genutzt wird. Die Möglichkeit, eigene, für das jeweilige Fachgebiet spezifische Symptomgruppen zu benennen und als Teil der Befunderhebung zu verwenden, wird vermutlich ebenfalls kaum umgesetzt. Die manualisierte Erfassung somatischer Symptome ist daher zwar mit dem AMDP System bisher nicht für alle Arten von körperlichen Beschwerden möglich, kann aber durchaus sinnvoll genutzt werden (siehe unten). Symptome aus dem Bereich der durch das autonome Nervensystem innervierten Organsysteme (z.B. Durchfall) oder Körperreaktionen, die als sog. Affektäquivalente (z.B. Atemstörungen) symptomatisch werden und Leidensdruck auslösen, kommen bei psychosomatischen Erkrankungen häufig vor und sind Teil eines vollständigen psychosomatischen Befundes, der sich mindestens aus der psychologischen und somatischen Befunderhebung und einer daraus abgeleiteten Symptomatik im Sinne eines lerngeschichtlichen oder psychodynamischen Störungsmodells zusammensetzt. Der Schweregrad eines psychosomatischen Krankheitsbildes ergibt sich meist aus dem Zusammenspiel von Symptomen aus dem Kernbereich des psychischen Befundes, mehr oder weniger vielfältigen körperlichen Beschwerden und sozialen Einflussfaktoren. Die psychopathologischen Befunde im engeren Sinne können daher manchmal nur leicht oder mittelgradig ausgeprägt sein, auch wenn ein Patient hohen Leidensdruck hat und objektiv schwer krank ist. Dies zeigt auch das untenstehende Beispiel einer Patientin, die an einer leichten bis allenfalls mittelgradig ausgeprägten depressiven Episode leidet. Die größte Krankheitslast ergibt sich in diesem Fall aus der somatoformen autonomen Funktionsstörung des oberen und unteren Verdauungstraktes (F45.3x somatoforme autonome Funktionsstörung, F45.31 oberer Gastrointestinaltrakt und F45.32 unterer Gastrointestinaltrakt).

Fallbeispiel

Eine blasse, etwas vorgealterte, leicht übergewichtige 42-jährige Patientin, die gepflegte, aber farblose Kleidung trägt, berichtet von deprimierter Stimmung (AMDP-Symptom 63), Antriebsminderung (80) und Grübelneigung (20) in jeweils mittlerer Ausprägung. Sie leide auch an einer Ein- und Durchschlafstörung (101, 102, mittel), die durch eine anhaltende, schwer ausgeprägte Übelkeit (112) verursacht werde. Durch diese Übelkeit sei ihr ganzes Leben beeinträchtigt, es bestehen Magenbeschwerden, die von Druckgefühlen bis hin zu schweren Magenkrämpfen reichen können (114, schwer), sobald sie etwas esse. Es komme dann unverhofft auch zu Durchfällen, die niederfrequent blieben, aber von imperativem Stuhldrang begleitet seien (116, schwer). Dadurch sei auch ihr Appetit vermindert (106, mittel), sie habe kein Interesse an Sexualität mehr (109, schwer) und habe sich auch von Freunden zurückgezogen (92, schwer), weil sie Angst habe, dass jemand ihre Durchfälle miterleben könne.

12.2 Anwendungsfelder von AMDP in der Psychosomatik

Das Prinzip der *mehrdimensionalen Diagnostik* wird in allen Anwendungsfeldern der Psychosomatik, der akutstationären, der rehabilitativen und auch der teilstationären Versorgung angewendet und um jeweils spezifische diagnostische Fragen ergänzt. Beispielsweise ist die Rehabilitation besonders mit der Einschätzung des verbleibenden Leistungsvermögens bei chronischen psychischen Erkrankungen beschäftigt und bezieht z. B. auch arbeitsdiagnostische Perspektiven mit ein. In der Rehabilitation ist u. a. auch die ICF-Klassifikation ein etabliertes Instrument, mit dem die gesundheitsbedingten Einschränkungen im Alltagsleben und in den sozialen Beziehungen sowie auch die persönlichen Ressourcen erfasst werden können.

Die Facharztausbildung für Psychosomatische Medizin und Psychotherapie muss Ärztinnen und Ärzte so qualifizieren, dass sie in der Lage sind, die *somatischen*, die *psychischen* und die *sozialen Störungsebenen* ihrer Patienten gleichermaßen zu erfassen. Das fordert von Weiterbildungskandidatinnen und -kandidaten neben breit gefächerten Interessen und einer fundierten psychotherapeutischen Ausbildung auch große Sorgfalt. Die Fähigkeit, die innere Aufmerksamkeit und den Wahrnehmungsfokus zu wechseln und auf sehr unterschiedliche Störungsaspekte und Ressourcen zu richten, muss in der Regel erlernt werden. In der Psychodynamischen Psychotherapie muss beispielsweise das szenische Verstehen geübt werden, um u. a. Beziehungsaspekte, die soziale Funktion der Erkrankung und unbewusste Strebungen erfassen zu können. Dabei sind eine offene innere Haltung, die Auswertung der eigenen Gegenübertragung und ein wenig strukturierendes Vorgehen nötig. Bei der Erfassung des somatischen und auch des psychopathologischen Befundes muss demgegenüber sehr viel strukturierter vorgegangen werden. Der Wechsel der diagnostischen Mittel für unterschiedliche Ebenen der Diagnostik ist daher ein wichtiger Weiterbildungsbaustein. Die gute Trainierbarkeit des AMDP-Systems hat dabei große Vorteile. Die Arbeit mit dem Manual und insbesondere dem Interviewleitfaden (Fähndrich & Stieglitz, 2023) bilden eine bewährte didaktische Grundlage.

Der *Nutzen des AMDP-Systems* gilt überdies für alle Anwendungsfelder gleichermaßen und wird daher in der ambulanten, der tagesklinischen, der stationären und auch der rehabilitativen Psychosomatik angewandt.

Auch für die *Stellung eines Kassenantrages* für die ambulante Psychotherapie ist die systematische Erfassung des psychopathologischen Befundes nach dem AMDP-System als Grundlage der entsprechenden ICD-10-Diagnosen unverzichtbar. Das Vorhandensein und die plausible Darstellung einer solchen Diagnose ist die Grundlage, aus der sich die Leistungspflicht der Krankenkasse ergibt. Auch im *Abrechnungssystem* für die stationären psychosomatischen Behandlungen ist in den Strukturvorgaben vorangestellt, dass eine psychopathologische Befunderhebung nach dem AMDP-System oder auch der OPD erforderlich ist. Gleiches gilt auch für die tagesklinischen Behandlungen, die als Schnittstelle zwischen stationärer und ambulanter Therapie, auch aus klinischen Gründen, in besonderer Weise an der Nachvollziehbarkeit der diagnostischen Einschätzungen interessiert sind. Grundsätzlich wird die Bewertung der Effekte einer Behandlung durch die wiederholte Erhebung der Symptome möglich, auf die sich die Therapie ausgerichtet hat. Die Verlaufsmessung ist dabei, wie auch die Therapieplanung überhaupt, auf vergleichbare Befunde angewiesen.

Der zeitliche Verlauf von Symptomen, ihre Zusammensetzung und der jeweilige Schweregrad sind auch in der *Begutachtung* von psychosomatischen Störungen, z. B. bei der Erstellung von sozialrechtlichen Gutachten, von großer Bedeutung. Die rückblickende gutachterliche Bewertung von Befunden, die bei früheren ambulanten und stationären Behandlungen erhoben wurden, gelingt umso besser, je standardisierter und umfassender der psychopathologische Befund erhoben wurde. Dies gewinnt z. B. besondere Bedeutung, wenn im Zuge sozialgerichtlicher Auseinandersetzungen rückwirkend der Zeitpunkt einer Berentung ermittelt werden soll.

13 Die AMDP-Module

Harald J. Freyberger, Carsten Spitzer und Rolf-Dieter Stieglitz

13.1 Vorbemerkungen

Das AMDP-System zur Erfassung des psychopathologischen Befundes ist als Fremdbeurteilungsverfahren entwickelt worden, um die zentralen Merkmale schwerer organischer psychischer Störungen, psychotischer Erkrankungen und affektiver Störungen zur Verlaufsmessung in psychopharmakologischen Studien zu bewerten (vgl. Kapitel 1). Zwar werden auch andere Bereiche, wie etwa Zwangs- und Angstsymptome erfasst, diese werden jedoch nicht umfassend abgebildet, sondern oft nur durch wenige Symptome. Vor diesem Hintergrund hat die Arbeitsgemeinschaft *ergänzende diagnostische Module* für die Bereiche Angst, Zwang, Depressivität, Negativsymptomatik sowie Dissoziation und Konversion entwickelt, die der Systematik und dem grundsätzlichen Aufbau des AMDP-Systems folgen (Freyberger & Möller, 2004; vgl. Tabelle 13.1). Angelehnt an den Interviewleitfaden für das Gesamtsystem (Fähndrich & Stieglitz, 2016) wurde für das Depressionsmodul zusätzlich ein Interviewleitfaden vorgelegt (Ahrens et al., 2004b). Darüber hinaus haben sich verschiedene Arbeitsgruppen mit der Entwicklung *störungsübergreifender* Konstrukte befasst. Entwickelt wurde ein AMDP-Erhebungsbogen zur Erfassung von gesunden Anteilen (EGA; Haug et al., 2004) und eine AMDP-Checkliste zur Bewertung von Selbst- und Fremdgefährdung (AMDP-CLSF; Stieglitz & Ermer, 2004).

13.2 Relevanz

Die Bedeutung der AMDP-Module besteht in der inhaltlichen Erweiterung des „klassischen“ AMDP-Systems. Aus Abbildung 13.1 ist zu erkennen, dass es unterschiedliche Konstellationen gibt:

Tabelle 13.1: Die AMDP-Module (aus Freyberger & Möller, 2004)

Modul	Autoren	Anzahl Symptome	Anmerkungen
Angst	Boerner et al. (2004)	19	Unterscheidung inhaltliche Items (13), formale Items (3 Items) und kognitiv-emotionale Items (3 Items)
Dissoziation und Konversion	Spitzer & Freyberger (2004)	30	Schweregradeinschätzung, auch unter Berücksichtigung der psychosozialen Funktionsfähigkeit
Depression	Ahrens et al. (2004a)	22	Einbeziehung auch somatischer Symptome Zusätzlich Interviewleitfaden (Ahrens et al., 2004b)
Zwangssymptome	Grabe et al. (2004)	36	Unterscheidung inhaltliche Items (21 Symptome, die zusätzlich hinsichtlich des Vermeidungsverhaltens bewertet werden, getrennt nach Zwangsgedanken und -handlungen), Beeinträchtigung und Leidensdruck (7 Items) und kognitiv-emotionale Items (9 Items)
Negativsymptomatik	Rösler et al. (2004)	36	Zusammenstellung, orientiert an klassischen Ratingskalen wie Scale for the Assessment of Negative Symptoms (SANS) oder Positive and Negative Syndrome Scale (PANSS)
Selbst- und Fremdgefährdung	Stieglitz & Ermer (2004)	7	Zusammenstellung, basierend auf AMDP-Items des Bereichs „andere Störungen“

Tabelle 13.1: Fortsetzung

Modul	Autoren	Anzahl Symptome	Anmerkungen
Erfassung gesunder Anteile	Haug et al. (2004)	31	Orientiert an Ressourcen, Unterscheidung soziale Beziehungen (13 Items), Freizeit (3 Items), Alltagserleben (7 Items), Arbeit (7 Items), Subjektive Zufriedenheit (1 Item)

- Module mit relativ großen Überschneidungen zum AMDP-System (z. B. Depressionsmodul, Modul zur Negativsymptomatik),
- Modul als Teil des AMDP-Systems (Selbst- und Fremdgefährdung),
- Module mit eher geringen Überschneidungen (z. B. Zwangsmodul),
- Module mit fast keinen Überschneidungen (z. B. Modul Dissoziation und Konversion, Angstmodul).

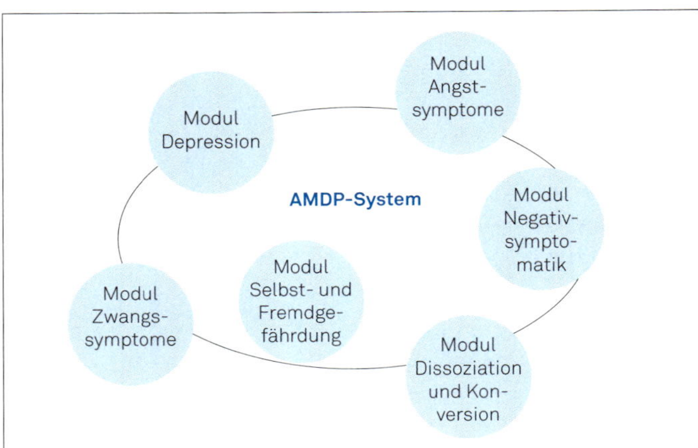

Abbildung 13.1: Relation der AMDP-Module zum AMDP-System

Die Module können einzeln verwendet werden oder auch in Kombination mit dem AMDP-System. Dies hat den Vorteil der patientenbezogenen Entscheidung über den Einsatz. Möchte man sich z.B. ein umfassendes Bild verschaffen, sollte man zunächst das AMDP-System verwenden. Ergeben sich dann Hinweise auf bestimmte Symptombereiche, die in diesem nur unzureichend erfasst werden (z.B. Angst), können die entsprechenden Module ergänzend durchgeführt werden (in diesem Fall Angst-Modul).

13.3 AMDP-Module

Die Verwendung der AMDP-Module setzt in Analogie zum traditionellen AMDP-System ein *systematisches Training* voraus, um die Daten reliabel und valide erfassen zu können. Der Befunderhebung ist damit gleichfalls ein systematisches Interview zugrunde zu legen.

AMDP-Modul zur Erfassung von Angstsymptomen. Das von Boerner et al. (2004) entwickelte Modul umfasst 19 Items, mit denen einerseits distinkte Angstsymptome (Panikattacken, Agoraphobie, Vermeidungsverhalten, Ängstlichkeit, Besorgtheit, Intrusionen, soziale Ängstlichkeit, phobisches Verhalten, innerliche Unruhe, Reizbarkeit, Konzentrationsstörungen, Hypervigilanz, Schreckhaftigkeit, antizipatorische Angst, Katastrophisieren und Sorgen um gesundheitliche Schäden) erfasst werden, die das Spektrum der ICD-10- bzw. DSM-5- und ICD-11-Kriterien der Angststörungen abbilden (13 Items). Andererseits werden mit drei Items kognitiv-emotionale Aspekte abgebildet und mit drei Items die Beeinträchtigungen im Beruf, in sozialen Beziehungen und bei der Selbstfürsorge dokumentiert.

AMDP-Modul zu Dissoziation und Konversion. Das von Spitzer und Freyberger (2004) entwickelte Modul enthält 30 Merkmale, die sowohl die psychische als auch die körperliche, d.h. pseudoneurologische Dimension von Dissoziation erfassen und die diagnostischen Kriterien der ICD-10 bzw. des DSM-5 und der ICD-11 abbilden. Darüber hinaus wurden Merkmale der Krankheitsverarbeitung (sekundärer Krankheitsgewinn, somatisches Krankheitskonzept), das mit der Symptomatik verbundene psychosoziale Funktionsniveau und die zugrunde liegende Fähigkeit zur Selbstwahrnehmung aufgenommen. Im Kasten sind die einzelnen Symptome aufgeführt.

Merkmale des AMDP-Moduls zur Dissoziation und Konversion

1. dissoziative Bewusstseinsverminderung
2. dissoziative Bewusstseinstrübung
3. dissoziative Bewusstseinseinengung
4. dissoziative Bewusstseinserweiterung
5. Besessenheit
6. Identitätsunsicherheit
7. Identitätswechsel
8. Derealisation
9. Depersonalisation
10. dissoziative Amnesie
11. Déjà-vu-Erleben
12. dissoziative Veränderung des Zeiterlebens (Ekmnesie)
13. dissoziative Veränderung des Raumerlebens
14. dissoziative Steigerung des Erinnerungsvermögens (Hypermnesie)
15. dissoziative Fugue
16. dissoziative Bewegungsstörung
17. dissoziative Koordinationsstörung
18. dissoziative Sprachstörung
19. dissoziative Krampfanfälle
20. dissoziative Sensibilitätsstörung
21. dissoziative Sehstörung
22. dissoziative Hörstörung
23. dissoziative Störung des Riechens
24. dissoziative Störung des Geschmacks
25. sekundärer Krankheitsgewinn
26. somatisches Krankheitskonzept
27. Belle indifférence
28. Assoziation mit Stressor
29. psychosoziale Funktionseinschränkung
30. Selbstwahrnehmung

Man erkennt, dass lediglich zwei Symptome aus dem AMDP-System direkt stammen (Depersonalisation und Derealisation und dort unter den Ich-Störungen aufgeführt werden), einige wenige weitere Symptome finden sich im Sammelitem 14 „Parmanesien“ (Déjà-vu, Hypermnesie, Ekmnesien). Das neue Modul wurde testtheoretisch überprüft (Spitzer et al., 2004) und in einigen empirischen Studien verwendet (z.B. Vogel et al., 2011).

AMDP-Modul zur Depression und der Interviewleitfaden. Das von Ahrens et al. (2004a) entwickelte AMDP-Modul zur Depression enthält 22 Items, mit denen sich die affektiven, motorischen, kognitiven und vegetativen Komponenten depressiver Störungen entsprechend des ICD-10-Ansatzes wie der ICD-11 abbilden lassen. Neben den depressiven Kernsymptomen werden auch Aspekte der Begleitsymptomatik (Angst- und Zwangssymptome) sowie der Mangel an Krankheitsgefühl und die Beeinträchtigung der Alltagsbewältigung abgebildet. Angaben zu testtheoretischen Gütekriterien liegen vor (vgl. Lauterbach et al., 2005). Entsprechend der Prinzipien des AMDP-Interviewleitfadens (Fähndrich & Stieglitz, 2023) wurde für dieses AMDP-Modul ein halbstrukturiertes Interview erarbeitet, das insbesondere auch Fragen zu den Graduierungsentscheidungen bezüglich der Schwere enthält (Ahrens et al., 2004b).

AMDP-Modul zur Erfassung von Zwangssymptomen. Die Zwangssymptomatik wird im AMDP-System mit drei Symptomen im Bereich „Befürchtungen und Zwänge“ abgebildet (Zwangsdenken, -impulse, -handlungen). Das von Grabe et al. (2004) entwickelte AMDP-Modul von Zwangssymptomen enthält 37 Items, die in drei Gruppen angeordnet wurden. Die inhaltlichen Items umfassen die Zwangsgedanken mit assoziiertem Vermeidungsverhalten und die Zwangshandlungen. Die formalen Items beinhalten die mit den Symptomen verbundenen Beeinträchtigungen, den Leidensdruck und den Anspannungsgrad. Mit kognitiv-emotionalen Items werden u.a. der Impulscharakter der Zwänge, magisches Denken und die Ich-Syntonizität vs. Ich-Dystonizität erfasst. Das Modul wurde testtheoretisch überprüft und in verschiedenen Studien eingesetzt (Grabe et al., 1998, 2000, 2002).

AMDP-Modul zur Negativsymptomatik. Von Rösler et al. (2004) wurde ein 37 Items umfassendes AMDP-Modul zur Negativsymptomatik entwickelt. Neben den 17 Symptomen aus dem Psychischen Befund des AMDP-Systems, die sich nach empirischen Analysen bereits als charakteristisch für Negativsymptomatik erwiesen hatten (Rösler & Hengesch, 1990), wurden aus anderen Instrumenten Items ergänzt und in die Bereiche Affektivität, Sprache und Denken, Leistungsstörungen sowie Antrieb und Alltagsaktivitäten eingeordnet.

AMDP-Checkliste zur Bewertung von Selbst- und Fremdgefährdung (AMDP-CLSF). Von Stieglitz und Ermer (2004) wurde die AMDP-Checkliste zur Bewertung von Selbst- und Fremdgefährdung zusammengestellt. Sie beruht auf den Merkmalen 94 „Aggressivität", 95 „Suizidalität", 96 „Selbstbeschädigung", 97 „Mangel an Krankheitsgefühl", 98 „Mangel an Krankheitseinsicht", 99 „Ablehnung der Behandlung" und 100 „Pflegebedürftigkeit" des AMDP-Systems. Die im Wesentlichen dem sog. „Hostilitäts-Syndrom" (Gebhardt et al., 1983; vgl. auch Kapitel 4) zuzuordnenden Merkmale weisen eine ausreichende bis gute Interrater-Übereinstimmung auf (Kuny et al., 1983).

AMDP-Erhebungsbogen zur Erfassung Gesunder Anteile (EGA). Der AMDP-Erhebungsbogen zur Erfassung Gesunder Anteile wurde von Haug et al. (2004) mit dem Ziel entwickelt, therapeutische, prognostische und rehabilitative Aspekte zu erfassen. Das 34 Items umfassende Instrument bildet zentrale Merkmale sozialer Beziehungen, der Freizeit, des Alltagslebens, der Arbeit sowie die subjektive Zufriedenheit in diesem Bereich ab. Untersuchungen zur Reliabilität und Validität liegen vor (Haug et al., 1990; Schulz 1997; Meister & Haug, 2004).

13.4 Schlussbemerkungen

Mit den AMDP-Modulen wurden für eine ganze Reihe psychischer Syndrome respektive Störungen Fremdbeurteilungsinstrumente vorgelegt, die die Reichweite des klassischen AMDP-Systems mit seinem auf 100 Symptomen begrenzten Spektrum erhöhen und das diagnostische Vorgehen verbessern.

Teil III:
Spezielle Anwendungsfelder

14 AMDP in besonderen Untersuchungssituationen

Ronald Bottlender und Bernhard Kis

14.1 Vorbemerkungen

Das AMDP-System umfasst (ohne die Zusatzsymptome) 100 psychopathologische Symptome und 40 somatische Symptome. Unter normalen Untersuchungsbedingungen lässt sich der vollständige AMDP-Befund bei kooperativen Patienten in ca. 45 Minuten gut erheben. Ehrlicherweise ist die klinische Arbeit, insbesondere im Krankenhaus mit akutpsychiatrischen Bereichen im stationären bis ambulanten Sektor, jedoch selten von „normalen" Untersuchungsbedingungen geprägt. Viele Patienten sind so akut und schwer erkrankt, dass eine vollständige Untersuchung und Befunddokumentation oft nicht möglich oder sinnvoll sind. Hinzu kommt der Zeitfaktor, der z. B. in einer Notfallambulanz begrenzt ist, und eine vollständige Erhebung des AMDP-Befundes meist nicht ermöglicht.

Vor diesem Hintergrund ist leicht zu erkennen, dass in der klinischen Routine unvollständige Untersuchungen und Befunddokumentationen eher die Regel als die Ausnahme darstellen. In besonderen Untersuchungssituationen empfiehlt es sich aus Zeitgründen, auf die im Vordergrund stehenden und relevanten Merkmalsbereiche/Symptome des AMDP-Manuals zu fokussieren, wobei andere Merkmalsbereiche nur mittels einiger *Screeningfragen* abgeklärt werden. Der AMDP-Interviewleitfaden (Fähndrich & Stieglitz, 2023) macht hierzu für alle Merkmalsbereiche Vorschläge.

Das *AMDP-Manual* beziehungsweise der *Dokumentationsbogen* gibt für solche Situationen zudem ein gutes und helfendes Gerüst vor, aus dem bei fokussierter Befundabklärung gleichzeitig hervorgeht, welche Bereiche nicht untersucht wurden und zu einem späteren Zeitpunkt noch nachuntersucht werden müssen. Dies ist wichtig, um „nicht untersucht" von „nicht vorhanden“ zu differenzieren. Wichtig ist, eine Begründung anzugeben, warum Bereiche nicht untersucht wurden oder warum vom *AMDP-Entscheidungsbaum* (vgl. AMDP-Manual sowie Kapitel 1) abgewichen wurde.

Beispiele

- „Wegen des psychotisch angespannten Zustands des Patienten erfolgte nur die Untersuchung wie in der Akte angegeben, die Bereiche Affektlage und Orientierungsstörung sollten zeitnah nachuntersucht werden.“
- „Bei dem mutistischen Patienten konnte der AMDP-Befund nicht vollständig erhoben werden; Nachuntersuchung zeitnah erforderlich.“

Im Folgenden werden einige Untersuchungssituationen mit Hinweisen dazu beschrieben, wie das AMDP-System in diesen Situationen eingesetzt werden kann.

14.2 AMDP in der Zentralen Notaufnahme

Zentrale Notaufnahmen (integrierte, interdisziplinäre oder psychiatrisch-fachspezifische) werden von Patienten heutzutage aus den unterschiedlichsten Gründen aufgesucht. Häufig leitet sich der Besuch der Notaufnahme im Wesentlichen aus dem subjektiven Leidensdruck des Patienten ab, nicht aber aus der Tatsache heraus, dass tatsächlich ein medizinischer oder psychiatrischer Notfall im Sinne der stationären Aufnahmeindikation vorliegt. In der Notaufnahme stellen sich die Patienten in der Regel mit konkreten, sie akut belastenden Ereignissen oder Problemen vor. Auf psychiatrischem Gebiet reichen diese akuten Probleme von objektiv eher harmlosen Schlafstörungen mit subjektivem Leidensdruck (in der Nacht um 4.00 Uhr in der Notaufnahme: „Herr Doktor, ich liege schon seit drei Stunden im Bett und kann einfach nicht einschlafen!“), Liebeskummer, über Panikattacken und alkoholbezogenen psychischen Verhaltensveränderungen bis hin zu Delirien, akuten Psychosen, Suizidalität und anderen schwerwiegenden psychischen Störungen. Neben der gegebenenfalls erforderlichen Abklärung etwaiger somatischer Ursachen für die Beschwerden des Patienten richtet sich die Ausführlichkeit der psychiatrischen Befunderhebung und Dokumentation nach der Akuität des Erscheinungsbildes und der Dringlichkeit des therapeutischen Handelns. Sind Schlafstörungen das einzige Problem, muss in der Regel nicht unbedingt eine komplette psychiatrische Anamnese und Befunderhebung erfolgen. Dabei ist obligat, durch ein paar Screeningfragen (vgl. Fähndrich & Stieglitz, 2023) wichtige Bereiche des psychopathologischen Befundes (Bewusstseinsstörungen, Orientierungsstörung, Auffassungsstörung, psychotische und affektive Symptome, Selbst- und Fremdgefährdung, Sucht) insoweit abzuklären, als dass sich der Untersucher ein für den Moment ausreichendes Bild geschaffen hat, um die notwendigen Maßnahmen einzuleiten (vgl. Tabelle 14.1). Es sollte unbedingt Klarheit herrschen, welche AMDP-Bereiche später noch nachuntersucht werden müssen; cave: *Dokumentation*.

Tabelle 14.1: Einige Beispiele für Screeningfragen aus dem AMDP-Interviewleitfaden zur Erfassung des psychopathologischen Befundes (Fähndrich & Stieglitz, 2023)

AMDP-Bereiche	Screeningfragen
Aufmerksamkeits- und Gedächtnisstörungen	• „Ich würde mir jetzt gerne einen Eindruck darüber verschaffen, wie es mit Ihrer Konzentrationsfähigkeit steht und ob Ihr Gedächtnis in Ordnung ist."
Sinnestäuschungen	• „Hat sich in letzter Zeit Ihre Wahrnehmung irgendwie verändert?" • „Haben Sie in letzter Zeit bestimmte Wahrnehmungen gehabt, die Sie irritiert haben?"
Störungen der Affektivität	• „Können Sie mir berichten, wie es Ihnen in den letzten 3 bis 4 Tagen von der Stimmung und vom Befinden her ging?"
Suizidalität	• „Kennen Sie solche Gedanken wie, dass das Leben nicht mehr lebenswert ist, dass es besser wäre, tot zu sein?" • „Haben Sie gelegentlich einfach den Wunsch, nicht mehr da zu sein?"

Bei *wenig kooperativen und gespannten Patienten* (vgl. hierzu auch Kapitel 6), z. B. solchen, die randalierend in die Notaufnahme gebracht werden und kurz vor dem Erregungszustand stehen, könnte eine ausführliche Befunderhebung und detaillierte Befragung zur vorliegenden Psychopathologie die Situation möglicherweise sogar zur Eskalation bringen und einen Erregungszustand provozieren. Insofern stehen in solchen Situationen zunächst einmal, nach der Erfassung der Akutpsychopathologie, deeskalierende therapeutische Maßnahmen im Vordergrund, die von „Talking-Down" bis im äußersten Notfall hin zur Zwangsmaßnahme reichen können. In der Regel steht diagnostisch in der Notaufnahme die syndromale psychopathologische Diagnostik im Vordergrund. Das heißt, es wird z. B. die Intoxikation, ein organisch-psychisches, depressives, maniformes, paranoid-halluzinatorisches, delirantes oder suizidales Syndrom mit den entsprechenden Leitsymptomen beschrieben. Hierzu kann man einerseits die publizierten AMDP-Syndrome verwenden (vgl. Kapitel 4 oder auch Angst et al., 1989; Gebhardt et al., 1983) oder sich in der Befunderhebung und Dokumentation auf ausgewählte Merkmalsbereiche beschränken. Komorbid vorliegende andere Symptome oder Syndrome können gegebenenfalls im weiteren Verlauf erhoben und dokumentiert werden. Risikobezogene psychopathologische Symptomatiken mit fremd- oder selbstaggressiven Tendenzen müssen stets erhoben und dokumentiert werden. Hierzu eignen sich die Symptome aus dem Merkmalsbereich „andere Störungen" (Symptome 93 bis 99).

14.3 AMDP im Konsildienst

Im Konsiliar- und Liaisondienst wird der Psychiater in der Regel aus einem somatischen Fach mit einer konkreten Fragestellung hinzugezogen. Diese Fragestellungen sind oft sehr kurzgehalten, wie z. B. „Depression? Therapieindikation?" oder „Suizidalität? Kann der Patient nach Hause entlassen werden?". Die Untersuchungssituation gibt dem psychiatrischen Konsiliararzt oft nur eingeschränkte Möglichkeiten zum Beziehungsaufbau.

Ob bei der konsiliar-psychiatrischen Untersuchung eine umfängliche Erstuntersuchung mit spezifischer Anamneseerhebung und vollständiger Befunderhebung oder nur eine kurz gehaltene, sehr fokussierte, auf die Fragestellung konzentrierte Untersuchung und Befundung erfolgen soll, muss daher krankenhausintern, z. B. in einem Konzept zur Konsiliar- und Liaisonpsychiatrie, geklärt und geregelt werden.

Eine umfängliche konsiliar-psychiatrische Erstuntersuchung wäre aus fachpsychiatrischer Hinsicht sicherlich zu befürworten, ist naturgemäß aber deutlich zeitaufwendiger und müsste in der innerbetrieblichen Leistungsverrechnung dann auch entsprechend höher bewertet werden. Ist dies nicht der Fall und muss also auf einen ökonomischen Einsatz psychiatrischer Ressourcen geachtet werden, empfiehlt sich eine auf die Fragestellung *fokussierte Untersuchung und Befunderhebung*. Auch die potenziell limitierten Untersuchungssettings (Gespräch auf somatischer Station, fehlende Untersuchungszimmer, Begleitpersonen) müssen berücksichtigt und dokumentiert werden. Andere Symptombereiche sollten in diesem Fall aber trotzdem kursorisch mit orientierenden Screeningfragen ausgeschlossen bzw. evaluiert werden. Auf eventuell bestehende fremd- oder selbstaggressive Tendenzen und Verhaltensweisen sollte auch hier immer eingegangen werden. Aus medikolegalen Gründen ist auch hier auf eine die reale Untersuchungssituation widerspiegelnde Dokumentation zu achten. *Obligat sind die AMDP-Merkmalsbereiche:* Bewusstseinsstörungen, Orientierungsstörung, Auffassungsstörung, psychotische und affektive Symptome, Selbst- und Fremdgefährdung. Hinweise und Vorschläge, wie die verschiedenen Merkmalsbereiche zusammenhängend und flüssig exploriert werden können, finden sich im AMDP-Interviewleitfaden zur Erfassung des psychopathologischen Befundes (Fähndrich & Stieglitz, 2023).

14.4 AMDP in den wöchentlichen Visiten

Zu Beginn der stationären oder teilstationären Behandlung muss der AMDP-Befund bei allen Patienten vollständig erhoben und dokumentiert werden. Dies ist wesentlicher Bestandteil der Krankenakte und bestimmt die Therapieplanung. In den z. B. wöchentlichen Visiten kann dann der AMDP-Befund entweder fokussiert, z. B. anhand des jeweils im Vordergrund stehenden psychopathologischen Syndroms, oder komplett re-evaluiert werden, wodurch sich der Verlauf der Symptomatik und damit die Therapieresponse darstellen lassen. Zur Dokumentation von während der Therapie neu aufgetretenen somatoformen unerwünschten Arzneimittel- oder Psychotherapienebenwirkungen eignet sich der Somatische Befund (vgl. Kapitel 20).

14.5 AMDP im ärztlichen Bereitschaftsdienst

Im ärztlichen Bereitschaftsdienst wird man ähnlich wie in der Notaufnahme mit akuten Situationen konfrontiert. Die Patienten sind auf Station dem Behandlungsteam aber meistens bereits gut bekannt, das Krankheitsbild sowie der Therapieplan stehen im günstigsten Fall fest. Hier genügt in Abhängigkeit vom Anlass der Inanspruchnahme eine fokussierte Nachbefundung im Sinne einer Veränderung der zuvor festgestellten und dokumentierten Symptomatik. *Häufige Frage- bzw. Aufgabenstellungen* bei Inanspruchnahme des ärztlichen Bereitschaftsdienstes sind: Schlafstörungen, Abklärung der Suizidalität, Verschlechterung des zuvor beschriebenen Zustandsbildes, Unruhezustände, akute Entlassungswünsche etc. Anhand der Krankenblatteinträge und mit dem AMDP-Aufnahmebefund sowie den Verlaufsbefunden kann sich der Dienstarzt schnell eine Orientierung über das Zustandsbild des Patienten verschaffen und abschätzen, ob eine aktuell bestehende Symptomatik neu aufgetreten ist oder sich verändert hat. Gerade im Bereitschaftsdiensteinsatz zahlt sich eine gut durchgeführte und dokumentierte Befundung nach AMDP aus.

Die Befunddokumentation mittels des AMDP-Systems erlaubt es in diesen Fällen, den Verlauf der psychopathologischen Symptomatik und Veränderungen zum Aufnahmebefund darzustellen.

14.6 AMDP in der psychiatrischen Institutsambulanz oder Spezialambulanzen

Bei Patienten, die in der psychiatrischen Institutsambulanz oder Spezialambulanzen für einzelne Krankheitsbilder betreut werden, kann das AMDP-System hervorragend zur Verlaufsdarstellung der psychopathologischen Symptomatik eingesetzt werden. Hierzu wird der vollständige AMDP-Befund bei Erstkontakt erhoben und dokumentiert. In regelmäßigen Abständen, z. B. quartalsweise, wird der Patient dann mittels des AMDP-Systems nachuntersucht. So können Verlauf und Veränderungen der Symptomatik dargestellt und auch visuell veranschaulicht werden. Dies kann auf Einzelsymptomebene oder auch auf Syndromebene geschehen (vgl. Kapitel 4). Eine grafische Darstellung des Verlaufs bestimmter psychopathologischer Syndrome eignet sich auch sehr gut, um Befundveränderungen gemeinsam mit dem Patienten zu besprechen (vgl. Kapitel 19). Bezüglich Besonderheiten in Spezialambulanzen, z. B. Verlaufsuntersuchungen bei medikamentöser Einstellung von Patienten mit einer adulten ADHS oder bei Angst- oder Zwangspatienten innerhalb einer kognitiv-behavioralen Therapie verweisen wir auf Teil III dieses Bandes.

Mithilfe des *Somatischen Befundes* des AMDP-Systems lassen sich standardisiert körperliche Begleitsymptome psychischer Erkrankungen und auch somatische Nebenwirkungen der Medikation dokumentieren (vgl. Kapitel 20).

Neben dem klinischen Nutzen kann diese Art der Befunddokumentation auch als Instrument der internen Qualitätssicherung und im klinischen Benchmarking dienen.

14.7 Schlussbemerkungen

Das AMPD-System ist ein für verschiedene klinische Bedürfnisse hervorragend geeignetes, umfängliches und *standardi-*

siertes Untersuchungsinstrument, mit welchem neben der psychopathologischen Symptomatik auch körperliche Symptome zu Beginn der Behandlung und im Verlauf erhoben und abgebildet werden können. Da das AMDP-System, insbesondere der AMDP-Dokumentationsbogen, weit verbreitet ist und in vielen Kliniken zur Routinedokumentation eingesetzt wird, eignet sich das AMDP-System auch ausgezeichnet zur Qualitätssicherung und zum *Benchmarking*. Wichtig ist, dass bei routinemäßigem Einsatz des AMDP-Systems regelmäßige interne und auch externe Trainingsseminare durchgeführt werden. Nur so kann eine ausreichende Interrater-Reliabilität sichergestellt werden.

Wichtig zu merken

1. Obligate Merkmale sind Bewusstseinsstörungen, Orientierungsstörung, Auffassungsstörung, psychotische und affektive Symptome, Selbst- und Fremdgefährdung.
2. Dokumentation der Limitation der Befundung:
   - Dokumentieren, warum etwas fokussiert untersucht wurde („Störungsbedingte Ursachen“, wie z. B. Mutismus, Erregung, psychotisch gespannt, Intoxikation, Delir; „Untersuchungsbedingte Ursachen“, wie z. B. Zeitmangel, Visite, ambulante Verlaufsuntersuchung).
   - Für nachfolgende Untersucher kennzeichnen, was nicht untersucht („nicht durchgeführt“) wurde, da dies für die Differenzierung zu „nicht beurteilbar“ wichtig ist.

15 AMDP in der Begutachtung

Wolfgang Retz, Michael Rösler und Harald J. Freyberger

15.1 Vorbemerkungen

Psychiatrische Gutachten von Sachverständigen werden sowohl im Zusammenhang mit verwaltungs- und sozialrechtlichen als auch im Rahmen zivil- und strafrechtlicher Fragestellungen benötigt. Da sie oftmals die Grundlage für gerichtliche Entscheidungen bilden und die hieraus resultierenden rechtlichen Entscheidungen weitreichende Folgen für den Betreffenden haben können, ist die Einhaltung hoher Qualitätsstandards zu fordern. Es existieren vielfältige Bemühungen, die formalen und inhaltlichen Mindeststandards für psychiatrische Begutachtungen sicherzustellen (Kröber et al., 2019; Boetticher et al., 2007).

15.2 Methodische Überlegungen

Als wesentliche Gesichtspunkte hinsichtlich der *formalen und inhaltlichen Anforderungen* an psychiatrische Gutachten sind das Transparenzgebot, die Vollständigkeit und die Nachvollziehbarkeit der im Gutachten dargelegten Feststellungen zu nennen. Damit ist gemeint, dass in einem Gutachten stets darzulegen ist, aufgrund welcher Informationsquellen, Untersuchungsmethoden und Befunde der Sachverständige zu seiner Beurteilung gelangt ist. Es liegt dabei im pflichtgemäßen Ermessen des Untersuchers, welcher Untersuchungsmethoden er sich bedient. Allerdings müssen diese sowohl der Fragestellung als auch dem aktuellen wissenschaftlichen Kenntnisstand gerecht werden. Ein weiterer, besonders wichtiger Gesichtspunkt ist die Sicherheit und Vergleichbarkeit der Befunderhebung. Der Sachverständige sollte sich auch an allgemein akzeptierten Klassifikationssystemen orientieren und entsprechend des Transparenzgebotes alternative Denkmodelle benennen und erläutern, sofern er sich solcher bedient.

In psychiatrischen Begutachtungen geht es in der Regel um die Frage, ob und inwieweit bestimmte Fähigkeiten, die bei gesunden erwachsenen Menschen als gegeben vorausgesetzt werden, beeinträchtigt sind. Beispiele sind die Beurteilung der Geschäftsfähigkeit, der Erwerbsfähigkeit, der Fahrtüchtigkeit oder der Schuldfähigkeit. In der Praxis stellt sich besonders häufig auch die Frage, ob bei einer Person eine psychische Störung vorliegt, welche die Einrichtung einer Betreuung nach zivilrechtlichen Bestimmungen begründet. Nach den Regelungen in den verschiedenen Rechtsgebieten können psychische Störungen die üblicherweise vorhandenen Fähigkeiten im Einzelfall beeinträchtigen, was durch den beauftragten Sachverständigen beurteilt werden soll.

Da es bei psychiatrischen Begutachtungen um die Feststellung psychischer Störungen und deren Auswirkungen auf die Alltagsfunktionen der zu untersuchenden Person geht, stellt der im Rahmen einer umfassenden Exploration erstellte psychopathologische Befund ein zentrales Element der Begutachtung dar. Nur auf der Grundlage eines vollständig erhobenen psychischen Befundes lässt sich in Verbindung mit anamnestischen Informationen eine psychiatrische Diagnose stellen und das positive und negative Leistungsbild des Betroffenen beurteilen.

15.3 Anwendung des AMDP-Systems

Aus den vorangestellten Überlegungen ergibt sich, dass der psychopathologische Befund in einem psychiatrischen Gutachten sowohl umfassend *alle psychischen Grundfunktionen* mit der erforderlichen Sicherheit und Verlässlichkeit abbilden sollte als auch für den psychiatrischen Laien transparent und nachvollziehbar darzustellen ist. Um eine selektive Fokussierung auf psychische Teilaspekte zu vermeiden, bietet sich daher an, *den Befund in systematischer Form* anhand des AMDP-Systems zu erheben. Die Anwendung des AMDP-Systems wird daher auch in einer Reihe von Begutachtungsleitlinien empfohlen beziehungsweise gefordert (siehe z. B. AWMF, 2017; Ebner et al., 2016; Ärztekammer Hamburg, 2011).

Durch die Darstellung des kompletten psychischen Befundes anstatt lediglich der Benennung pathologischer psychischer Beeinträchtigungen wird auch klargestellt, welche psychischen Funktionen sich zum Untersuchungszeitpunkt unauffällig dargestellt haben. Die Verwendung des AMDP-Systems stellt darüber hinaus auch sicher, dass nicht nur beobachtbare psychopathologische Auffälligkeiten registriert werden (sog. „F"-Merkmale wie verlangsamtes Denken; vgl. auch Kapitel 1), sondern auch solche psychischen Merkmale exploriert werden, die sich nur aus dem subjektiven Erleben des Probanden erschließen (sog. „S"-Merkmale wie gehemmtes Denken) bzw. durch beide Informationsquellen (sog. „SF-Merkmale" wie antriebsarm). Wesentlich erscheint in diesem Zusammenhang auch, dass das AMDP-System hierdurch eine klare *Differenzierung zwischen den subjektiven Angaben und dem vom Untersucher erhobenen Befund* ermöglicht, was die oft geforderte Validierung der von den Probanden vorgetragenen Beschwerden erleichtert. Bei Verwendung des AMDP-Systems werden auch inhaltliche Missverständnisse vermieden, die durch den Gebrauch schlecht operationalisierter Begriffe bei der Formulierung des psychischen Befundes entstehen können. Beispielsweise sorgt die Beschreibung eines Probanden als „verwirrt" keine Klarheit darüber, ob bei diesem beispielsweise Beeinträchtigungen der Orientierung, des Denkablaufs und/oder des Auffassungsvermögens vorliegen, was jedoch für eine differenzierte Beurteilung der Leistungsfähigkeit des Betroffenen notwendig wäre. Für den Adressaten des Gutachtens verbessert die *einheitliche Anwendung der psychopathologischen Begriffe* des AMDP-Systems durch den Sachverständigen darüber hinaus die Nachvollziehbarkeit der Befundfeststellungen, da die zugrunde liegenden Definitionen im AMDP-Manual erläutert und als verbindlich für den Sprachgebrauch vorgeschrieben werden. Auf die insoweit offensichtlichen Vorteile, die sich bei der Verwendung eines operationalisierten psychopathologischen Dokumentationssystems wie dem AMDP-System hinsichtlich der Ausrichtung des Befundes an einem einheitlichen Maßstab ergeben, wird daher auch in Lehrbüchern der Forensischen Psychiatrie (Müller & Nedopil, 2017; Hoff & Sass, 2011; Rasch & Konrad, 2004) bzw. allgemeinen Begutachtung (z.B. Schneider, Frister & Olzen, 2015) hingewiesen.

Das AMDP-System ist ein *Fremdbeurteilungsverfahren,* das nicht nur die Definitionen der psychopathologischen Begriffe festlegt, sondern auch Regeln bereitstellt, die beobachtete Symptomatik zu quantifizieren. Damit erwächst die Möglichkeit der *Graduierung einzelner psychischer Funktionen.* Dies erleichtert die Beurteilung der aus der psychischen Störung resultierenden funktionellen Beeinträchtigungen im Alltag. Eine nach den Definitionen des AMDP-Systems beispielsweise als „schwer" eingestufte Antriebsminderung bedeutet definitionsgemäß, dass den Betroffenen Anregungen von außen kaum oder gar nicht mehr erreichen und seine Alltagsfunktionen deutlich beeinträchtigt sind, wogegen eine „leichte" Antriebsminderung zwar mit einer Verminderung von Schwung und Initiative, aber keinen Beeinträchtigungen der Alltagsfunktionen verbunden ist. Die Erfassung des Schweregrades der auffälligen psychischen Merkmale gemäß AMDP verbessert insbesondere auch die Vergleichbarkeit des Zustandes des Probanden zu unterschiedlichen Begutachtungszeitpunkten. Dies ist immer dann von Nutzen, wenn sich im Rahmen von Folgebegutachtungen die Frage nach Veränderungen des Ausgangsbefundes stellt.

Zu bedenken ist hinsichtlich der Auswahl an Merkmalen für die gutachterliche Untersuchung, dass mit dem Basisbestand von 100 Merkmalen und 11 Zusatzmerkmalen der 11. Auflage (AMDP, 2023) die wichtigsten psychopathologischen Phänomene benannt werden. Dieser Bestand an Symptomen ist grundsätzlich zur Beschreibung forensischer Patienten geeignet, wie in einer vergleichenden Untersuchung forensischer und allgemeinpsychiatrischer Patienten gezeigt werden konnte (Rösler & Stieglitz, 1996). Für spezielle diagnostische Bedürfnisse existieren *Zusatzmodule*, die die diagnostischen Möglichkeiten erweitern können. Beispiele dafür sind die AMDP-Checkliste zur Beurteilung der Selbst- und Fremdgefährdung (Stieglitz & Ermer, 2004) oder das AMDP-Modul zu Dissoziation und Konversion (Spitzer & Freyberger, 2004). Eine weitere Möglichkeit der Verwendung des AMDP-Systems ist in der psychopathologischen Beschreibung von speziellen Tätertypen gegeben (Rösler & Ermer, 1997). Darüber hinaus wurden, basierend auf dem AMDP-System, spezielle, auf die Forensik zugeschnittene Dokumentationssysteme entwickelt wie das Forensisch-Psychiatrische Dokumentationssystem (FPDS) von Nedopil (1990) oder das HOMDOK/AMDP einer saarländischen Arbeitsgruppe (vgl. Rösler & Ermer, 1997).

15.4 Schlussbemerkungen

Die Erhebung des psychischen Befundes mit dem AMDP-System gewährleistet die für psychiatrische Begutachtungen geforderte Transparenz und Nachvollziehbarkeit sowie die Sicherheit der Befunderhebung und der vom Sachverständigen hierauf basierenden Schlussfolgerungen. Sie ermöglicht auch eine bessere Vergleichbarkeit der Befunde im Verlauf, insbesondere, wenn unterschiedliche Sachverständige tätig werden.

16 AMDP in der Psychotherapie

Andreas Thiel, Carsten Spitzer und Rolf-Dieter Stieglitz

16.1 Einleitung

Eine differenzierte Diagnostik hat in der Psychotherapie lange Zeit keine bzw. eine nur untergeordnete Bedeutung gehabt (Stieglitz & Freyberger, 2017b). Lediglich in der Gesprächspsychotherapie hat sie durch Rogers immer eine Rolle gespielt (Eckert & Schwab, 2017). Die Gründe für diese ablehnende Haltung waren vielfältig; u.a. spielte die Sorge eine Rolle, die psychopathologische Befunderhebung könne die Beziehung zum Patienten belasten, oder eine genaue Diagnostik wurde überhaupt als unnötig angesehen.

Erst seit einigen Jahren zeigt sich hier ein Umdenken (Stieglitz & Spitzer, 2018). Faktoren, die dazu beigetragen haben, waren u.a. externe Anforderungen im Sinne der Qualitätssicherung (Struktur-, Prozess- und Ergebnisqualität), die Erfahrung, dass Diagnostik in der Therapie sinnvoll genutzt werden kann (u.a. Therapieplanung und -evaluation) sowie eine Zunahme von allgemeinen und störungsspezifischen Verfahren, die es erlauben, ein weites Spektrum von klinisch relevanten Informationen zu erfassen (Stieglitz, 2014; Stieglitz & Freyberger, 2017a).

16.2 Stellenwert der Diagnostik in der Psychotherapie

Diagnostik in der Psychotherapie hat vielfältige Aufgaben (Stieglitz & Spitzer, 2018; Stieglitz, 2021). In Tabelle 16.1 sind exemplarisch zwei wichtige Aspekte aufgeführt. Diese betreffen die Differenzierung zwischen Status- vs. Verlaufsdiagnostik. Statusdiagnostik spielt vor allem am Therapiebeginn eine wichtige Rolle, Verlaufsdiagnostik in den verschiedenen Phasen einer Behandlung mit den unterschiedlichen Assessmentzielen.

Tabelle 16.1: Systematik der Diagnostik in der Psychotherapie (in Anlehnung an Stieglitz & Spitzer, 2018)

Diagnostik	Aufgaben	Kommentar und Beispiele
Statusdiagnostik	Schweregrad der Symptomatik (allgemein/störungsspezifisch)	Erfasst werden die störungsübergreifende sowie die störungsbezogene Symptomatik
	Individuelle Therapieziele	Therapieziele werden unabhängig von psychometrischen Verfahren definiert und erfasst (z. B. Goal Attainment Scaling, GAS)
	Beeinträchtigungen und Folgen	hierzu zählen u. a. berufliche und soziale Auswirkungen der Symptomatik
	Allgemeine therapierelevante Faktoren	am Therapiebeginn (v. a. Psychotherapie- und Veränderungsmotivation bzw. deren Hemmnisse)
	Therapieschulen-spezifische Faktoren und Ziele	Erfassung von Faktoren, die durch die spezifische Therapierichtung als relevant angesehen werden
Verlaufsdiagnostik	Schweregrad der Symptomatik (allgemein/störungsspezifisch)	Bewertung im Hinblick auf Verbesserung, Stagnation und Verschlechterung
	Individuelle Therapieziele	Bewertung des Therapieerfolges
	Beeinträchtigungen und Folgen	Bewertung im Hinblick auf Verbesserung, Stagnation und Verschlechterung
	Therapieprozess	z. B. Erfassung von interaktionsbezogenen Variablen zwischen Therapeut und Patient

16.3 Allgemeine Diagnostik

Unter einer allgemeinen Diagnostik sollen im Rahmen einer therapiebegleitenden Diagnostik (vgl. Stieglitz & Spitzer, 2018) alle Strategien verstanden werden, die unabhängig vom Störungsbild und der jeweiligen Therapieschule zur Anwendung kommen können. In Tabelle 16.2 sind exemplarisch zwei wichtige *Unterscheidungsmerkmale von Verfahren* aufgeführt. Diese betreffen die Differenzierung zwischen Störungsbezug vs. Psychotherapiebezug. Störungsbezug bedeutet dabei, inwieweit ein Verfahren speziell im Hinblick auf eine bestimmte Störung entwickelt worden ist. Psychotherapiebezug dagegen beschreibt, ob ein Verfahren in Anlehnung an eine spezifische Therapieschule oder -theorie entwickelt worden ist. Die aufgeführten Beispiele von Verfahren dienen der Illustration.

Tabelle 16.2: Unterscheidung Störungs- vs. Therapiebezug von psychometrischen Verfahren

		Psychotherapiebezug	
		ja	**nein**
Störungsbezug	**ja**	*Kognitive Therapie, u. a.:* • Beck Depressionsinventar (BDI) • Dysfunctional Attitude Scale (DAS)	• Hamilton Depressions Skala (HAMD)
	nein	*Gesprächspsychotherapie:* • Kieler Änderungssensitive Symptomliste (KASSL)	• AMDP-System (AMDP)

In diesem *4-Felder-Schema* ist, bezogen auf eine allgemeine Diagnostik, das Feld „kein Bezug zu einer Störung" und „kein Bezug zu einer Therapietheorie" von Interesse. In diesem

Bereich fällt das AMDP-System als deskriptives und daher therapieschulenunabhängiges und störungsübergreifendes Fremdbeurteilungsverfahren. Es ermöglicht vor allem eine umfassende Beschreibung der Symptomatik, d.h. die Erfassung eines weiten Spektrums psychopathologisch relevanter Phänomene. Speziell im Kontext der Verhaltenstherapie wird die Bedeutung von AMDP in verschiedenen Lehrbüchern herausgestellt. So weisen Knappe und Härtling (2017) im Kapitel „Methoden der Datenerhebung" explizit auf das AMDP-System sowie auch auf die AMDP-Module (vgl. Kapitel 13), die Einsatzmöglichkeiten bei bestimmten Patientengruppen sowie den AMDP-Interviewleitfaden (Fähndrich & Stieglitz, 2023) hin. Ein kurzer Exkurs widmet sich zudem dem psychopathologischen Befund, orientiert an AMDP. Im Diagnostikbuch von Born (2014) mit Verweis auf AMDP gibt es ein eigenes Kapitel über den psychopathologischen Befund. Es findet sich ein Beispiel für einen sog. „Standardbefund" und ein Hinweis auf ein Kapitel zur Thematik Berichtswesen in der Psychotherapie mit einem skizzenhaften Beispiel zum psychopathologischen Befund. In den „Praxismaterialien" von Neudeck und Mühlig (2013) findet sich ebenfalls ein eigener Abschnitt zum psychopathologischen Befund mit Verweis auf das AMDP-System und den Interviewleitfaden. Ein Bogen für Notizen bei der Erhebung des Befundes ist ebenfalls enthalten.

In aktuellen Lehrbüchern anderer Therapierichtungen, u.a. psychodynamischer Provenienz, wie z.B. Boll-Klatt und Kohrs (2018) oder Gumz und Hörz-Sagstetter (2018), wird die psychopathologische Diagnostik nicht oder nur am Rande erwähnt, ohne sie jedoch zu präzisieren. Auch Lehrbücher, die sich explizit als integrativ respektive verfahrensübergreifend verstehen, nehmen kaum oder gar nicht Bezug auf Psychopathologie, etwa Herpertz et al. (2017) oder Senf et al. (2020).

Im Teil V dieses Bandes (vgl. Kapitel 25 bis 39) wird in zahlreichen Falldarstellungen exemplarisch die Anwendung des AMDP-Systems bei vor allem psychotherapeutisch behandelbaren Patientengruppen (u.a. Agoraphobie und Panik, Zwangsstörungen, PTBS) aufgezeigt.

16.4 Schulenspezifische Diagnostik

Eine allgemeine Diagnostik ist im Hinblick auf Therapieplanung, Erfassung von Informationen für und über Behandlung oder Beurteilung des Therapieeffektes etc. meist zu unspezifisch. Hier bietet sich der Einsatz von mit den jeweiligen Therapietheorien verbundenen Verfahren an. Beispiele für die psychoanalytisch/tiefenpsychologische, gesprächspsychotherapeutische, verhaltenstherapeutische und systemische Richtung finden sich in Stieglitz und Freyberger (2017a). Darin werden der jeweilige spezifische Fokus sowie die Assessmentziele, relevante Verfahrensgruppen mit Fokus auf Selbst- und Fremdbeurteilungsverfahren sowie spezifische Untersuchungsinstrumente aufgeführt.

Exemplarisch sei dies am Beispiel der *Operationalisierten Psychodynamischen Diagnostik* (OPD; vgl. auch Kapitel 12) aufgezeigt. Die OPD (Arbeitskreis OPD, 2014) zielt auf allgemein akzeptierte Operationalisierungen von psychodynamischen bzw. psychoanalytischen Konstrukten, um so einerseits die rein deskriptiv-phänomenologische Diagnostik um wichtige psychodynamische Dimensionen zu ergänzen und um andererseits die Objektivität, Reliabilität und Validität der psychodynamischen Diagnostik zu verbessern. Dabei versteht sich die OPD ausdrücklich als ein Manual, sowohl für die Diagnostik als auch die Therapieplanung. Das Manual operationalisiert zentrale Konzepte mit Hilfe eines multiaxialen Systems, wobei die Einschätzung eines Patienten auf folgenden Achsen erfolgt:

- *Achse I:* Krankheitserleben und Behandlungsvoraussetzungen,
- *Achse II:* Beziehung,
- *Achse III:* Konflikt,
- *Achse IV:* Struktur,
- *Achse V:* Psychische und Psychosomatische Störungen (im Sinne der klassifikatorischen Diagnostik nach ICD-10).

Grundlage der diagnostischen Einschätzung ist ein halbstrukturiertes klinisches Interview, das zwischen einem strukturiert-explorativen und offen-beziehungsdynamischen Vorgehen oszilliert. Die Befunderfassung erfolgt systematisch – analog dem AMDP-System – auf einem Erhebungsbogen.

16.5 Möglichkeiten und Grenzen des AMDP-Systems in der Psychotherapie

Das AMDP-System wurde nicht primär für den Einsatz in der Psychotherapie entwickelt (vgl. Kapitel 1), jedoch bereits Thiel et al. (1997) diskutierten die Anwendung in diesem Bereich. Nachfolgend sollen die Möglichkeiten und Grenzen von AMDP aufgezeigt werden.

Möglichkeiten

Als erster Schritt im Rahmen der Diagnostik einer psychischen Störung und einer intendierten Behandlung muss man sich zunächst ein *umfassendes Bild von der Gesamtsymptomatik* des Patienten verschaffen. Dies gilt auch für sämtliche, im AMDP aufgeführten Merkmalsbereiche. Es gilt, sowohl das Vorhandensein als auch das Nicht-Vorhandensein der Symptome zu beurteilen. Letzteres gilt vor allem für die Symptome der Merkmalsbereiche Wahn, Sinnestäuschungen und Ich-Störungen. Diese sind meist bei Patienten, die eine Psychotherapie anstreben, nicht vorhanden, aber dennoch muss man sich dessen zu Beginn der Behandlung vergewissern. Sie können nach Thiel et al. (1997) zudem differenzialdiagnostische Hinweise auf psychotische Störungen geben. Weiterhin als besonders relevant anzusehen sind Symptome, die auf Selbst- und Fremdgefährdung hinweisen (94 „Aggressivität", 95 „Suizidalität" und 96 „Selbstbeschädigung"; vgl. auch Stieglitz & Ermer, 2004).

Weiterhin kommt verschiedenen Symptomen eine Art *Screeningfunktion* zu, die dann einer differenzierteren und umfassenderen Untersuchung unterzogen werden sollten. Dies betrifft z. B. die Symptome 29 „Phobien" oder 65 „ängstlich", 30 „Zwangsdenken", 31 „Zwangsimpulse" und 32 „Zwangshandlungen" oder auch das oft wenig beachtete Symptom 131 „Konversionssymptome“ des Somatischen Befundes. Es handelt sich dabei um ein sog. Sammelsymptom, welches verschiedene Aspekte dissoziativer Störungen umfasst.

Gerade im *Antragsverfahren auf eine Richtlinienpsychotherapie* kann das AMDP-System hervorragend eingesetzt werden: Im Rahmen von Erst-, Umwandlungs- und Fortführungsanträgen für krankenkassenfinanzierte Psychotherapien wird die Formulierung eines psychischen Befundes gefordert – allerdings ohne weitere Vorgaben. Jungclaussen (2018) sieht den psychopathologischen Befund als Teil des psychischen Befundes und verweist dabei auf AMDP.

Grenzen

Wie bereits erwähnt, ergeben sich aus der Anwendung von AMDP im Rahmen der Eingangsdiagnostik nur bedingt konkrete Hinweise für die Therapieplanung. Und auch für eine therapie-begleitende Diagnostik ist AMDP allein nicht gut geeignet; hier empfehlen sich eher veränderungssensitive Instrumente zur Verlaufsdiagnostik. Thiel et al. (1997) haben hierauf schon früher hingewiesen und ergänzend die AMDP-Module als Alternative empfohlen (vgl. auch Kapitel 13). Sie betonen jedoch auch, dass dies für die Pharmakotherapie nicht gilt, da für diesen Bereich oft eine spezifische Indikation aus dem Merkmalsbestand des AMDP-Systems ableitbar ist (vgl. Kapitel 17).

16.6 Fazit und Empfehlungen

Es ist Thiel et al. (1997) zuzustimmen, dass eine professionelle Psychotherapie zwingend ein gewisses Mindestmaß psychopathologischer Kompetenz erfordert. Dies gilt u. a. für das Erkennen von Auffälligkeiten und differenzialdiagnostischer Abgrenzung. Die Vermittlung dieser Kompetenz muss Inhalt der Psychotherapieausbildung sein. Hierzu kann das AMDP-System als didaktische Hilfe dienen. Vor einer praktischen Anwendung ist jedoch ein entsprechendes Training sinnvoll (vgl. Kapitel 21), weil trotz der genauen Definitionen der Merkmale eine alleinige theoretische Erarbeitung nicht ausreicht, d. h. ein praktisches Training nicht ersetzen kann.

17 Forschung mit AMDP

Michael Rösler, Rolf-Dieter Stieglitz und Wolfgang Retz

17.1 Vorbemerkungen

Die Forschung mit dem AMDP-System blickt nun auf eine mehr als 50-jährige Tradition zurück. Dabei haben sich *drei zentrale Themen* etabliert, die bis heute ihre Forschungsattraktivität nicht eingebüßt haben. Es handelt sich dabei vor allem um folgende Arbeitsgebiete:

- Psychopathologie: Konzepte und Skalenkonstruktion,
- Wirksamkeit und Verträglichkeit psychopharmakologischer Interventionen,
- klinische Studien.

Da zu diesen Themenbereichen bis heute mehrere hundert Publikationen erschienen sind, basieren die nachfolgenden Ausführungen im Wesentlichen auf Übersichten zu diesem Thema von Baumann und Stieglitz (1989), Domke (2009) bzw. Rösler et al. (2012) sowie Monographien zum AMDP-System (Baumann & Stieglitz, 1983; Bobon et al., 1983). Tabelle 17.1 fasst die wichtigsten Aspekte zusammen.

Tabelle 17.1: Einsatzbereiche des AMDP-Systems in der Forschung (ausgewählte Beispiele)

Themenbereich	Themen	Übersichten
Psychopathologie	• Skalenbildungen • Vergleich von Störungsgruppen • Methodenfragen	Baumann & Stieglitz (1983, 1989, 1997) Bobon et al. (1983) Rösler et al. (2012)
Psychopharmakologische Studien	• Nachweis der Wirksamkeit, vor allem von Antidepressiva und Neuroleptika/Antipsychotika	Baumann & Stieglitz (1983, 1989) Bobon et al. (1983) Rösler et al. (2012)

Tabelle 17.1: Fortsetzung

Themenbereich	Themen	Übersichten
Klinische Studien	• Einsatz bei verschiedenen Störungsgruppen • Korrelationen mit biologischen Parametern	Baumann & Stieglitz (1983, 1989) Bobon et al. (1983) Rösler et al. (2012)

17.2 Psychopathologie

Symptomebene. In der Psychiatrie besteht ohne ein Begriffssystem, das von seinen Nutzern einheitlich angewendet wird, keine Aussicht auf eine Verständigung, die wissenschaftlichen Ansprüchen gerecht werden könnte. Vor diesem Hintergrund wurde seinerzeit das AMDP-System entwickelt. Primäres Ziel war die Zusammenstellung von klinisch relevanten Symptomen, die eine möglichst differenzierte und umfassende Abbildung der Psychopathologie eines Patienten erlauben und die als psychopathologischer Kernbereich der Psychiatrie angesehen werden können. Dem historischen Hintergrund entsprechend fokussieren sich die Symptomzusammenstellungen im Wesentlichen um die Störungsbereiche der schizophrenen, affektiven und der organischen Störungen.

Innerhalb von kurzer Zeit ist eine Vielzahl von Publikationen zu psychometrischen Eigenschaften des AMDP-Systems entstanden, die seine Eignung für klinische Studien belegen konnten (Baumann & Stieglitz 1983). Die frühere Psychopathologie fühlte sich vielfach eines idiografischen Ansatzes verpflichtet, der die Person in ihrer individuellen Einmaligkeit ins Auge fassen will. Die nomothetische Konzeption, bei der es darauf ankommt, allgemeingültige Gesetzmäßigkeiten zu finden und quantitative Daten zu generieren, was z. B. für die pharmakologische Forschung von entscheidender Bedeutung ist, wurde nur am Rande beachtet. Die Einführung standardisierter Erhebungsinstrumente war eine grundlegende Neuerung, zumal nun mehr Strategien zur Verfügung standen, psychopathologische Untersuchungsbefunde auf ihre Zuverlässigkeit, Sicherheit, Stabilität und Validität zu untersuchen. Der Wert derartiger Neuerungen, die uns heute im Forschungsalltag völlig selbstverständlich erscheinen, wurde erst nach vielen kontroversen Diskussionen deutlich. Umfangreiche Reliabilitäts- und Validitätsstudien wurden durchgeführt (Baumann & Stieglitz, 1983, 1989; Bobon et al., 1983). Vor allem *Interrater-Reliabilitätsstudien* haben sich für die psychiatrische Diagnostik als bedeutungsvoll erwiesen. *Validitätsstudien* erfolgten vor allem im Hinblick auf den Vergleich mit anderen psychopathologischen Instrumenten, meist aus dem Bereich der affektiven Störungen und Schizophrenien.

Das AMDP-System wurde ursprünglich als Dokumentationssystem entwickelt. Jedoch führten die vielfältigen Entwicklungen, die oben skizziert worden sind, dazu, dass das System zunehmend eine Veränderung des ursprünglichen Charakters in Richtung eines psychologischen Tests erfuhr, wenn man insbesondere den psychischen und somatischen Befund betrachtet. Baumann und Stieglitz (1997) führten daher eine systematische Analyse, basierend auf der Literatur und orientiert an den Kriterien des Testkuratoriums der Föderation der deutschen Psychologenverbände, durch und kamen zu dem Ergebnis, dass aufgrund der Vielzahl empirischer Studien das AMDP-System als ein gut erprobter Test anzusehen ist.

Syndrome und Skalen. Die Entwicklungstendenzen in der psychopathologischen Skalenentwicklung (vgl. auch Kapitel 4) gehen seit Jahren weg von umfassenden Globalskalen in die Richtung der Konstruktion von Spezialskalen, die eng umschriebene Syndrome erfassen wollen. Ein Beispiel für den Niedergang umfassender Psychopathologieskalen ist die *Inpatient Multidimensional Psychiatric Scale* (IMPS, Deutsche Version: Hiller et al., 1986), deren Bedeutung sich immer weiter reduziert hat. Dies liegt u.a. daran, dass die IMPS lediglich Skalen zur Verfügung stellt, aber kein Glossar psychopathologischer Termini (vgl. auch Kapitel 11). Das AMDP-System hat seinen

Wert im psychiatrischen Alltag erhalten können und sich der Entwicklung von Spezialskalen nicht verschlossen (Rösler & Dietzfelbinger, 1997). Es wurden *AMDP-Module* (vgl. im Überblick Freyberger & Möller, 2004; vgl. auch Kapitel 13), u. a. für Angst-, Zwangs- und Negativsymptomatik, Depression, Dissoziation und Konversion sowie eine Checkliste zur Bewertung von Selbst- und Fremdgefährdung, entwickelt.

Neben diesen Spezialskalen sind AMDP-Versionen für den Gebrauch in unterschiedlichen Teilgebieten der Psychiatrie herausgegeben worden. Zu nennen sind die Version für den Gebrauch in der *Gerontopsychiatrie* (AGP; Gutzmann et al., 1997; vgl. auch Kapitel 11) und die Version für die *forensische Psychiatrie* (vgl. Kapitel 15). Eine Version für *psychophysiologische Untersuchungen* kommt hinzu (Winterer et al., 1997).

Ein wichtiger Meilenstein für die erfolgreiche Anwendung des Systems im psychiatrischen Alltag war die Herausgabe und spätere Überarbeitung des *Leitfadens zur Erfassung des psychopathologischen Befundes*. Dadurch wurde das AMDP-System um ein halbstrukturiertes Interview (Fähndrich & Stieglitz, 2023) ergänzt.

Als weitere *wichtige Ergänzungen* zur Basiskonzeption des AMDP-Systems sind die Arbeiten von Reischies und Stieglitz (1990) sowie von Reischies, von Spiess und Stieglitz (1990) zu nennen, die eine Normierung der AMDP-Depressionsskala mit Perzentilwerten vorgelegt haben und eine Studie von Lauterbach et al. (2005), welche die AMDP-Depressionsskala am Maßstab der ICD-10-Kriterien validierte.

Psychopathologie und psychiatrische Klassifikation. Untersuchungen auf der Ebene psychopathologischer Symptome und Syndrome stellen einen Kernbereich der Forschung mit dem AMDP-System dar. Die damit verbundenen Fragestellungen haben eine besondere Nähe zum Alltag in der Psychiatrie. Daneben besteht ein Interesse an Forschungen, die über die reine Feststellung und deskriptive Dokumentation der Symptomatik hinausgehen und nach einer *systematischen Struktur der Psychopathologie* suchen. Genau genommen ist die Beschreibung der psychopathologischen Syndrome bereits ein Vorgang, der eine Ordnung der Befunde beschreibt. Schließlich gibt es viel weniger psychopathologische Syndrome als nach den theoretischen Kombinationsmöglichkeiten der Einzelsymptome erwartet werden könnte. Das heißt, die psychopathologischen Erscheinungsbilder sind nicht beliebig und zufällig, sondern sie gründen auf einer ordnenden Struktur. Derartige Überlegungen haben eine gewisse Nähe zur psychiatrischen Klassifikation, wie sich aus Untersuchungen von Stieglitz (2008) ergibt.

Untersuchungen zur *nosologischen Struktur* psychopathologischer AMDP-Befunde (vgl. im Überblick Rösler et al., 2012) mit facettentheoretischen Methoden und der Latent Class Analyse bzw. der multidimensionalen Skalierung wurden publiziert. Ziele derartiger Studien waren u.a. Fragen zur dimensionalen vs. kategorialen Sichtweise psychopathologischer Phänomene.

17.3 Pharmakologische Interventionen

Die rasanten Fortschritte im Bereich der Psychopharmakotherapie seit den 1950er Jahren mit der Entdeckung von Substanzen, die bis zum heutigen Tag von großer Bedeutung sind (z.B. Lithium, Antipsychotika, Antidepressiva) haben die Entwicklung des AMDP-Systems nachhaltig beeinflusst. Über die älteren Studien zur *Wirksamkeitsbeurteilung von Pharmaka* hat Woggon (1983) in einer Monografie berichtet. Man kann festhalten, dass im deutschsprachigen Bereich bis in die 1980er Jahre das System in fast jeder pharmakologischen Studie zum Einsatz gekommen ist. Gegenüber den ersten Jahren nach der Einführung des AMDP-Systems hat die Bedeutung der psychopharmakologischen Forschung heute nachgelassen. Einen Überblick über das Forschungsgebiet haben Eich und Woggon (1997) vorgelegt (vgl. auch Rösler et al., 2012). Speziell in der Erprobung *antidepressiver Substanzen* lassen sich kontinuierliche Forschungsaktivitäten erkennen, ebenso bei der Untersuchung der therapeutischen Effekte von *Neuroleptika* bei schizophrenen Patienten. Ein interessanter Aspekt der psychopharmakologischen Forschung ist darin zu erblicken, dass eine ganze Reihe von klinischen Studien den somatischen Befund (Items 101 bis 140) des AMDP-Systems verwendet, um unerwünschte Begleitwirkungen der pharmakologischen Therapie zu dokumentieren. Derartige Studien sind mit Neuroleptika, Antidepressiva und Stimulanzien durchgeführt worden (vgl. im Überblick Rösler et al., 2012).

17.4 Klinische Studien

In klinischen Studien wurde das AMDP-System kontinuierlich verwendet. Im Bereich der *Schizophrenieforschung* war das AMDP-System eingesetzt worden, um den Verlauf der Erkrankung, spezielle psychopathologische Phänomene wie kognitive Funktionen, Einsicht, Halluzinationen, Assoziationen mit gewalttätigem Verhalten, Verbindungen zum Cannabiskonsum, Alkoholprobleme, Persönlichkeitsaspekte etc. zu charakterisieren. Auch dienten die psychopathologischen Syndrome des AMDP-Systems als Korrelate für biologische Parameter (vgl. im Überblick Rösler et al., 2012).

Auch im Bereich der *Depressionsforschung* ergaben sich vielfältige Einsatzmöglichkeiten. Neben Korrelationsuntersuchungen mit neurobiologischen Parametern wurden Studien zu Fragen der differenziellen Psychopathologie, Suizidalität, psychosozialer Faktoren, traumatischer Life Events, des Verlaufes, der Prognose und zu den Ergebnissen therapeutischer Interventionen publiziert (vgl. Rösler et al., 2012).

Auch in der Diagnostik der Alzheimer-Erkrankung, von Angstkrankheiten und deren Behandlung wurde das AMDP-System eingesetzt. Daneben fand das AMDP-System in Studien zu Essstörungen, funktionellen Psychosen, Entwicklungsstörungen, psychoorganischen Syndromen und bei HIV-Infektion Verwendung (Rösler et al., 2012).

17.5 Schlussbemerkungen

In über fünf Jahrzehnten der Anwendung und Forschung mit dem AMDP-System haben sich die Schwerpunkte verlagert. Ursprünglich standen die Evaluationen der sich stürmisch entwickelnden Psychopharmakologie ganz im Vordergrund des Interesses. Nicht viel weniger Aufmerksamkeit wurde der systematischen Erprobung der phänomenologisch-deskriptiven Psychopathologie im Sinne des Einsatzes von psychopathologischen Ratingskalen gewidmet. Diese Untersuchungen, die sich mit der Übereinstimmung psychiatrischer Befunde und Diagnosen von verschiedenen Untersuchern beschäftigten, waren für die Entfaltung der modernen Psychiatrie von entscheidender Bedeutung. Die Sicherheit der heutigen psychiatrischen Diagnostik, die Einheitlichkeit der fachlichen Terminologie, die Klärung methodischer Grundfragen bei Fremd- und Selbstbeurteilung im Rahmen der Anwendung von psychopathologischen Ratingskalen und die heute gültigen Regeln der Befunderfassung und Symptomgraduierung wären ohne die Basisarbeiten, die mit der Entwicklung des AMDP-Systems verbunden waren, nicht erreicht worden. Die hier angesprochene methodische Grundlagenforschung wird heute im Hintergrund fortgeführt, wobei in erster Linie eine Anpassung des AMDP-Systems an neue diagnostische Entwicklungen (DSM-5, ICD-11) vorgenommen wird.

18 AMDP im Kontext anderer Verfahren

Rolf-Dieter Stieglitz, Matthias Albers und Silke Kleinschmidt

18.1 Vorbemerkungen

Im Bereich der Psychiatrie und Psychotherapie bzw. Klinischen Psychologie gibt es zwischenzeitlich eine kaum noch zu überblickende Vielzahl von Untersuchungsverfahren, die in unterschiedlichen Bereichen Anwendung finden. Überblicke geben z.B. Geue et al. (2016) oder Strauß und Schumacher (2005) bzw. Stieglitz und Freyberger (2017a). Die Verfahren haben unterschiedliche Indikationsbereiche, speziell werden diese als Outcome-Skalen zur Erfassung der Psychopathologie im Kontext von therapeutischen Interventionen eingesetzt.

In die Zeit der *Entdeckung und Entwicklung der Psychopharmaka* (vgl. auch Kapitel 1) in den 1950er Jahren fällt zeitversetzt um ca. 10 bis 15 Jahre die Entwicklung wichtiger Psychopathologieskalen wie die *Brief Psychiatric Rating Scale* (BPRS; CIPS, 2015), die *Inpatient Multidimensional Psychiatric Scale* (IMPS; Hiller et al., 1986), die *Present State Examination* (PSE; Wing et al., 1982) oder die *Comprehensive Psychiatric Rating Scale* (CPRS; Åsberg et al., 1978), die alle zeitgleich mit dem AMDP-System entwickelt wurden (vgl. Tabelle 18.1 sowie Stieglitz, 2010). Einige davon sind auch heute noch im Einsatz. Dies betrifft vor allem die BPRS, die zwischenzeitlich in Modifikationen vorliegt, während die anderen heute kaum noch einen Stellenwert innerhalb der psychiatrisch-psychotherapeutischen Diagnostik haben wie die CPRS, aber leider auch die IMPS.

18.2 Multimodale Diagnostik

Eine Multimodale Diagnostik (vgl. den Überblick Baumann & Stieglitz, 2001) hat das Ziel, den vielfältigen Facetten eines

Menschen dadurch gerecht zu werden, alle Ebenen zu berücksichtigen, die für psychische Störungen relevant sind, und mittels geeigneter Methoden abzubilden. In der klinischen Praxis ist eine derartige, alle Aspekte der Störung berücksichtigende Diagnostik sehr umfangreich und daher eher ein Ideal, das kaum bei jedem Patienten realisierbar ist. Daher gilt es im Einzelfall im Hinblick auf die im Vordergrund stehende Störungsdimension sowie die Assessmentziele, das entsprechende psychometrische Verfahren auszuwählen.

Zu berücksichtigen sind unterschiedliche Perspektiven der Beurteilung, verschiedene Merkmale des Individuums in Bezug auf unterschiedliche Funktionsbereiche sowie unterschiedliche Methoden. Allgemein wird unterschieden zwischen:

- *Datenebenen* (Grundkategorien organismischer Merkmale: z.B. biologische, psychologische, soziale und ökologische Ebene),
- *Datenquellen* (Informationsgeber: z.B. Selbst- und Fremdbeurteilung),
- *Konstrukte/Funktionsbereiche* (Einheiten einzelner Datenebenen bzw. über einzelne Ebenen hinweg): z.B. psychologische Datenebene mit den Konstrukten Leben und Verhalten,
- *Untersuchungsverfahren:* z.B. psychologische Verfahrensgruppe (z.B. Interviews, Selbst- und Fremdbeurteilungsverfahren), apparative Verfahren.

Multimodalität ist als ein allgemeines Rahmenmodell zu verstehen, das für die konkreten Untersuchungen des Einzelfalls die spezifische Auswahl von Untersuchungsverfahren notwendig macht (Baumann & Stieglitz, 2001).

Im Kontext der Psychiatrie und Psychotherapie spielen vor allen Dingen *Selbst- und Fremdbeurteilungsverfahren* zur Abbildung der psychologischen Datenebene eine herausragende Rolle. Zu beiden liegt zwischenzeitlich vor allem für den Depressionsbereich eine Vielzahl von vergleichenden Studien vor, die unabhängig von den erfassten Konstrukten zu folgenden Ergebnissen kommen (Stieglitz, 2008):

- Selbst- und Fremdbeurteilungsverfahren korrelieren im Querschnitt oft nur in einer maximal mittleren Größenordnung.
- Auf Einzelfallebene können sich zwischen Selbst- und Fremdbeurteilungsverfahren große Diskrepanzen zeigen.
- Mittels Fremdbeurteilungsverfahren lassen sich psychische Störungen in der Regel besser differenzieren.
- Mittels Fremdbeurteilungsverfahren lassen sich Veränderungen meist früher erkennen als mit Selbstbeurteilungsverfahren (höhere Änderungssensitivität).
- Die Korrelation zwischen Selbst- und Fremdbeurteilungsverfahren nimmt im Verlauf einer Behandlung meist zu.

Gesamthaft wird davon ausgegangen, dass die Frage Selbst- *oder* Fremdbeurteilungsverfahren nicht adäquat gestellt ist. Beide stellen jeweils unterschiedliche Perspektiven dar und sind daher, wenn möglich, komplementär einzusetzen. Dies gilt besonders für die Bereiche Angst und Depression.

18.3 Andere Psychopathologieskalen

Wie bereits erwähnt, wurden in der Zeit der Entdeckung der Psychopharmaka Ratingskalen wie die IMPS, die BPRS, das PSE und die CPRS zur Abbildung von Veränderungen entwickelt. Deren Relation zum AMDP-System soll nachfolgend kurz dargestellt werden (vgl. auch Baumann & Stieglitz, 1983; Stieglitz, 2008).

Die *IMPS* weist die größte Ähnlichkeit zu AMDP auf, ist einfacher erlernbar und anzuwenden. Sie enthält jedoch *keine i. e. S. psychopathologischen Symptome und Begriffe,* ermöglicht jedoch wie AMDP eine Syndromauswertung. Sie hat sich jedoch nicht durchgesetzt und wird heute kaum noch eingesetzt. Sie wurde aus dem Amerikanischen übersetzt und an deutschsprachige Verhältnisse adaptiert. Sie umfasst 90 Items, die 12 Syndromen zugeordnet werden können. Im Unterschied zu AMDP liegt keine einheitliche Skalierung vor. 61 Items sind vierstufig skaliert, 29 zweistufig. Der Analyse lagen 3292 psychiatrische

Patienten zugrunde. Aus T-Werten lassen sich wie bei AMDP Syndromprofile erstellen. Die Syndrome haben z. T. ähnliche Inhalte wie die AMDP-Syndrome, jedoch unterschiedliche Bezeichnungen. So entspricht dem IMPS-Syndrom „Gereiztheit" das AMDP-Syndrom „Hostilitätssyndrom" oder dem IMPS-Syndrom „depressive Verstimmung" das „depressive Syndrom" (vgl. auch Baumann & Stieglitz, 1983). Inhaltlich ähnliche Syndrome sind depressives, manisches, paranoid-halluzinatorisches, psychoorganisches und apathisches Syndrom.

Auf Symptomebene liegen keine Definitionen psychopathologischer Symptome i. e. S. vor. Psychopathologische Phänomene werden in Fragenform erfasst. So entspricht beispielsweise dem AMDP-Symptom „verlangsamt" das Symptom „1 … Ist seine Sprache (Sprechweise) verlangsamt, nachdenklich oder mühsam?" als ein Teilaspekt.

Die *BPRS* ist kürzer (je nach Version 16 bis 24 Items). Es handelt sich nicht um Symptome im engeren Sinn, sondern eher um *Symptomkomplexe,* die die Zusammenfassung mehrerer Symptome unter einem Oberbegriff (z. B. ungewöhnliche Denkinhalte, Desorientiertheit) darstellen. Die Symptome werden auf einer (nicht verankerten) 7-stufigen Skala bewertet. Deutschsprachige Normen existieren nicht. Das Verfahren liegt in einer Vielzahl an Sprachen vor. Inhaltlich ist die erfasste Symptomatik sehr „schizophrenie-lastig". Die BPRS wird heute eher in ihren Weiterentwicklungen genutzt (vgl. CIPS, 2015), fällt jedoch gegenüber später entwickelten Verfahren wie der Positive and Negative Syndrome Scale (PANSS) ab (Maß & Stieglitz, 2017).

Auch das *PSE* dient von der Intention her zur Erhebung des psychopathologischen Befundes. In der 9. Auflage (PSE-9) umfasst es 140 Symptome und entstand im Kontext eines US-UK-Diagnoseprojekts in den 70er Jahren des letzten Jahrhunderts. Die einzelnen Symptome haben ein *unterschiedliches Abstraktions- und Komplexitätsniveau* (z. B. Item 3: Anwesenheit psychosomatischer Symptome, Item 6: Müdigkeit, Item 14: Panikattacke, Item 48: Depersonalisation). Nur bei wenigen Symptomen gibt es explizite Übereinstimmungen mit AMDP, bei einigen Items gibt es jedoch inhaltliche Ähnlichkeiten (z.B. PSE: Ablenkbarkeit – AMDP: Konzentrationsstörungen, PSE: Hyperaktivität – AMDP: motorisch unruhig). Wie bei AMDP existiert ein Interviewleitfaden. Das PSE war ursprünglich dafür konzipiert, eine gemeinsame Grundlage der Definition von Symptomen im Kontext des Vergleichs der diagnostischen Gewohnheiten von England und den USA zu erreichen. Die Ausdifferenzierung einzelner Syndrome ist dort zum Teil komplexer und weniger einheitlich wie z.B. beim AMDP-System. PSE wurde auch kaum in Studien eingesetzt und dient in der Version PSE-10 als Symptomglossar für die *Schedules of Clinical Assessment in Neuropsychiatry* (SCAN; van Gülick-Bailer et al., 1995), dem einzigen offiziellen Instrument der WHO zur Erfassung von Störungen nach ICD-10. Aufgrund der großen Komplexität hat sich dieses sehr differenzierte Instrument leider nicht durchgesetzt, die Symptomdefinitionen können jedoch durchaus als Grundlage der Psychopathologie auch außerhalb des Instruments angesehen werden.

Die *CPRS* besteht aus 65 Items und wurde speziell im Hinblick auf Therapieevaluation entwickelt. Auch bei der CPRS gibt es nur eine geringe direkte Überschneidungsmenge mit dem AMDP-Symptomspektrum (u.a. hypochondrisch, Suizidalität, Depersonalisation, Derealisation), wobei die Bezeichnungen z.T. unterschiedlich sind. Wie bei AMDP werden die Symptome auf einer vierstufigen Skala von 0 bis 3 (nicht vorhanden – leicht – mittel – schwer) bewertet. Die CPRS liegt in verschiedenen Sprachen vor, eine offizielle deutschsprachige Version existiert jedoch nicht. In den 1980er Jahren wurde sie jedoch im deutschsprachigen Bereich, vergleichbar wie AMDP, in einer Reihe von Psychopharmakastudien eingesetzt (vgl. Baumann & Stieglitz, 1983). In der klinischen Praxis hat sich die CPRS im deutschsprachigen Raum nicht durchgesetzt und findet heute auch in der Forschung kaum noch Anwendung.

In Tabelle 18.1 sind nochmals die Unterschiede der Verfahren zusammengefasst.

Tabelle 18.1: Korrespondierende Verfahren zum AMDP-System

Verfahren	Autor(en)	Anzahl Symptome	Kennzeichen Symptome/ Items	Auswertung
AMDP	AMDP	100 psychische und 40 somatische	elementare Symptome	Symptom- und Syndromebene
CPRS	Åsberg et al.	67	Keine Fachsprache	Symptom- und Syndromebene
IMPS	Hiller et al.	90	Symptome in Frageform formuliert, nicht explizit benannt	Symptom- und Syndromebene
BPRS	Overall & Gorham	18	Symptomkomplexe, -klassen	Symptom- und Syndromebene
PSE	Wing et al.	140	Unterschiedliches Abstraktionsniveau, z.T. Symptomkombinationen	u.a. CATEGO-Klassen (vergleichbar Diagnosen)

Anmerkungen: AMDP: AMDP-System; CPRS: Comprehensive Psychopathological Rating Scale; IMPS: Inpatient Multidimensional Psychiatric Scale; BPRS: Brief Psychiatric Rating Scale; PSE: Present State Examination; Nähere Angaben zu den Verfahren vgl. Baumann und Stieglitz (1983), Bech (1993), Stieglitz et al. (2001).

Gegenüber diesen Verfahren hat das AMDP-System folgende *Vorteile:*

- Es wird ein weites Spektrum der Psychopathologie abgebildet.
- Die einzelnen psychopathologischen Symptome sind klar definiert und mit Beispielen verdeutlicht.

- Die erhobenen Befunde können als Grundlage des psychopathologischen Befundes genutzt werden.

Eine Kombination eines dieser Verfahren mit dem AMDP-System ergibt aufgrund der großen Überschneidung der Inhalte keinen zusätzlichen Nutzen und Gewinn. Eher ist an den Einsatz der sog. AMDP-Module zu denken (Freyberger & Möller, 2004; vgl. auch Kapitel 13).

Anders sieht es bei der Überlegung aus, ob man ergänzend zum AMDP-System ein *Selbstbeurteilungsverfahren* einsetzen sollte. Aufgrund der oben aufgeführten Aspekte scheint es im Einzelfall sinnvoll, das AMDP-System um ein Selbstbeurteilungsverfahren zu ergänzen. Dies kann aufgrund folgender Überlegungen sinnvoll erscheinen:

- Man möchte zusätzlich die Perspektive des Patienten ergänzend zur Ansicht des Untersuchers mittels des AMDP-Systems abbilden.
- Man möchte ergänzend klinisch relevante Aspekte abbilden, die das AMDP-System nicht hinreichend erfasst.

Der Einsatz von Selbstbeurteilungsverfahren kann weiterhin dadurch begründet werden, dass man, ähnlich wie beim AMDP-System, die Gesamtpsychopathologie abbilden will und z. B. die *Symptom Checklist* (SCL-90-R; vgl. auch Tabelle 18.2) nutzt, um Teilaspekte, wie z. B. Ängstlichkeit, Somatisierung oder Depressivität aus Patientensicht, zu erfassen.

Generell ist darauf hinzuweisen, dass es speziell dann sinnvoll ist, Selbstbeurteilungsverfahren einzusetzen, wenn Störungen vorliegen, bei denen die Selbstaussagen oder Selbstberichte des Patienten, d.h. dessen subjektive Sicht, von großer Bedeutung sind. Dies betrifft wiederum vor allem den Angstbereich (z. B. angstassoziierte Kognitionen oder körperliche Symptome mittels des AKV), aber auch Depressivität (z. B. depressive Kognitionen mittels des BDI-II).

In Tabelle 18.2 sind exemplarisch Verfahren aufgeführt, die sich in der Kombination mit dem AMDP-System auf Ebene der Gesamtpsychopathologie wie für einzelne psychopathologische Teildimensionen bewährt haben.

Tabelle 18.2: Selbstbeurteilungsverfahren (Auswahl) als Ergänzung zum AMDP-System

Bereich	Verfahren (Abk.)	Autor(en)	Kennzeichen
mehrdimensional	Symptom Checklist (SCL-90-R)	Franke	90 Items Gesamtwert und 9 Subskalen Normwerte
Depression	Beck Depressions Inventar (BDI-II)	Beck	21 Items Norm- und Cut-off-Werte
Angst (Panik)	Fragebogen zu körperbezogener Angst, Kognitionen und Vermeidung (AKV)	Ehlers & Margraf	58 Items 3 Subskalen
Soziale Angst	Soziale Phobie-Skala (SPS)	von Consbruch	20 Items
Generalisierte Angststörung	Penn State Worry Questionnaire (PSWQ)	Meyer et al.	16 Items
Zwang	Obsessive Compulsive Inventory – revised	Gönner et al.	18 Items Gesamtwert und 6 Subskalen
Posttraumatische Belastungsstörung	Impact of Event Scale – revised (IES-R)	Maercker & Schützwohl	22 Items und 3 Subskalen

Anmerkung: Nähere Angaben zu den Verfahren vgl. Stieglitz und Freyberger (2017a).

18.4 Andere klinisch relevante Bereiche

Im Sinne einer multimodalen Diagnostik ist, wie bereits skizziert, möglichst anzustreben, ein weites Spektrum von Aspekten zu berücksichtigen, um das Ausmaß von Störungen und betroffener Bereiche bei einem Patienten zu beschreiben. Über die bereits genannten Bereiche hinaus sind u. a. zu nennen (vgl. hierzu z.B. Schumacher et al., 2003; Bengel et al., 2008):

- Lebensqualität,
- Ausmaß der Beeinträchtigungen,
- soziale Unterstützung.

Speziell erwähnt seien zwei diagnostische Systeme, die immer wieder im Kontext von AMDP diskutiert werden: die Operationalisierte Psychodynamische Diagnostik (OPD) und die International Classification of Functioning (ICF) der WHO. Die Frage, welche Überschneidungen und welche Unterschiede zwischen diesen unterschiedlichen Ansätzen bestehen, wo sie eingesetzt werden bzw. wie und ob sie sich ergänzen, ist von großer praktischer Bedeutung, sodass nachfolgend kurz darauf eingegangen werden soll.

Operationalisierte Psychodynamische Diagnostik (OPD). Im Jahre 1996 veröffentlichte die Arbeitsgemeinschaft zur Operationalisierung psychodynamischer Diagnostik (Arbeitskreis OPD, 1996) ein *multiaxiales diagnostisches System mit fünf Achsen* (vgl. Tabelle 18.3), das den rein symptomorientierten Klassifikations- und Dokumentationssystemen wie ICD-10 und AMDP ein Instrument zur Seite stellen sollte, das psychodynamische Konzepte berücksichtigt. Zusätzlich sollte auch die psychoanalytisch-psychodynamische Diagnostik in ihrer Vergleichbarkeit und Vollständigkeit verbessert werden. Die Arbeitsgruppe bestand (und besteht) aus einer großen Gruppe von Hochschullehrern und Forschern, die bezogen auf die einzelnen Achsen an der Entstehung und Weiterentwicklung der OPD zusammenarbeiten und inzwischen die OPD-2 in der dritten Überarbeitung (Arbeitskreis OPD, 2014) veröffentlicht haben. Anhand der OPD-1 wurden, ähnlich wie bei AMDP, klinische Studien zur Reliabilität und Validität mit zufriedenstellenden bis guten Ergebnissen durchgeführt (Cierpka et al., 2001). Auf diesem Hintergrund ist die OPD-2 inzwischen als diagnostischer Standard in der psychodynamischen Psychotherapie anerkannt.

Tabelle 18.3: Achsen der Operationalisierten Psychodynamischen Diagnostik (OPD)

Achsen	Bezeichnung	Inhalt
Achse I	Behandlungsvoraussetzungen und Krankheitsverarbeitung	Schweregrad der Störung, gesellschaftlicher Kontext, Persönlichkeitsmerkmale, Ressourcen und Hemmnisse
Achse II	Beziehung	Erfassung dysfunktionalen habituellen Beziehungsverhaltens anhand des Cirkumplexmodells interpersonellen Verhaltens
Achse III	Konflikt	Diagnostik konflikthafter Interaktionserfahrungen auf Grundlage des basalen Motivationssystems
Achse IV	Struktur	Erfassung repetitiver Muster im Stil der interpersonellen und intrapsychischen Regulation
Achse V	Psychische und psychosomatische Störungen nach ICD-10	Erfassung aller psychischen Symptome (z. B. mithilfe des AMDP-Systems) nach dem Komorbiditätsprinzip

In der aktuellen Version ist die OPD nicht mehr nur ein Instrument der Querschnittsdiagnostik, sondern um einige Aspekte erweitert, die sich auf die Ziele und den Verlauf der Therapie beziehen (Arbeitskreis OPD, 2014). Zusätzlich zu den schon in der ersten Auflage vorhandenen Erhebungsbögen und synoptischen Zusammenfassungen der Achsen sind in der OPD-2 Arbeitsmaterialien, Interviewtools und ergänzende Module entwickelt worden. Auf diese Weise können nun operationalisiert Symptombelastung, Schweregrade, Therapiefoki und Veränderungsprozesse im Laufe der Therapie erfasst werden. Weitere, von der OPD abgeleitete Manuale, wie etwa das für Abhängigkeitserkrankungen oder die OPD für Kinder- und Jugendliche (OPD-KJ-2; Arbeitskreis OPD-KJ-2, 2020), haben zu der großen Verbreitung dieses diagnostischen Instrumentes beigetragen.

Die *Verbindung zwischen der OPD und dem AMDP-System* zeigt sich am augenfälligsten in der *Achse V*, in der die psychische Diagnostik auf der Basis psychopathologischer Befunderhebung vorgesehen ist.

An vielen anderen Stellen im OPD-System werden darüber hinaus psychopathologische Begriffe verwendet, die nicht explizit so bezeichnet sind. Hierzu zählen z. B. die sog. Leitaffekte (OPD-2 Konfliktcheckliste), wie Angst oder Depressivität als typische emotionale Reaktionsmuster in bestimmten Konfliktsituationen. Wie auch im AMDP-System sind diese Affekte allerdings nicht mit Diagnosen wie etwa „Angststörung" oder „Depression" gleichzusetzen, sondern können von individueller Wahrnehmungs- und Erlebnisbereitschaft ohne Störungscharakter bis hin zu manifestem psychopathologischen Symptomen reichen.

Auch innerhalb der *Strukturachse* werden insbesondere in den Beschreibungen des geringen Integrationsniveaus psychopathologisch relevante Begriffe verwendet, die z. B. die Ordnung im Gedankengang (z. B. Denkstörungen) oder die Zahl (z. B. Affektarmut) und den Ausdruck von Affekten (z. B. Affektlabilität, Affektinkontinenz) betreffen. Andererseits finden sich manche der im AMDP-System unter „andere Störungen" verwendeten Items (z. B. Krankheitsgefühl, Krankheitseinsicht, Ablehnung der Behandlung) auf der Achse I der OPD wieder.

Andere Parallelen zwischen AMDP und OPD zeigen sich in der *Entstehungsgeschichte:* Beide Systeme haben sich aus der gemeinsamen Beratung einer multizentrisch strukturierten Arbeitsgruppe heraus entwickelt. Die Ausbildung erfolgt in beiden Systemen in standardisierten Trainingsseminaren anhand von Patientenbeispielen (Video oder Interview); und im OPD-System wie im AMDP-System werden Interviewleitfäden und Zusatzmaterialien für spezielle Patientengruppen angeboten. Auf diese Weise erreichen beide Systeme eine gute Reliabilität und Validität und einen hohen Durchdringungsgrad in Ausbildung und klinischer Anwendung.

Grundsätzlich ist für die Arbeit mit dem OPD-System die möglichst einheitliche Erfassung und Graduierung psychopathologischer Symptome, beispielsweise anhand des AMDP-Systems, eine notwendige Voraussetzung, um die Operationalisierung auf allen Ebenen der multiaxialen Diagnostik zu ermöglichen. Beiden Systemen kommt somit im Sinne einer multimodalen Diagnostik eine sich *ergänzende, komplementäre Funktion* zu.

International Classification of Functioning (ICF). Die Internationale Klassifikation der Funktionsfähigkeit, Behinderung und Gesundheit der WHO (ICF; vgl. z.B. Linden et al., 2015) ergänzt die Internationale statistische Klassifikation der Krankheiten und verwandter Gesundheitsprobleme (ICD) um ein *Instrument zur Beschreibung von Krankheitsfolgen und Behinderungen*.

Bei der Beurteilung von Krankheitsfolgen sollten *strukturelle* Schädigung, *funktionale* Störung und *soziale* Beeinträchtigungen unterschieden werden. Aus einer Schädigung kann nicht automatisch auf eine Fähigkeitsstörung geschlossen werden, die ihrerseits regelhaft zu sozialen Beeinträchtigungen führt. Vielmehr nehmen Umfeld- und personenbezogene Faktoren darauf Einfluss, wie sich Symptome im Leben von Patienten auswirken. So bleibt ein Rollstuhlfahrer beispielsweise u.U. arbeitsfähig, wenn sein Arbeitsplatz barrierefrei eingerichtet ist.

Die ICF ist immer da von Bedeutung, wo es darum geht, die Relevanz von Gesundheitsstörungen für die gesellschaftliche Teilhabe zu beschreiben, also dem Patienten den Zugang zu Rehabilitationsleistungen der verschiedenen Kostenträger zu ermöglichen, wie zur medizinischen oder beruflichen Rehabilitation oder zu Leistungen der Eingliederungshilfe. In Deutschland können Leistungen zur Teilhabe (Rehabilitationsleistungen) gemäß SGB IX für Personen nur dann erbracht werden, wenn deren Einbindung in Lebensbereiche, wie Schul-/Ausbildung, Erwerbsleben oder Selbstversorgung, krankheitsbedingt bedroht oder bereits beeinträchtigt ist.

Das Gesundheitsproblem wird aktuell immer noch mithilfe der ICD-10 beschrieben, daran anschließend wird gemäß dem bio-psycho-sozialen Modell der ICF, das im SGB IX bereits seit 2007 gesetzlich normiert ist, sowohl die Schädigungen des Körpers und die Beeinträchtigungen der Funktionen, wie auch die daraus resultierenden Auswirkungen auf persönliche Aktivitäten und das Eingebundensein in das gesellschaftliche Leben (z.B. Erwerbsleben, Erziehung/Bildung, Selbstversorgung), unter Berücksichtigung des jeweiligen Lebenshintergrundes einer Person, dargestellt.

Auch in der UN-Konvention über die Rechte von Menschen mit Behinderungen heißt es entsprechend in Artikel 1: „Zu den Menschen mit Behinderungen zählen Menschen, die langfristige körperliche, seelische, geistige oder Sinnesbeeinträchtigungen haben, *welche sie in Wechselwirkung mit verschiedenen Barrieren* an der vollen, wirksamen und gleichberechtigten Teilhabe an der Gesellschaft hindern können".

Nach der ICF liegt eine *Behinderung* vor, wenn
- Körperfunktionen/-strukturen von denen abweichen, die für einen gesunden Menschen typisch sind oder
- eine Person nicht mehr das tut oder tun kann, was von einem Menschen ohne Gesundheitsproblem erwartet wird oder
- sie ihr Dasein in allen ihr wichtigen Lebensbereichen nicht mehr in der Art und dem Umfang entfalten könne, wie es von einem Menschen ohne gesundheitliche Beeinträchtigung erwartet wird.

Uneingeschränkte *Funktionsfähigkeit* bzw. „funktionale Gesundheit" liegt vor, wenn eine Person trotz eines Gesundheitsproblems
- all das tut oder tun kann, was von einem gesunden Menschen erwartet wird und/oder
- sie sich in der Weise und dem Umfang entfalten kann, wie es von einem gesunden Menschen erwartet wird.

Funktionseinschränkungen wirken sich auf die *Aktivitäten* in den verschiedenen Lebensbereichen aus. Ein Patient mit Agoraphobie kann z.B. das Haus nicht mehr zum Einkaufen verlassen (alltägliche Aufgaben, Selbstversorgung) und auch keine öffentlichen Verkehrsmittel (Mobilität) benutzen.

Die ICF selber ist eine reine Klassifikation, sie enthält keine Messinstrumente. Für die Beschreibung von Körperfunktionen und -strukturen werden von der ICF z. B. auf die Neutral-Null-methode, Blutdruckmessung oder die Bestimmung der Ejektionsfraktion des Herzens verwiesen.

Wie kann der Bereich der psychischen (mentalen) Funktionen beschrieben werden? Die ICF benennt im *Kapitel b1 „Mentale Funktionen“* als Funktionen des Gehirns einerseits die „globalen mentalen Funktionen“, wie Funktionen des Bewusstseins, der psychischen Energie und des Antriebs, sowie die „spezifischen mentalen Funktionen“, wie Funktionen des Gedächtnisses, kognitiv-sprachliche Funktionen und Funktionen des Rechenvermögens.

Hier tauchen also praktisch alle Kategorien des psychischen Befundes nach AMDP auf. Das AMDP-System ermöglicht es somit, die psychische Symptomatik, die gemäß ICD-10 zu Diagnosen zusammengefasst wird, den entsprechenden Kategorien der „Körperfunktionen“ in der ICF zuzuordnen.

Die ICF sieht eine Graduierung der Funktionseinschränkungen nach „leicht“, „mäßig“, „erheblich“ und „voll“ vor. Diese vierstufige Einteilung ist nicht völlig mit der dreistufigen Graduierung nach AMDP kompatibel, zumal die Kategorie „nicht vorhanden“ der ICF auch „unerhebliche“ Funktionseinschränkungen bis 4 % umfasst, dennoch stellt ein gemäß AMDP erhobener Befund eine gute Grundlage für eine Graduierung nach ICF dar (vgl. AMDP, 2023 sowie Anhang, S. 398 ff.).

Für die Beurteilung der Teilhabestörung kommt es dann im Weiteren darauf an, in welchen Lebensbereichen sich die Funktionsstörungen auswirken. Wenn durch Umweltbedingungen (Ressourcen) oder personenbezogene Kontextfaktoren eine Funktionsstörung nicht zum Tragen kommt, aber natürlich auch, wenn durch eine ressourcenarme Umgebung (Barrieren) schon geringe Funktionseinschränkungen zu massiven Teilhabestörungen führen, ist dies zu berücksichtigen. Die Beurteilung des Schweregrads der Symptome beim AMDP-System bezieht sich auf die Auswirkung im Alltag und den subjektiven Leidensdruck, sie muss in diesem Fall um die Erhebung der Fremdanamnese und die Beschreibung des Lebensumfeldes ergänzt werden. Insgesamt kann die standardisierte und vollständige Erhebung der psychischen (mentalen) Symptome die notwendige Grundlage für alle weiteren Beurteilungsebenen innerhalb der ICF bilden.

18.5 Schlussbemerkungen

AMDP stellt zwar ein umfassendes Dokumentationssystem speziell im Hinblick auf die Erfassung psychopathologischer Phänomene dar, kann und muss jedoch im Einzelfall durch andere Verfahren ergänzt werden. Dies ist immer dann sinnvoll, wenn spezielle Assessmentziele angestrebt werden, die durch AMDP nicht hinreichend genau bzw. umfangreich abgedeckt werden. Hierzu ist es dann sinnvoll, zusätzliche Informationsquellen heranzuziehen. Dies betrifft speziell den Einsatz von Selbstbeurteilungsverfahren, um die Perspektive des Patienten differenzierter zu erheben. Selbstbeurteilungsverfahren sind aber nur dann sinnvoll, wenn ein zusätzlicher Gewinn an Informationen erwartet wird. So wäre es z. B. wenig sinnvoll, die Hamilton Depressionsskala als eine sehr oft verwendete Skala ergänzend zu AMDP einzusetzen, da der Informationsgewinn gering ist.

Kombiniert bzw. ergänzt man das AMDP-System um andere Verfahren, so ist auf verschiedene Aspekte hinzuweisen:

- Grundlegend für die Entscheidung zum Einsatz und der Auswahl eines Instrumentes ist die Klärung des Assessmentziels: „Welche weiteren Informationen, die nicht ausreichend im AMDP-System erfasst werden, sind erforderlich und sollen erhoben werden?“
- Beide Verfahren müssen sich auf den gleichen Beurteilungszeitraum beziehen. So erfassen die meisten Selbstbeurteilungsverfahren die letzte Woche, was man im AMDP-Sys-

tem im Kopf des Dokumentationsbogens angeben kann und bei der Exploration beachten muss.
- Bei der Entscheidung zur Ergänzung von AMDP um weitere Verfahren ist der damit anwachsende Zeitaufwand in Relation zum Zusatznutzen zu bewerten.
- Bei der Nutzung der ICF bietet sich das AMDP-System (AMDP, 2023) als Operationalisierung zur Messung der „mentalen Funktionen“ an.

19 Therapieevaluation mit AMDP

Silke Kleinschmidt und Rolf-Dieter Stieglitz

19.1 Vorbemerkungen

Eines der ursprünglichen Anliegen bei der Entwicklung des AMDP-Systems war die Konzipierung eines Instruments für psychopharmakologische Studien mit der Zusammenstellung hierfür relevanter psychopathologischer Symptome. Das Instrument wurde in der Folgezeit auch in einer Vielzahl von Studien eingesetzt (vgl. z. B. Baumann & Stieglitz, 1983, sowie Kapitel 17).

Wie in Kapitel 1 ausführlich dargestellt, lassen sich im Bereich der psychiatrischen Diagnostik unterschiedliche diagnostische Ebenen unterscheiden, wobei im Hinblick auf die Therapieevaluation vor allem die Symptom- und Syndromebene (vgl. Kapitel 4) von besonderer Bedeutung sind. Zentrales Anliegen ist meist die Evaluation des Therapieverlaufs und speziell die Evaluation der Wirksamkeit der gewählten Interventionen.

Bei der Therapieevaluation steht die *Veränderungsmessung* bzw. Veränderungserfassung (Stieglitz, 2008) im Mittelpunkt. Die meisten Instrumente im Kontext der klinisch-psychologischen bzw. psychiatrischen Diagnostik zielen auch darauf ab, die jeweiligen Störungsbereiche und ihre Veränderungen nach einer Intervention, aber auch im Spontanverlauf abzubilden. Dies gilt insbesondere auch für das AMDP-System, wobei der Aspekt der Therapieevaluation zumindest systematisch in der klinischen Anwendung generell zu wenig genutzt wird, da es den meisten Anwendern unbekannt ist.

19.2 Indikation

Das originäre Anliegen von AMDP war die Abbildung von Veränderungen unter dem Einfluss von psychopharmakologischen

Behandlungen (z.B. bei affektiven Störungen, schizophrenen Störungen), aber auch zunehmend der Psychotherapie (vgl. Thiel et al., 1997 sowie Kapitel 16).

Schaub et al. (1997) betonen die Möglichkeiten des AMDP-Systems im Kontext des *Qualitätsmonitorings*. Sie verweisen darauf, dass insbesondere die Ergebnisqualität als ein wichtiger Qualitätsindikator durch das AMDP-System abbildbar ist. Sie unterscheiden verschiedene Ebenen des Qualitätsmonitoring. Eine Ebene bezieht sich auf den in der Klinik tätigen Arzt oder Psychologen. Dieser kann in regelmäßigen Zeitabständen durch standardisierte Befunderhebung über Effekte seines therapeutischen Handelns informiert werden und dies im Hinblick auf eine mögliche Veränderung der Therapiestrategie bzw. einzelner Interventionen nutzen. Dies gilt sowohl für die Psychopharmako- als auch für die Psychotherapie.

Indikatorvariablen für *Ergebnisqualität* lassen sich im AMDP-System als Symptomschwere und Befundänderung zum Beispiel auf der Ebene der Syndromwerte bilden. Syndromwerte (vgl. Kapitel 4) sind Größen, die die Schwere der Symptomatik einzelner psychiatrischer Erkrankungen auf dimensionaler Ebene beschreiben. Befundverbesserungen zwischen Aufnahme- und Entlassungszeitraum werden als Differenz der Syndromwerte dargestellt, insbesondere bei Erkrankungen, die durch einzelne Syndrome besonders charakterisiert werden können. Dies ist zum Beispiel bei affektiven Störungen vor allem durch die Syndromskalen manisches und depressives Syndrom der Fall, bei schizophrenen Störungen durch das paranoid-halluzinatorische Syndrom.

Eine weitere Möglichkeit des Qualitätsmonitorings ergibt sich durch den Einsatz des AMDP-Systems zur *Verlaufsmessung in Langzeitkatamnesen* (z.B. Ahrens, 1997, sowie Kapitel 14). So lassen sich beispielsweise vor allem auf der Syndromebene Langzeitverläufe von Patienten beurteilen, die über längere Zeit behandelt werden. Daraus lassen sich dann zum Beispiel unterschiedliche Verläufe der Syndrome erkennen. Auch ein Syndromwandel lässt sich abbilden (z.B. von einem paranoid-halluzinatorischen Syndrom in ein postschizophrenes, depressives Syndrom).

Gleichermaßen lassen sich derartige Profildarstellungen auch für Gruppen von Patienten anschaulich zeigen. Bei der Langzeitanwendung des Systems können einerseits die Veränderungen bei Einzelpatienten im Längsschnitt und andererseits die Veränderung des Querschnittsbefundes von *Patientengruppen* im Zeitverlauf dargestellt werden. Der Einsatz des AMDP-Systems sowohl in der klinischen Routine-Dokumentation über lange Zeiträume als auch in rein wissenschaftlichen Langzeitanwendungen unterstützt sowohl die Erfassung der Qualität der Behandlung als auch die Veränderung klinisch relevanter Parameter über die Zeit. Darüber hinaus ergibt sich die Möglichkeit, über lange Zeiträume zum einen die *Veränderung von Nebenwirkungen* (vgl. auch Kapitel 20) bei verschiedenen Langzeitbehandlungen und zum anderen die Veränderung von psychopathologischen Profilen von Patienten zu untersuchen. Auf die Möglichkeiten der Veränderungserfassung im Kontext der Forschung wird im Kapitel 17 näher eingegangen.

Veränderungen lassen sich unter unterschiedlichen *Zeitperspektiven* betrachten:

- Traditionell wird eine Prä-Post-Messung durchgeführt.
- Auch wenn sie oft vernachlässigt werden, sind Zwischenmessungen zur Erfassung von Therapiefortschritten sinnvoll und notwendig. Diese könnten sich gegebenenfalls auch auf ausgewählte Symptome oder Syndrome beschränken mit dem Ziel festzustellen, ob die Therapie Fortschritte macht, stagniert oder sich sogar Verschlechterungen zeigen.
- Wichtig sind auch Langzeitbeobachtungen im Kontext von Katamnesen (vgl. Ahrens, 1997).

19.3 Symptomebene

Die Symptomebene stellt die *elementarste Ebene* dar. Hier lassen sich alle Symptome, die initial bei einem Patienten bewertet wurden, auch im Zeitverlauf im Hinblick auf eine Veränderung, evaluieren. Unter Einbeziehung des somatischen Befundes lassen sich dann folgende Differenzierungen treffen:

- Erfassung von erwünschten Wirkungen,
- Erfassung von unerwünschten Wirkungen (Nebenwirkungen).

Der *Vorteil des AMDP-Systems* besteht in einer umfassenden Abbildung der Symptomatik, d.h. dem breiten Spektrum von klinisch relevanten Symptomen. Zudem ermöglicht die Erfassung einer Abnahme des Schweregrades (z.B. von schwer nach leicht) eine frühe und differenzierte Bewertung der in der Regel schrittweisen Verbesserung unter Therapie.

Bei Verlaufsuntersuchungen ergeben sich dann folgende *Konstellationen:*

- Symptome werden weniger stark bzw. verschwinden oder verändern sich nicht.
- Es können im Zeitverlauf auch neue Symptome auftreten, was oft übersehen wird.

So kann zum Beispiel eine depressive in eine manische Symptomatik oder eine schizophrene paranoid-halluzinatorische Symptomatik in eine Negativsymptomatik umschlagen. Nach Baumann und Stieglitz (1983) treten z.B. verschiedene Symptome zwar im Ausgangsbefund selten auf, nehmen aber im Verlauf an Häufigkeit zu. Vielfach handelt es sich um unerwünschte Effekte (Nebenwirkungen) von Psychopharmaka-Behandlungen (vgl. Kapitel 20). Im AMDP-System wurde bewusst auf eine Trennung zwischen Symptomen der Haupt- und Nebenwirkungen verzichtet, da dies nicht praktikabel ist. Das System muss, um für die Verlaufsmessung geeignet zu sein, daher nicht nur die im Ausgangsbefund relevanten Merkmale erfassen, sondern auch die im Verlauf auftretenden Symptome. Beim somatischen Befund ist eine stärkere Zunahme von Symptomen im Behandlungsverlauf als beim psychischen Befund zu erwarten. Die Analysen zeigen die Notwendigkeit, ein breites Merkmalsinventar zur Verfügung zu haben, um auch unerwartete/unerwünschte Veränderungen erfassen zu können.

19.4 Syndromebene

Die Zusammenstellung von psychopathologischen Syndromen war neben der Symptomentwicklung ein weiterer wichtiger Themenbereich bei der Entwicklung des AMDP-Systems (vgl. auch Kapitel 4) und stellt im Rahmen der Veränderungsmessung ebenfalls eine *wichtige Ebene zur Therapieevaluation* speziell in Studien dar (vgl. Baumann & Stieglitz, 1983; Rösler et al., 2012 sowie Kapitel 17).

In Abbildung 19.1 ist das Beispiel eines Prä-Post-Vergleiches eines schizophrenen Patienten dargestellt. Daraus erkennt man sehr gut, dass bei Aufnahme des Patienten vor allem die Syndrome PARHAL, PSYORG, MANI, HOST deutlich werden, während sich diese nach einer erfolgreichen Behandlung deutlich reduzieren, dafür aber eher als Negativsymptomatik zu bezeichnende Phänomene auftreten (Syndrome DEPRES, APA).

Die AMDP-Syndrome, für die es *Normwerte* und vor allen Dingen auch eine Reihe von empirischen Daten gibt, ermöglichen

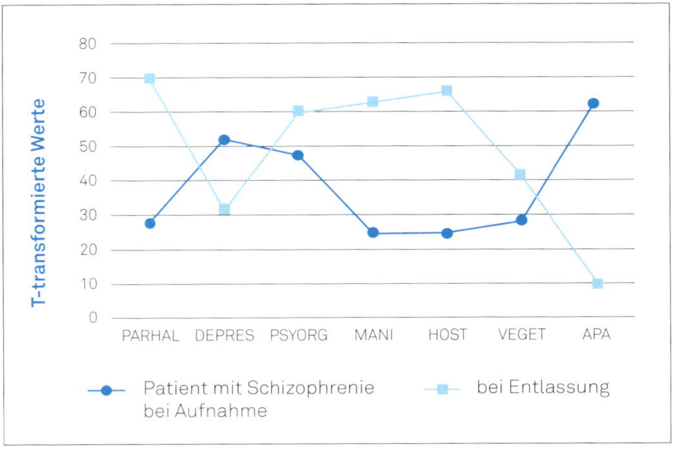

Abbildung 19.1: Syndromprofil eines schizophrenen Patienten bei Aufnahme und Entlassung (Abk. vgl. Kapitel 4)

es, Differenzen zu bestimmen und auszusagen, ab wann eine T-Wert-Differenz als bedeutsam anzusehen ist. Ein gebräuchlicher Wert in diesem Kontext stellt der sog. *Reliable Change Index* (RCI) dar (vgl. Stieglitz, 2008). Er besagt, ab wann man von einer statistisch signifikanten Veränderung sprechen kann.

In Tabelle 19.1 sind die RCI für die AMDP-Syndrome aufgeführt. So bedeuten zum Beispiel die Berechnungen für das apathische Syndrom, dass mindestens eine Differenz von 11 T-Wert-Punkten vorliegen muss, um von einer signifikanten Veränderung in positiver oder negativer Richtung zu sprechen.

Tabelle 19.1: Reliable Change Index (RCI) für die AMDP-Syndrome (Gebhardt et al., 1983)

Syndrom	Abk.	Reliabilität (Cronbachs α)	Standardfehler (SE) der Differenzen	RCI[1)]
Apathisches Syndrom	APA	.69	5.56	±11
Paranoid-halluzinatorisches Syndrom	PARHAL	.86	3.74	±7
Depressives Syndrom	DEPRES	.81	4.35	±9
Psychoorganisches Syndrom	PSYORG	.79	4.58	±9
Manisches Syndrom	MANI	.78	4.69	±9
Hostilitätssyndrom	HOST	.75	5.00	±10
Vegetatives Syndrom	VEGET	.65	5.91	±12
Zwangssyndrom	ZWANG	.69	5.56	±11

Anmerkungen: [1)] auf- oder abgerundet: Standardabweichung (SD, T-Verteilung): 10, $SE = SD \times \sqrt{1-\alpha}$, $RCI = 1.96 \times SE$ (5%-Niveau), (Stieglitz, 2008, S. 63)

19.5 Fallbeispiel

Die Arbeit mit dem AMDP-Befund als Instrument der klinischen Verlaufsbeurteilung soll nun am Beispiel einer Fallgeschichte dargestellt werden (vgl. hierzu auch Kapitel 35 mit dem Fallbeispiel einer posttraumatischen Belastungsstörung und depressiven Episode).

Fallbeispiel

Die 48-jährige Patientin kam aufgrund von seit 2 Monaten zunehmend häufig auftretenden, stark beunruhigenden Erinnerungslücken zur stationären Behandlung.

Im *Aufnahmebefund* nach dem AMDP-System zeigte die Patientin ein ausgeprägtes depressives Syndrom: Sie war schwer deprimiert, affektarm und leicht affektstarr. Sie hatte Störungen der Vitalgefühle, der Appetit war gemindert und sie hatte an Gewicht abgenommen. Es bestanden eine Grübelneigung und starke Schuldgefühle. Erschöpfung entstand u.a. durch starke Durchschlafstörungen und Alpträume ohne Früherwachen. Darüber hinaus berichtete sie über Suizidgedanken.

Zusätzlich schilderte sie auf Nachfrage optische Pseudohalluzinationen, starke diffuse Ängste und ein leichtes Depersonalisationserleben. Es kam mehrmals in der Woche zu, von der Patientin als „Aussetzer" beschriebenen, Erinnerungslücken mit einer mehrstündigen Amnesie. Frau A. war sehr schreckhaft und berichtete, mehrfach in der Woche für einige Minuten Flashbackerleben und Intrusionen zu erleben.

Aus dieser Beschwerdeschilderung und in Abstimmung mit den Wünschen der Patientin ergaben sich *zwei Zielrichtungen für die stationäre Behandlung:* zum einen sollten sich die Symptome der Posttraumatischen Belastungsstörung und zum anderen die der Depression bessern.

Vor Aufnahme war die Patientin hausärztlich wechselnd mit Promethazin und Benzodiazepinen behandelt worden, verschiedene Antidepressiva waren kurzfristig an- und wieder abgesetzt worden, weil die Patientin sie nicht vertrug oder aus Angst vor Nebenwirkungen nicht einnahm. Die Patientin konnte sich in der Sicherheit des stationären Settings zu einem erneuten medikamentösen Behandlungsversuch entschließen. Um den Verlauf der kombinierten Psycho- und Pharmakotherapie zu prüfen, wurden *Zielsymptome* mit der Patientin abgestimmt und wöchentlich die Erhebung des Symptomverlaufes nach dem AMDP-System vereinbart.

In der *ersten Behandlungswoche* wurde im Hinblick auf die depressive Episode nach ICD-10 die bestehenden Schlafstörungen und das „Hyperarousel" eine antidepressive Therapie mit Mirtazapin in aufsteigender Dosierung (15 bis max. 45 mg) begonnen. Zudem nahm sie u. a. an einer traumaspezifischen Einzel- und Gruppenpsychotherapie teil, erlernte die Progressive Muskelrelaxation und erhielt Körpereinzeltherapie.

Hierunter besserten sich im *Laufe von 14 Tagen* nach und nach die niedergedrückte Stimmung und die Affektarmut, sie gewann an Zuversicht, hatte mehr Appetit und nahm an Gewicht zu. Zu Gedächtnislücken kam es während der Behandlung nicht. Die Flashbacks nahmen im Zuge des Einsatzes von stabilisierenden Imaginationen in ihrer Bedrohlichkeit ab. Im Rahmen der Einzelpsychotherapie wurden u. a. die Schuldgefühle der Patientin bearbeitet; und sie konnte diese Selbstzuschreibungen zunehmend relativieren.

Belastend blieben jedoch die Alpträume, die einen außerordentlich realitätsnahen Charakter entwickelten. Diese Alpträume brachte die Patientin in Zusammenhang mit ihren stark einschränkenden Ängsten, die nach den Alpträumen bis lange in den Vormittag anhielten. Je stärker die Ängste waren, desto eher kam es zu Episoden mit Pseudohalluzinationen, die den Kreislauf von Angst und Rückzug verstärkten. Die Bearbeitung der traumatischen Erinnerungen in der Therapie und der Austausch mit ebenfalls betroffenen Mitpatienten aktivierten weiteres Erinnerungsmaterial, sodass Angst und Schreckhaftigkeit noch zunahmen. Die Patientin versäumte schließlich Therapiesitzungen, weil sie sich nicht traute, das Zimmer zu verlassen.

Vor diesem Hintergrund vereinbarten wir mit ihr zusätzlich eine „Off label"-Therapie mit Quetiapin 25 mg. Hierunter kam es innerhalb einer weiteren Woche zunächst zur Abnahme der Angst, die Pseudohalluzinationen verschwanden und die

Alpträume nahmen in ihrer Häufigkeit langsam ab. Wenn sie auftraten, gelang es der Patientin deutlich besser, die in der Therapie erlernten Techniken der Distanzierung und Selbstberuhigung anzuwenden.

Die *wöchentliche Erhebung des AMDP-Befundes* erlebte die Patientin als Ausdruck von Sorgfalt und Zuwendung. Sie begann, sich selbst und ihren Symptomverlauf anhand der wiederkehrenden Fragen selbst zu bewerten, und berichtete zuletzt auch ohne Nachfrage aus eigenem Antrieb von ihren Beschwerden. Die daraus abgeleiteten Behandlungsschritte konnte sie sehr viel besser als zuvor akzeptieren und sich mit weniger Angst auf die dauerhafte psychopharmakologische Behandlung einlassen.

19.6 Schlussbemerkungen

Die Anwendung des AMDP-Systems im klinischen Alltag wird bisher noch zu wenig systematisch im Hinblick auf die Erfassung und Evaluation von Veränderungen genutzt. Meist erfolgt eine Evaluation eher implizit, wenngleich es verschiedene Möglichkeiten gibt, sie systematisch durchzuführen. Besonders im Kontext einer therapiebegleitenden Diagnostik (Stieglitz & Freyberger, 2017b) sollte man sich ein kontinuierliches Bild über den Zustand des Patienten machen, um zum Beispiel Non-Responder frühzeitig zu erkennen und die Chance für eine zeitnahe Änderung der Therapiestrategie nicht zu versäumen (vgl. auch Konzept Early Improvement; z. B. Szegedi et al., 2009). Es gilt, den Zustand eines Patienten nicht nur initial, sondern auch im Zeitverlauf zu evaluieren, und wenn sich keine bedeutsamen Veränderungen zeigen, die Therapiestrategie zu verändern.

20 Erfassung von Nebenwirkungen mit AMDP

Wolfgang Retz und Michael Rösler

20.1 Vorbemerkungen

Im Zusammenhang mit der Prüfung der Wirksamkeit und der Sicherheit psycho- oder pharmakologischer Behandlungsmethoden in der Psychiatrie können neben der eigentlich beabsichtigten therapeutischen Wirkung auch nicht beabsichtigte Wirkungen im Sinne sogenannter *„unerwünschter Ereignisse“* (UE) (meist als *Nebenwirkungen* bezeichnet) auftreten. Unter unerwünschten Ereignissen versteht man alle im Rahmen einer klinischen Prüfung beobachteten Störungen der Befindlichkeit des Behandelten, subjektive und objektive Krankheitssymptome, Veränderungen von Laborparametern, interkurrente Krankheiten und Unfälle. Diese müssen im Rahmen jeder klinischen Prüfung erfasst werden – und zwar unabhängig von einem möglichen ursächlichen Zusammenhang mit der eingesetzten Intervention (Eckhardt et al., 2005). Auch bei psychopharmakologischen Interventionen im psychiatrischen Alltag besteht ein ausgeprägtes Bedürfnis der Überwachung der Behandlung um den Gesichtspunkt der Arzneimittelsicherheit. Für stationäre Patienten wurde deswegen das Projekt der Arzneimittelsicherheit in der Psychiatrie (AMSP; Grohmann et al., 1999) gegründet.

Zu einer qualitativ hochwertigen wissenschaftlichen Methodik in der klinischen Forschung gehört unter anderem die Verwendung aussagekräftiger Erhebungsinstrumente. Nur dann ist eine valide Übertragbarkeit der Ergebnisse der klinischen Studie in die klinische Praxis gewährleistet. Aber auch im Rahmen der individuellen Behandlung psychisch Erkrankter außerhalb wissenschaftlicher Untersuchungen ist es notwendig, unerwünschte Nebenwirkungen der Therapie zu erfassen und gegen den eingetretenen Behandlungserfolg abzuwägen. Dies ist insbesondere im Hinblick auf die Behandlungsadhärenz des Patienten von großer Wichtigkeit.

20.2 Methodische Überlegungen

Für die Erfassung unerwünschter Ereignisse sind unterschiedliche methodische Vorgehensweisen denkbar. Im Rahmen klinischer Studien wird der Proband bei den jeweiligen Studienvisiten üblicherweise durch den Prüfarzt befragt, ob seit der letzten Visite unerwünschte Ereignisse aufgetreten sind. Diese werden durch den Prüfarzt dokumentiert, hinsichtlich eines möglichen Zusammenhangs mit der durchgeführten Intervention bewertet und fließen sodann in die Datenanalyse ein. Eine solche freie Befragung entspricht der Vorgehensweise, die in der Regel auch bei der individuellen Behandlung psychisch Kranker im klinischen Alltag angewendet wird. Ein solches unsystematisches Vorgehen birgt allerdings die Gefahr, dass tatsächlich aufgetretene unerwünschte Ereignisse nicht vollständig registriert werden, wenn nämlich der Patient im Kontakt mit dem Arzt nicht alle Befindlichkeitsstörungen spontan berichtet. Aus diesem Grund bietet es sich – vor allem im Rahmen klinischer Studien – an, standardisierte oder halbstandardisierte Fragebögen oder Interviews einzusetzen, welche eine systematische und umfassende Dokumentation von Befindlichkeitsstörungen beziehungsweise körperlicher Beschwerden ermöglichen.

20.3 Der „Somatische Befund“ des AMDP-Systems

Das AMDP-System stellt mit dem Dokumentationsbogen „Somatischer Befund“ ein Instrument zur systematischen Erfassung körperlicher Beschwerden und Funktionsstörungen zur Verfügung. Mit dem Dokumentationsbogen werden mithilfe von 40 Merkmalen Störungen in sieben Funktions- beziehungsweise Organsystemen ermittelt (vgl. Tabelle 20.1). Bei den

Merkmalen des Somatischen Befundes handelt es sich überwiegend um solche, die durch die Befragung des Patienten zu beurteilen sind (23 „S“-Merkmale). Nur drei Merkmale lassen sich durch Beobachtung beziehungsweise Prüfung beurteilen („F“-Merkmale), 14 Merkmale können durch Fremdbeobachtung oder Selbstbeschreibung („SF“-Merkmale) beurteilt werden (vgl. auch Kapitel 1). Darüber hinaus gibt es die Möglichkeit, auf dem Dokumentationsbogen weitere Symptome zu dokumentieren, die im Rahmen der Untersuchung festgestellt werden.

Tabelle 20.1: Merkmale des AMDP-Dokumentationsbogens „Somatischer Befund“

Schlaf- und Vigilanzstörungen	• Einschlafstörungen (S) • Durchschlafstörungen (S) • Verkürzung der Schlafdauer (S) • Früherwachen (S) • Müdigkeit (SF)
Appetenzstörungen	• Appetit vermindert (S) • Appetit vermehrt (S) • Durst vermehrt (S) • Sexualität vermindert (S)
Gastrointestinale Störungen	• Hypersalivation (SF) • Mundtrockenheit (S) • Übelkeit (S) • Erbrechen (SF) • Magenbeschwerden (S) • Obstipation (S) • Diarrhoe (S)
Kardio-respiratorische Störungen	• Atembeschwerden (SF) • Schwindel (SF) • Herzklopfen (S) • Herzdruck (S)
Andere vegetative Störungen	• Akkommodationsstörung (S) • Schwitzen vermehrt (SF) • Seborrhoe (SF) • Miktionsstörungen (S) • Menstruationsstörungen (S)

Tabelle 20.1: Fortsetzung

Weitere Störungen	• Kopfdruck (S) • Rückenbeschwerden (S) • Schweregefühl in den Beinen (S) • Hitzegefühl (S) • Frösteln (S) • Konversionssymptome (SF)
Neurologische Störungen	• Rigor (F) • Muskeltonus erniedrigt (SF) • Tremor (SF) • Dyskinesien (SF) • Hypokinesien (SF) • Akathisie (SF) • Ataxie (SF) • Nystagmus (F) • Parästhesien (S)

Anmerkungen: S = Selbstaussagen des Patienten, F = Beobachtung des Untersuchers *oder* durch Dritte, SF = S oder F (vgl. auch Kapitel 1).

Einen weiteren Vorteil bietet die Erhebung des Somatischen Befundes mit dem AMDP-System auch wegen der Möglichkeit, den *Ausprägungsgrad der körperlichen Symptome* zu bestimmen. Die Operationalisierungen der Graduierung der Merkmale in „leicht“, „mittel“ und „schwer“ können dem AMDP-Manual entnommen werden. Insgesamt ergibt sich hierdurch ein umfassendes Bild über den Somatischen Befund des Patienten zum jeweiligen Untersuchungszeitpunkt, der auch eine differenzierte Beurteilung von Veränderungen der körperlichen Symptome im Behandlungsverlauf ermöglicht.

20.4 Schlussbemerkungen

Der somatische Befund des AMDP-Systems hat sich in verschiedenen kontrollierten und randomisierten Studien als Instrument zur Erfassung unerwünschter Wirkungen bewährt. Nebenwirkungen von verschiedenen Neuroleptika untersuchten Klieser et al. (1994). Die unerwünschten Begleitwirkungen verschiedener antidepressiver Behandlungen wurden mit dem somatischen Befund des AMDP-Systems ebenfalls beschrieben (Lôo et al., 2003; Whitmyer et al., 2007). Als weitere aktuelle Beispiele können Studien zur Behandlung der Aufmerksamkeitsdefizit-/Hyperaktivitätsstörung mit Methylphenidat gelten (Rösler et al., 2010; Retz et al., 2012).

Teil IV: Aus-, Fort- und Weiterbildung

21 Vermittlung von psychopathologischem Wissen

Achim Haug und Wolfgang Trabert

21.1 Der psychopathologische Befund als Kernbestandteil psychiatrischer Diagnostik

In den vorhergehenden Kapiteln wurde deutlich, dass der psychopathologische Befund Kernbestandteil der Diagnostik in der Psychiatrie ist und damit auch wichtigstes Aufbauelement für jede Therapieplanung. Leider kommt aber der Vermittlung psychopathologischen Wissens in der *Aus- und Weiterbildung* von Ärzten, Psychologen und anderen Berufsgruppen ein eher geringes Gewicht zu. Selbst in der klinischen Praxis gibt es ein krasses Missverhältnis zwischen der Zeit, die der Diagnostik einerseits und der Therapie andererseits gewidmet wird. Erschwerend kommt hinzu, dass Elemente der Diagnostik einschließlich des psychopathologischen Befundes nicht nur am *Anfang einer Behandlung* stehen sollten. Vielmehr sollte auch im *Therapieverlauf* regelmäßig die Befundänderung durch die Behandlung überprüft und die Fortführung oder auch Änderung einer Therapie immer wieder am überprüften Status adjustiert werden. Hierin unterscheidet sich die Psychiatrie im Übrigen nicht von anderen medizinischen Disziplinen. Dort wird man zum Beispiel selbstverständlich im Verlauf der Behandlung einer Pneumonie die Lunge auskultieren und die Therapie gegebenenfalls je nach Befund anpassen. Mit derselben Selbstverständlichkeit sollte in der Psychiatrie zu Beginn einer Behandlung ein ausführlicher psychopathologischer Befund die Richtung für die Therapie weisen sowie Untersuchungen im Verlauf den Status überprüfen und die Therapie gegebenenfalls neu adjustieren (vgl. Kapitel 19).

21.2 Die Glossare in DSM und ICD

Die Autoren der heute gebräuchlichen Diagnosesysteme ICD-10/-11 und DSM-5 haben mit der Zeit ein Problembewusstsein dafür entwickelt, dass es kaum zielführend sein kann, als wichtigste Kriterien für eine Diagnose bestimmte Symptome zu konzipieren, aber nirgendwo etwas zum Begriffsverständnis dieser Symptome zu erwähnen. Wenn schon die Symptombegriffe unterschiedlich ausgelegt werden können, wird dies auch der Reliabilität der gestellten Diagnosen schaden. So ist in der Neuauflage des Diagnostic and Statistical Manual of Mental Disorders, dem DSM-5, ein gegenüber dem Vorgängersystem noch einmal erweitertes Glossar von Fachbegriffen angefügt. Für die Neuauflage der International Classification of Diseases, der ICD-11, wird hoffentlich ein Glossar der Fachbegriffe bereitgestellt werden. Es entspricht einem weit verbreiteten Vorurteil, dass damit die Psychopathologie erschöpfend abgehandelt sei.

Psychopathologie dient aber nur in zweiter Linie der Prüfung diagnostischer Symptomkriterien, für welche die Glossare angelegt sind. Vielmehr geht es primär um das differenzierte Beschreiben und Verstehen psychischer Vorgänge bei unseren Patienten. Dies ist nicht dasselbe wie klassifikatorische Diagnostik. Zu verstehen, wie ein Wahn sich entwickelt, den Prozess von Wahnstimmung über Wahnwahrnehmungen zu Wahngedanken und schließlich zu einem mehr oder weniger ausgeprägten Wahnsystem nachvollziehen zu können; zu wissen und beim Patienten zu erkennen, wie Wahnarbeit funktioniert – das alles hat nichts mit diagnostischer Notwendigkeiten zu tun. Aber abgesehen davon, dass für den Psychiater das Verstehen solcher innerpsychischen Vorgänge interessant ist, dient es auch der Behandlung der Patienten. Therapeutische Ideen entstehen nicht aus klassifikatorischen Diagnosen, sondern entwickeln sich aus Konzepten zu pathologischen mentalen Prozessen, für welche die Psychopathologie die Grundlage bietet. Selbstverständlich reicht für eine wirksame Therapie das Verstehen alleine nicht aus. Behandlungskonzepte, die aus dem Verstehen entwickelt wurden, müssen empirisch auf ihre Tauglichkeit geprüft und, wenn die Wirksamkeit nachgewiesen ist, systematisch angewandt werden. Am Anfang einer solchen Therapieentwicklung steht aber nicht die Diagnose, sondern ein *tiefgreifendes Verständnis psychopathologischer Vorgänge*.

Aus den genannten Gründen reichen die Glossare in ICD-10/-11 und DSM-5 für das Erlernen psychopathologischer Grundbegriffe und für die therapeutische Beschäftigung mit psychisch Kranken keinesfalls aus. Zudem muss, wie wir noch sehen werden, mit diesen Begriffen systematisch gearbeitet werden. Sie müssen immer wieder im Einzelfall auf ein psychisches Geschehen angewandt werden, und ihr Gebrauch muss mit anderen Therapeuten abgeglichen werden, um die gemeinsame Fachsprache zu trainieren. Dies alles bieten die Glossare nicht. Eine Beschäftigung mit ICD-10/-11 und DSM-5 ersetzt die Auseinandersetzung mit Psychopathologie keinesfalls. Vielmehr sind Instrumente wie das AMDP-System Grundlage aller weiteren diagnostischen und therapeutischen Arbeit in der Psychiatrie.

21.3 Grundelemente psychopathologischen Wissens und deren Vermittlung

Wenn von psychopathologischem Wissen die Rede ist, sind *verschiedene Fertigkeiten* gemeint, die damit in Zusammenhang stehen.

Zunächst wird die Kenntnis der wichtigsten psychopathologischen Begriffe für die Erstellung eines Befundes erforderlich sein. Dann muss man lernen, die Einzelsymptome, deren Bedeutung man gelernt hat, auch in geeigneter Weise zu explorieren. Die Fachbegriffe müssen schließlich den individuellen Berichten der Patienten zugeordnet werden (Übersetzung von „Prosa" der Patienten in Fachbegrifflichkeit, vgl. Kapitel 2). Das im AMDP-Ratingbogen erfasste Symptommuster dient im Anschluss als Kernelement zur Abfassung eines frei formulierten Befundes für die Krankengeschichts-Dokumentation und/oder den Arztbericht. Aus der symptomalen Diagnostik ergeben sich nach bestimmten Gewichtungen dann beim Patienten vorhandene Syndrome. Zudem dienen die reliabel erfassten Symptome zur Überprüfung der Symptomkriterien für die operationalisierte Diagnostik. Im Verlauf muss systematisch die Überprüfung des psychopathologischen Befundes und damit auch der Therapieergebnisse erlernt werden.

Tabelle 21.1: Im Zusammenhang mit der psychopathologischen Untersuchung zu erlernende Fertigkeiten und die dafür zur Verfügung stehenden Mittel

Zu erlernende Fertigkeiten	Hilfsmittel zur Erlangung der Fertigkeiten
Kenntnis und Verständnis der Fachbegriffe	• AMDP-Manual • Bedside-Teaching in AMDP-Sprache • AMDP-Interrater-Schulung intern/extern
Gesprächsführung	• Leitfaden • Lernen am Modell • Video-Schulung • Seminare zur Gesprächsführung
Anwendung der Fachbegriffe auf individuelle Patienten (*Übersetzung*, vgl. auch Kapitel 2)	• Befund-Dokumentation auf dem AMDP-Ratingbogen • Bedside-Teaching in AMDP-Sprache • AMDP-Interrater-Schulung intern/extern
Erstellung eines frei formulierten Befundes für den Arztbericht	• Ausgefüllter AMDP-Dokumentationsbogen • Vorgeschlagene Struktur zur Abfassung des Berichts (vgl. Kapitel 3)
Ableitung der syndromalen Diagnostik aus dem psychopathologischen Befund	• Lehrbücher zu den häufigsten Syndromen • Syndromskalen AMDP

Tabelle 21.1: Fortsetzung

Zu erlernende Fertigkeiten	Hilfsmittel zur Erlangung der Fertigkeiten
Ableitung der klassifikatorischen Diagnostik aus dem psychopathologischen Befund (und Zusatzinformationen)	• Lehrbücher zu den psychischen Störungen • kriterienorientierte Hypothesenprüfung nach ICD oder DSM
Therapiebegleitende Verlaufsüberprüfung	• AMDP-Statuserhebung • Überprüfung der Symptomkriterien aus Therapieleitlinien • Überprüfung der Symptomkriterien für die klassifikatorische Diagnostik

21.3.1 Erlernen der Fachsprache und die Anwendung im Einzelfall

Die wichtigsten psychopathologischen Begriffe werden in vielen Lehrbüchern vermittelt, explizit und differenziert steht hierfür aber als Grundlage das AMDP-Manual zur Verfügung. Hier finden sich die Definitionen, Erläuterungen und Beispiele sowie differenzial-symptomatologische Abgrenzungen zu 111 häufig in der Psychiatrie vorkommenden Fachbegriffen. Der Anfänger wird diese Begriffe zunächst einmal lernen, dann aber ihre Anwendung im Einzelfall bei der Untersuchung der Patienten immer wieder üben (vgl. auch Kapitel 2 zur Übersetzungsarbeit vom Patientenbericht zu definierten Fachbegriffen). Die Korrektur der schriftlich im Ratingbogen festgelegten Symptome ist eine Aufgabe des „Bedside-Teachings" durch den Oberarzt und gegebenenfalls den Chefarzt. Zudem sollten in der Klinik Weiterbildungsangebote existieren, die es erlauben, in der Gruppe der Therapeuten den Gebrauch der Fachbegriffe anhand konkreter Fallbeispiele untereinander auszutauschen und zu vergleichen (vgl. hierzu auch Kapitel 22). Der gelegentliche Besuch eines externen AMDP-Seminars dient dann der überinstitutionellen Eichung im Gebrauch der Begriffe. Sehr nützlich für die Präzision psychopathologischer Untersuchungen und eine hohe Interrater-Reliabilität ist es, wenn sich in der ganzen Institution eine einheitliche Sprache, orientiert am AMDP-System, durchsetzt und alle Befundbeschreibungen in der gleichen Fachsprache durchgeführt werden. Dies gilt dann für Vorstellung von Neuaufnahmen, Fallvorstellungen, Arztberichte, gutachterliche Stellungnahmen usw.

21.3.2 Psychiatrische Gesprächsführung

In den letzten Jahren wurde erfreulicherweise die professionelle Gesprächsführung in der Mediziner- und Psychologenausbildung etwas stärker gewichtet. Bei psychiatrischen Patienten sind die Fertigkeiten einer guten Exploration besonders wichtig. Deswegen lohnt sich der Aufwand, diese systematisch zu erlernen. Für die Auseinandersetzung mit Theorie und Praxis der psychiatrischen Gesprächsführung gibt dabei der „Leitfaden zur Erfassung des psychopathologischen Befundes" (Fähndrich & Stieglitz, 2023) wichtige Anregungen. Neben einer solchen systematischen Schulung bleibt das Lernen am Modell die wichtigste Erfahrungsquelle. Man schaut, wie der erfahrene Kollege Patienten exploriert. Im Sinne des Nachahmungslernens macht man es dann bei seiner nächsten Exploration ähnlich und entwickelt über dieses Lernen vom Erfahrenen und der theoretischen Auseinandersetzung mit dem Gebiet immer bessere Fertigkeiten und einen eigenen persönlichen Stil. Sicher aufwendiger, aber von sehr hohem Wirkungsgrad sind persönliche Video-Schulungen. Dabei nimmt der Anfänger im Einverständnis mit dem Patienten ein Video seines Gesprächs auf und diskutiert dies später eingehend mit seinem Oberarzt. Das Video wird danach wieder gelöscht. In Kursen zur Gesprächsführung kann ein ähnliches Vorgehen gewählt werden (Diskussion von Muster-Videos). Zudem können Hinweise zum Vorgehen in speziell schwierigen Gesprächssituationen (Patient ist stark misstrauisch, gereizt, aggressiv, inkohärent usw.) oder bei bestimmten Inhalten (Suizidalität, Orientierungsstörungen usw.) in der Gruppe diskutiert und eventuell gegenseitig geübt werden. Auch bezüglich der Gesprächsführung ist im psychopathologischen Teil wichtig, dass sich die erfragten Informationen immer am Inhaltsinventar des AMDP-Systems orientieren. Man muss wissen, nach was man fragen muss. Das ist nicht nur ein Aspekt der Fragetechnik, sondern auch ein Aspekt des *Inhaltsumfanges*, der gebraucht wird, um einen möglichst vollständigen psychopathologischen Befund nach AMDP erstellen zu können.

21.3.3 Erstellen eines schriftlichen Befundberichtes

Hat man die Symptome des Patienten reliabel auf dem Dokumentationsbogen dokumentiert, steht man bald auch vor der Aufgabe, einen frei formulierten schriftlichen Befundbericht zu verfassen. Dies ist für Verlaufseinträge mit ergänzenden Informationen wichtig, für Abschlussberichte an weiterbehandelnde Instanzen oder auch für gutachterliche Stellungnahmen. Vorteile der Zusammenstellung definierter Fachbegriffe einerseits und einer freien Befund-Formulierung andererseits wurden in Kapitel 2 dargestellt. Dabei wurde betont, dass beide Ansätze komplementär sind und keiner den jeweils anderen ersetzen kann. Allerdings kann bei der Befundformulierung der ausgefüllte AMDP-Ratingbogen eine wesentliche Hilfe sein (vgl. Beispiele in Teil V), einerseits als eine Art Datenpool und andererseits als Ordnungsvorgabe (Merkmalsgruppen mit Auflistung der zugehörigen Symptome). Für die Aufgabe, diese Informationen in Formulierungen für Berichte umzuwandeln, werden in Kapitel 3 einige Hinweise und Strukturierungshilfen gegeben.

21.3.4 Syndromale und klassifikatorische Diagnostik

Nach der psychopathologischen Befunderhebung sind die nächsten Ebenen der Diagnostik die Syndrombeschreibung sowie die Klassifikation nach ICD-10/-11 oder DSM-5 (vgl. hierzu auch Kapitel 4 und 5). Um diese Art von Diagnostik auszuüben, muss gelernt werden, welche Syndrome und Krankheitseinheiten beschrieben sind. Hierzu dienen einerseits die gängigen Lehrbücher der Psychiatrie, aber für die Syndrome auch die Syndromskalen des AMDP. Für die Beschäftigung mit ICD-10/-11 und DSM-5 müssen die dort für die einzelnen Krankheitseinheiten angegebenen Kriterien geprüft werden. Vor allen Dingen ist also ein Abgleich der Kriterien in den Diagnosemanualen mit den im psychopathologischen Befund nach AMDP erfassten Symptomen erforderlich. Dieser Prozess muss geübt werden, und es gehört zum Kernbestandteil einer guten psychiatrischen Weiterbildung, dass im klinischen Alltag die Richtigkeit dieser Zuordnung von Symptomen zu Krankheitseinheiten durch Erfahrene überprüft und gegebenenfalls auch korrigiert wird. Für eine systematische Weiterbildung in der operationalisierten Diagnostik sind die Kenntnis und Anwendung der AMDP-Fachbegriffe ebenfalls sehr hilfreich.

21.3.5 Befundüberprüfungen im Verlauf

Nicht nur der Anfänger sollte immer wieder dazu angehalten werden, im Verlauf seiner Therapie den psychopathologischen Status seiner Patienten zu erheben und notwendige Modifikationen der Behandlung zu erwägen (vgl. Kapitel 19). Strukturiert sollte dies vor allem auch bei der Nutzung von Behandlungsleitlinien geschehen, die für die häufigsten Krankheitsbilder vorliegen. Dort sind die meisten Weichenstellungen für therapeutische Maßnahmen (Einleitung einer bestimmten Therapie, Änderungen nach bestimmten Zeiträumen) anhand des psychopathologischen Zustandsbildes der Patienten definiert (sehr vereinfacht nach dem Muster: Wenn die Symptome abc im Vordergrund stehen, beginne mit Therapie x, wenn nach zwei Wochen immer noch Symptom c vorliegt, ändere die Therapie zu y). Ein systematischer Umgang mit Leitlinien würde folgende Schritte beinhalten:

1. Erstellung des psychopathologischen Befundes nach AMDP.
2. Einleitung einer Therapie nach Leitlinie.
3. In regelmäßigen Abständen Statusüberprüfung mit AMDP.
4. Systematische Auseinandersetzung mit den Fragen:

- Was geben die Leitlinien nach diesem Zeitraum vor?
- Muss die Therapie wegen des aktuellen Status geändert werden?
- Wann ist die nächste Status-Überprüfung gemäß den Leitlinien sinnvoll?

Ähnliches gilt für die Überprüfung der zu Beginn gestellten Diagnose, vor allem wenn sich neue Gesichtspunkte oder eine wesentliche Statusveränderung ergeben haben. Die Weiterbildung in einem solchen systematischen Umgang mit Leitlinien, die das psychopathologische Wissen voraussetzt, kann die Kompetenz der Therapeutinnen und Therapeuten wesentlich steigern.

21.4 Schlussbemerkungen

Die wirksamsten Schritte zur Vermittlung psychopathologischen Wissens sind neben der grundlegenden Erlernung der psychopathologischen Fachsprache die systematische Anwendung der gelernten Begrifflichkeit im klinischen Alltag. Dabei ist es förderlich, wenn sich die Institution auf die AMDP-Terminologie festlegt und die Anwendung von Erfahrenen gegenüber Anfängern auch immer wieder eingefordert wird. Sowohl Befundberichte wie auch die Prüfung von Diagnosen und Therapieverläufen beruhen dann auf der einheitlichen und regelmäßig geübten Fachsprache.

22 Organisation von AMDP-Seminaren

Achim Haug, Ronald Bottlender und Thomas Dietzfelbinger

Schulungen für den Umgang mit dem AMDP-System und zum Erwerb der psychopathologischen Fachsprache können in sehr unterschiedlichen Settings, mit differierender Zusammensetzung der Teilnehmer, verschiedenen Gruppengrößen sowie ganz unterschiedlichem Zeitaufwand und Detaillierungsgrad durchgeführt werden. Auch der notwendige Organisationsaufwand kann sich dabei ganz variabel gestalten. In diesem Kapitel sollen zunächst die aufwendigen, „klassischen" AMDP-Seminare mit dem notwendigen Organisationsaufwand und einem musterhaften Ablauf geschildert werden. Im Anschluss werden Modifikationen beschrieben, die sowohl den Organisations- als auch den Zeitaufwand wesentlich reduzieren können, bis hin zu Vorschlägen, wie AMDP-Schulungen in den normalen Klinikalltag integriert werden können. „Klassische" AMDP-Seminare stehen dabei nicht am Anfang, weil sie am wichtigsten wären. Die Reihenfolge ergibt sich vielmehr aus der Tatsache, dass bei der Darstellung von AMDP-Schulungen in einfacherem Setting immer wieder auf Elemente verwiesen werden kann, die bei den „klassischen" Seminaren schon beschrieben wurden. Am wichtigsten überhaupt ist, dass es gelingt, AMDP-Schulungseinheiten in dem Setting zu verankern, in dem auch mit Patienten gearbeitet wird, seien dies psychiatrische Kliniken, Tageskliniken oder ambulante Angebote.

22.1 AMDP-Seminare der Arbeitsgruppe für Methodik und Dokumentation in der Psychiatrie

Wie lange braucht man, um in einer Weiterbildung den Umgang mit dem AMDP-System zu vermitteln sowie ein ausreichendes Begriffsverständnis für die wichtigsten psychopathologischen Fachbegriffe zu erreichen? Auf diese Frage gibt es keine Antwort mit einem festgelegten Maß. Vor etwa 20 Jahren dauerten die überregional angebotenen Seminare, die von AMDP durchgeführt wurden, zweieinhalb Tage. Heute werden maximal eineinhalbtägige Seminare angeboten. Dieses Format hat sich als guter Kompromiss zwischen Aufwand und nützlichem Lerneffekt erwiesen. Es bietet genug Zeit für die vertiefte Auseinandersetzung mit Psychopathologie und entspricht im Übrigen den Vorgaben vieler Landesärztekammern in Deutschland für die Facharztrichtlinien zum Erwerb von Kenntnissen in Psychopathologie. Meist werden dort 14 akademische Stunden verlangt. Auch die strukturiert erhobenen Feedbacks der Teilnehmer aus den letzten Jahren zeigen, dass diese Dauer als angemessen eingeschätzt wird.

Unterschieden werden müssen *Klinikseminare* von sogenannten *„offenen" Seminaren*. Im ersten Fall fungiert als Veranstalter der Weiterbildung eine Institution (in der Regel eine psychiatrische Klinik), die zwei zertifizierte AMDP-Experten zur Schulung einlädt. Meist stehen diese Seminare exklusiv für Mitarbeiter der veranstaltenden Klinik (eventuell auch einen Verbund von Institutionen) zur Verfügung. Gelegentlich sind auch hier Anmeldungen von Interessenten aus anderen Kliniken möglich. Ziel dieser Seminare ist es, vielen Mitarbeitern einer Institution eine strukturierte Weiterbildung in der psychopathologischen Befunderhebung anzubieten und damit auch eine klinikinterne Qualitätssicherungsmaßnahme in psychiatrischer Diagnostik durchzuführen. Die *„offenen" Seminare* werden hingegen von AMDP selbst veranstaltet (meist in Zusammenarbeit mit einer Institution, die aber nur die Infrastruktur zur Verfügung stellt). Anmeldungen sind aus allen Kliniken oder anderen Behandlungseinrichtungen möglich. Auch hier leiten zwei AMDP-Trainer die Weiterbildung, und im Ablauf unterscheiden sich die beiden Seminararten ebenfalls nicht.

Alle „offenen" AMDP-Seminare und die Klinikseminare, bei denen externe Teilnehmer zugelassen sind, werden auf der Homepage *www.amdp.de* ausgeschrieben. Dort kann dann ein

Flyer der entsprechenden Veranstaltung heruntergeladen werden, in dem Details des Seminars und die Anmeldungsmodalitäten beschrieben sind.

22.2 Ablauf eines AMDP-Seminars

In Tabelle 22.1 ist der übliche Ablauf eines AMDP-Seminars dargestellt. Die Zeitstruktur und der Ablauf können in gewissem Rahmen geändert werden. Die Gesamtzeit wird üblicherweise an die Richtlinien der jeweiligen Landesärztekammer angepasst. Manchmal werden die Pausenzeiten auf Wunsch der Hotellerie der veranstaltenden Institution modifiziert.

Unterschiedliche Meinungen gibt es darüber, ob besser *Patienten aus der Klinik,* die zu einem Gespräch im Seminar bereit sind, exploriert werden, oder ob besser exemplarische *Videobeispiele* gezeigt werden sollten. Beides hat Vor- und Nachteile. Werden Patienten der Klinik untersucht, ist dies die Situation, die auch die Teilnehmer z. B. bei einer Neuaufnahme einer Patientin oder eines Patienten in ihrer Einrichtung vorfinden, und das Gespräch ist natürlich auch lebendiger als bei einer Videoaufnahme. Der Patient wird von einem der Referenten untersucht, der gleichzeitig als erfahrener Kliniker ein lehrreiches Muster für die Gesprächsführung bieten kann. Zur Vorbereitung der Explorationen hat AMDP einige Aspekte zusammengestellt, die für die Auswahl der Patienten wichtig sind (vgl. Kasten). Demgegenüber ist aus didaktischen Gründen gerade für das Spektrum der paranoid-halluzinatorischen Symptomatik ein Video mit einem ausgewählten Befund oft lehrreicher. Wo dies möglich ist, hat sich eine Kombination beider Ansätze bewährt. Üblicherweise wird dann zunächst das Video gezeigt und für das zweite und dritte Beispiel ein Patient aus der Klinik untersucht. Auf jeden Fall empfiehlt es sich, ausreichend Videomaterial für die Durchführung der Seminare zur Verfügung zu haben, da es bei Life-Explorationen auch immer wieder vorkommen kann, dass Patienten kurz vor der geplanten Exploration ihre Zustimmung verweigern oder sich klinisch verschlechtern, sodass ihre Teilnahme am Seminar nicht möglich ist.

Tabelle 22.1: Musterprogramm für ein klassisches AMDP-Seminar

Freitag	
10:00 Uhr	Begrüßung und Vorstellung
10:15 Uhr	Theorieteil „Einführung in das AMDP-System“
11:00 Uhr	Patient 1 (oder Video)
11:30 Uhr	Individuelles Rating
12:15 Uhr	Diskussion Patient 1 (1. Teil)
13:00 Uhr	Mittagspause
14:00 Uhr	Diskussion Patient 1 (2. Teil)
15:30 Uhr	Patient 2 (oder Video)
16:00 Uhr	Individuelles Rating
16:30 Uhr	Diskussion Video 2
18:00 Uhr	Abschluss
Samstag	
09:00 Uhr	Theorieteil „Gesprächsführung“
09:30 Uhr	Patient 3 (oder Video)
10:15 Uhr	Individuelles Rating
10:45 Uhr	Diskussion Patient 3
12:45 Uhr	Zusammenfassung, Feedback
13:00 Uhr	Abschluss

Empfehlungen für die Auswahl von Patienten für AMDP-Schulungen

- Die Patienten müssen mit ihrer Teilnahme an der Veranstaltung einverstanden sein.
- Die Patienten müssen über ausreichende deutsche Sprachkenntnisse verfügen.

- Die Patienten sollen gut hören und ausreichend laut und verständlich sprechen können.
- Bei der Exploration von drei Patienten (jeweils 30 bis 40 Minuten) empfiehlt es sich, zur Sicherheit vier Patienten auszuwählen.
- Bei der üblichen Zeitstruktur finden die Interviews der Patienten etwa zu folgenden Zeiten statt:
  - Freitag etwa ab 11:00 Uhr der erste Patient und etwa ab 15:00 Uhr der zweite Patient.
  - Samstag etwa ab 10:00 Uhr der dritte Patient.
- Die Patienten sollen verschiedene psychopathologische Befunde zeigen. Die genaue Diagnose spielt dabei keine Rolle. Die Psychopathologie muss zum Zeitpunkt der Untersuchung noch erkennbar vorhanden sein, denn die psychopathologischen Symptome sollten nicht nur als Erinnerung und aus der Vergangenheit berichtet werden. Für die Befunderhebung ist wichtig, dass die Patienten zumindest einen Teil der Symptomatik gegenwärtig noch erleben.
- Das Interview darf durch die Symptomatik erschwert, aber nicht verunmöglicht werden, so beispielsweise durch ein depressives oder manisches Syndrom. Folgende Syndrome sollen im Gespräch erkennbar werden:
  - Ein Patient sollte Sinnestäuschungen und Wahnsymptome berichten (paranoid-halluzinatorisches Syndrom).
  - Ein anderer Patient sollte ein depressives Syndrom zeigen.
  - Ein weiterer Patient sollte deutliche Gedächtnisstörungen und formale Denkstörungen zeigen (psychoorganisches Syndrom).
- Ein Patient kann auch mehrere Syndrome gleichzeitig zeigen, ohne dass sich daraus Probleme ergeben. So kann z. B. ein Patient ein manisches und ein paranoid-halluzinatorisches Syndrom zeigen, oder ein Patient zeigt ein depressives Syndrom mit einem Angst-Syndrom. Auch Patienten mit „untypischen“ Syndromen sind geeignet.

Während der Exploration oder der Videodemonstration sollten die Seminarteilnehmer angehalten werden, möglichst viele *handschriftliche Notizen* zum berichteten Inhalt, also zur Symptomatik und zum Beschwerdebild der Patienten, zu machen. Dies erleichtert die spätere Befunddokumentation auf dem Dokumentationsbogen und ist für die anschließende Diskussion hilfreich. Die eigentliche Befundabbildung auf dem AMDP-Dokumentationsbogen erfolgt dann nach der Exploration des Patienten, die in der Regel ungefähr eine halbe Stunde dauert. Sie ist nach der theoretischen Einführung in das AMDP-System ganz zu Beginn des Seminars, in der ein Ideenrahmen der deskriptiven Psychopathologie sowie einige „Spielregeln" in der Anwendung des Systems vermittelt werden, für jeden Teilnehmer, unabhängig vom Erfahrungsgrad, möglich. Es steht vor allem beim ersten Ratingprozess viel Zeit zur Verfügung, in der die eigenen Einschätzungen mit den Definitionen im AMDP-Manual abgeglichen werden können und sollten.

Als zentraler Teil des Seminars erfolgt dann in der Gruppe die *gemeinsame Diskussion* über den Befund anhand der individuellen Ratings. Dieses Muster Patientengespräch – Rating – Diskussion findet an den eineinhalb Tagen des Seminars insgesamt dreimal statt. Eingeleitet wird das Seminar vom *Theorieteil „Einführung in das AMDP-System"*, zu Beginn des dritten Halbtages steht meist noch einmal ein theoretischer Input zur *„Gesprächsführung"*. Abgeschlossen wird das Seminar mit einer kurzen Feedback-Runde und Empfehlungen zur Weiterführung der psychopathologischen Übungen im klinischen Alltag. Im zentralen Diskussionsteil werden für jedes Merkmal (Symptom) die Ratings aller Teilnehmer abgefragt. Dies dient zum einen dazu, das eigene Urteil zu bestätigen oder gegebenenfalls zu revidieren (und oft auch, die eigenen Schwellen zum Beispiel von „nicht vorhanden" zu „leicht" zu eichen), und zum anderen stellen die Teilnehmer im Laufe des Seminars auch fest, dass die Interrater-Reliabilität (also die Übereinstimmung zwischen den Teilnehmern) im Verlauf besser wird. Natürlich müssen die gegebenenfalls abweichenden Einschätzungen dann auch begründet und diskutiert werden. In diesem Diskussionsprozess liegt der eigentliche Lerneffekt. Er ist zeitaufwendig, weswegen meist nicht bei jedem Patienten alle Symptome diskutiert werden können. Vielmehr findet in der Regel eine Konzentration auf die Diskussion derjenigen

Merkmalsbereiche statt, die bei dem jeweiligen Krankheitsbild des Patienten im Vordergrund standen. Ziel des Seminars ist aber, dass im Laufe der eineinhalb Tage jedes Symptom mindestens einmal ausführlich diskutiert wurde.

Während der Diskussion des Befundes werden von den Dozenten bedarfsabhängig immer wieder kleinere Lehreinheiten eingeschoben, in denen bestimmte Merkmalsbereiche anhand von Beispielen oder Abbildungen veranschaulicht werden. Ein wichtiger Lerneffekt in den Diskussionen ist neben dem bereits Gesagten, dass man „die Wahrheit“ nicht immer finden kann. Auch die Seminarleiter stimmen nicht immer überein. Manchmal fehlen zur abschließenden Beurteilung eines Symptoms z. B. einfach relevante Informationen. In solchen Fällen sollten die Teilnehmer dann den „Mut“ aufbringen, das Feld „keine Aussage“ anzukreuzen. Dies ist dann nicht ein Zeichen von Inkompetenz, sondern zeugt von einem hohen Anspruch an die eigene diagnostische Genauigkeit und Schärfe.

22.3 Hinweise zum organisatorischen Rahmen bei einem AMDP-Seminar

Die Erfahrung zeigt, dass für den Kern des Seminars, nämlich der *interaktiven Diskussion* der Einzelsymptome, die Teilnehmerzahl nicht zu groß sein darf. In der Regel ist diese auf 20 Teilnehmer beschränkt. Ein großer Vorteil der AMDP-Seminare ist, dass sie unabhängig von der Berufsausbildung sowie dem Erfahrungsgrad (allgemein psychiatrisch und auch mit dem AMDP-System) der Teilnehmer durchgeführt werden können. Die Gruppe kann also durchaus bunt gemischt aus Psychologen und Ärzten bestehen, Anfängern und Erfahrenen, sowie Kollegen, die regelmäßig AMDP nutzen, und anderen, die dies zum ersten Mal tun. Die Plätze sollten am besten mit Tischen und im Quadrat oder Hufeisen gruppiert werden (nicht als langer Schlauch), damit ein interaktiver Prozess gefördert wird. Ein Beamer für die Videos, eine gute Tonanlage (integriert in die Beamer-Anlage oder als leistungskräftige Laptop-Lautsprecher) sowie ein Flipchart sind die technischen Voraussetzungen für ein AMDP-Seminar. Für die Pausen sind meist Getränke organisiert sowie eine Möglichkeit zum Mittagessen. Hier bietet sich die Möglichkeit zum informellen Austausch mit Kollegen.

22.4 Andere Formate für AMDP-Seminare

Es gibt verschiedene andere Formen für AMDP-Seminare, die vor allem *Modifikationen im Zeitrahmen* vorsehen (vgl. Tabelle 22.2). Für spezielle Bedürfnisse von Institutionen können auch eintägige oder sogar halbtägige Seminare durchgeführt werden. Dabei werden dann nach der theoretischen Einführung nur jeweils zwei oder sogar nur ein Patient exploriert. Die Einführung in die Gesprächsführung entfällt. Zudem muss auf den didaktisch wichtigen Wiederholungseffekt verzichtet werden, also den Transfer des aus der Diskussion Gelernten auf den nächsten Patienten. Auch die Zeitvorgaben der Landesärztekammern für den Besuch eines Psychopathologieseminares werden dabei nicht erfüllt. Ansonsten ist der Ablauf vergleichbar mit einem vollständigen Seminar. Diese Seminarform bietet sich als „Refresher"-Seminar oder als Vertiefungsseminar an, also in Situationen, wo z. B. alle Mitarbeiter einer Klinik bereits ein vollständiges AMDP-Seminar besucht haben und bereits eine gewisse Versiertheit im Umgang mit dem AMDP-Manual und der psychopathologischen Befunderhebung mitbringen.

Auch die Durchführung eines AMDP-Seminars mit sehr viel mehr Teilnehmern ist vom Lerneffekt nicht mit dem klassischen Seminar vergleichbar. Es gibt aber einzelne Erfahrungen, zum Beispiel für Vorlesungen in Psychopathologie, mit mehreren hundert Teilnehmern. Der interaktive Teil entfällt dabei verständlicherweise praktisch ganz. Ein Patientenvideo wird gezeigt oder es wird im Studentenunterricht ein damit einverstandener Patient aus der Klink exploriert. Danach wird vom Dozenten anhand des AMDP-Ratingbogens der Befund referiert. So können den Studierenden zumindest die AMDP-Terminologie und die Struktur der Exploration vermittelt werden. Im Rahmen des Studiums kommen auch Kleingruppenseminare zur Vermittlung

Tabelle 22.2: Übersicht zu verschiedenen AMDP-Schulungsformaten

Format	Setting	Bemerkungen
Klassisches AMDP-Seminar	1½ Tage, ca. 20 Teilnehmer	Als Klinikseminar oder als „offenes" Seminar
Verkürztes AMDP-Seminar	Ein Tag oder ein halber Tag, ca. 20 Teilnehmer	Nur als Wiederholungsseminar zu empfehlen, z. B. modulartig dreimal einen halben Tag. Evtl. auch als Kleingruppenseminar im Studium
Vorlesung	Beliebig viele Studenten, Video/individuelles Rating/Befundmitteilung	Nur zur oberflächlichen Vermittlung der Terminologie. Kein interaktiver Teil
Regelmäßiges klinikinternes AMDP-Seminar	2 Stunden, gesamter Merkmalsbestand, ca. einmal im Quartal empfohlen	Für regelmäßige Weiterbildungen in der Institution als Auffrischung der AMDP-Fachsprache
Regelmäßiges klinikinternes AMDP-Seminar	1 Stunde, Fallführer exploriert eigenen Patienten, nur psychopathologischen Teilbereich explorieren, dokumentieren und diskutieren	Für regelmäßige Auffrischung der AMDP-Fachsprache. Besonders auch für Anfänger. Geringer Organisations- und Zeitaufwand
Fallvorstellung	1 bis 2 Stunden, Befundbericht als Teil der Fallvorstellung in AMDP-Sprache	Festigung eines Institutions-Standards mit AMDP-Fachsprache

der psychopathologischen Fachsprache infrage. Sie entsprechen dann im Format den kürzeren klinikinternen Seminaren; eventuell können sie auch als Blockseminare im Format der halbtägigen AMDP-Seminare durchgeführt werden.

22.5 Mustervideos

Immer wieder wird der Bedarf an Muster- oder Lehrvideos formuliert, auf denen exemplarische Untersuchungsbefunde gezeigt und „Gold-Standard-Ratings“ der zertifizierten AMDP-Trainer angegeben werden, und die dann von den einzelnen Institutionen für Weiterbildungszwecke erworben werden können. Die AMDP-Gruppe lehnt solche breit versendeten Patienten-Videos aus datenschutzrechtlichen Bedenken ab, selbst dann, wenn – was selbstverständliche Voraussetzung wäre – die Patienten diesem Vorgehen zugestimmt hätten. Wir legen vielmehr Wert darauf, dass die Videos in AMDP-Seminaren nur von denjenigen Kollegen verwendet werden, die auch das Video aufgenommen haben. Oder sie sollten nur in der Institution intern gezeigt werden, in welcher der Patient behandelt wurde und der Untersucher gearbeitet hat. So bleibt eine Kontrolle erhalten, dass bei den Video-Demonstrationen mit den Patientenberichten auch respektvoll umgegangen wird. Zudem hat der Patient selbst über den ehemaligen Gesprächsführer (der ja auch meistens der betreuende Arzt oder Psychologe war) oder die Institution die Möglichkeit, bei einer Meinungsänderung das Video nachträglich löschen zu lassen. Ein solcher Zugriff wäre nicht mehr praktikabel, wenn das Video eine weite und unübersichtliche Verbreitung hätte. Ansätze, mit Schauspielern psychopathologische Befunde zu simulieren und diese mit Videos zu dokumentieren, sind an verschiedenen Orten im Versuchsstadium. Offiziell zu beziehen sind solche Videos zurzeit noch nicht.

22.6 AMDP-Schulungen im vorhandenen Weiterbildungsrahmen der Institutionen

In allen Institutionen finden in bestimmten Abständen Weiterbildungsveranstaltungen zu Patienten und deren Krankheitsbildern oder auch bestimmten Therapieformen statt. Dabei ist davon auszugehen, dass jeweils auch dem psychopathologischen Befund eine Bedeutung zukommt. Je nach Thema der

Veranstaltung wird dies unterschiedlich gewichtet sein. Es ist jedoch anzustreben, dass immer, wenn es um den psychopathologischen Befund geht, auch die AMDP-Fachsprache verwendet wird. Eigentliche AMDP-Schulungen sind aber *in regelmäßigen Abständen auch notwendig,* um AMDP als Standard für die psychopathologische Befundbeschreibung zu etablieren. Ein alle paar Jahre einmal veranstaltetes „klassisches" AMDP-Seminar reicht dafür nicht aus. Für ein solches regelmäßiges internes AMDP-Treffen der Therapeuten einer Institution ist nicht der Zeitaufwand eines großen externen AMDP-Seminares nötig. Vielmehr reichen dafür Weiterbildungen von ein bis zwei Stunden Dauer aus. Stehen zwei Stunden zur Verfügung, wird ein Patient der Institution von einem Erfahrenen exploriert (ca. 30 Minuten, möglichst gesamter Merkmalsbestand). Dann erfolgt das individuelle Rating. Da es sich mit der Zeit um eher geübte AMDP-Teilnehmer handelt, kann die Befunddokumentation auf eine Viertelstunde beschränkt werden. Es steht dann etwas mehr als eine Stunde für die Befunddiskussion zur Verfügung.

Beträgt der Zeitrahmen insgesamt nur eine Stunde, ist anzuraten, beim jeweiligen Patienten nur einen *Teilbereich des Merkmalsbestandes* zu explorieren, dies auf dem Dokumentationsbogen zu dokumentieren und nur diesen zu diskutieren. Zum Beispiel können bei einem depressiven Patienten nur die affektiven Störungen sowie Antrieb und psychomotorische Störungen erfragt, abgebildet und diskutiert werden. Bei einer anderen Gelegenheit und bei einem anderen Patienten könnten dann nur die Orientierungs- sowie die Aufmerksamkeits- und Gedächtnisstörungen abgehandelt werden. Eine weitere Möglichkeit, den Aufwand zu verringern, besteht darin, nur zu diskutieren, ob ein Symptom vorhanden oder nicht vorhanden ist, und *auf die Graduierungen zu verzichten*. Vertieft wird die Diskussion dann nur noch bei den vorhandenen Symptomen geführt. Für solche einstündigen Seminare sind der organisatorische und der zeitliche Aufwand wirklich gering. Man bittet einen Patienten der eigenen Station, zur Verfügung zu stehen und erarbeitet mit ihm dann nur einen Teilbereich der Symptomatik. Dennoch haben derartige, kaum aufwendige Weiterbildungsveranstaltungen einen hohen Wirkungsgrad für die Schulung der psychopathologischen Befunderhebungen.

22.7 Schlussbemerkungen

Die Organisation von AMDP-Trainingsseminaren ist in vielfältigen Settings möglich. Die überregional durchgeführten AMDP-Seminare mit zertifizierten AMDP-Ausbildern sind das geeignete Format für den Beginn der Ausbildung oder zur Vertiefung der Kenntnisse. Neben der Einübung der psychopathologischen Fachsprache dienen die Seminare auch der „Eichung" des eigenen Urteils im Vergleich mit der Gruppe und den erfahrenen Referenten. Seminare sollten dann aber vor allem auch kontinuierlich innerhalb einer Institution stattfinden. Dafür gibt es sehr unterschiedliche Formate, die im Aufwand differieren.

23 AMDP im Pflegeunterricht und bei anderen Berufsgruppen

Achim Haug, Hans-Jürgen Luderer und Claudia Haslacher-Steck

23.1 Vorbemerkungen

AMDP-Seminare sind ursprünglich für fallführende Therapeuten konzipiert worden. In der Psychiatrie sind dies überwiegend Ärzte und Psychologen. Allerdings haben auch andere Berufsgruppen in ihrer täglichen Arbeit in der Psychiatrie regelmäßig Patientenkontakte, bei welchen gute psychopathologische Kenntnisse hilfreich sind. Diese anderen Berufsgruppen können Physiotherapeuten, Ergotherapeuten, Sozialarbeiter bzw. Sozialpädagogen, Musiktherapeuten und andere Fachtherapeuten sein. Dies gilt vor allem für die große Berufsgruppe der Pflegefachleute, die besonders viel Zeit mit Patienten verbringen sowie deren Erleben und Verhalten im Alltag besonders intensiv miterleben und entsprechend dokumentieren.

Für die systematische psychopathologische Schulung von Fachtherapeuten und Pflegefachleuten lässt sich eine ganze Reihe von Gründen anführen. Erstens gibt es immer mehr Modellprojekte, in denen Mitarbeiter dieser *Berufsgruppen in die direkte Fallführung einbezogen* werden, zum Beispiel durch unmittelbare Bezugspersonen aus der Pflege oder dem Sozialdienst für Menschen mit häufig rezidivierenden oder chronisch verlaufenden Erkrankungen. Hier kommt es oft mehr auf eine psychosoziale Betreuung und die Stärkung der Motivation an, festgelegte Medikamente auch zuverlässig einzunehmen, als auf differenzialdiagnostische Abklärungen, spezifische Psychotherapien oder die Neueinstellung von Medikamenten. Dies gilt gerade auch im Rahmen eines gemeindepsychiatrischen Ansatzes, wo es z. B. in Kriseninterventionsdiensten, in Sozialpsychiatrischen Diensten oder im Betreuten Wohnen häufig um das rasche Erkennen z. B. psychotischer Krisen geht, damit entsprechende Maßnahmen eingeleitet werden können. Selbstverständlich gilt für die Therapeuten aus anderen Berufsgruppen dann dasselbe, was oben für Ärzte und Psychologen betont wurde: Zuverlässige psychopathologische Befunde zu Beginn einer Behandlung, vor allem aber auch im Verlauf einer Therapie, sind für eine verlässliche Beschreibung des Befundes, eine reliable Diagnosestellung, eine zielgerichtete Therapie und die sorgfältige Verlaufskontrolle eine notwendige Voraussetzung.

Der zweite Grund, auch Mitarbeiter aus nicht ärztlichen und nicht psychologischen Berufsgruppen in AMDP-Schulungen einzubeziehen, liegt darin, dass es sinnvoll ist, Erleben und Verhalten von Patienten, unabhängig davon wer es beobachtet, in der *gleichen Fachsprache* zu beschreiben. Auch wenn ein Patient von einem Arzt oder Psychologen betreut wird, werden die Therapeuten oft von Beobachtungen der Bezugspersonenpflege, der Physio-, Ergo-, Musiktherapeuten oder der Sozialarbeiter bzw. Sozialpädagogen profitieren können. Nicht selten ist es so, dass Patienten über die Vermittlung körperbezogener Therapien in der Physiotherapie oder über kreative Behandlungsformen in der Mal-, Musik- oder Ergotherapie einen ungezwungeneren Kontakt zu den jeweiligen Behandlern aufnehmen können und über manche Dinge sprechen, bei denen sie gegenüber den fallführenden Therapeuten zurückhaltend sind. In einem interdisziplinären Team ist es unabdingbar, solche Beobachtungen oder Informationen aus Berichten der Patienten gegenseitig auszutauschen. Es ist immer *zum Vorteil des Patienten*, wenn möglichst viele und gute Beobachtungen an der Stelle zusammenfließen, die gemeinsam mit dem Patienten über therapeutische Maßnahmen entscheidet. Dafür ist es aber nützlich, dass auch die Mitarbeiter aus den erwähnten Berufsgruppen über ein Set psychopathologischer Fachbegriffe verfügen und sich professionell klar ausdrücken können. Es ist also sehr sinnvoll, auch die Mitarbeiter aus nicht ärztlichen und nicht psychologischen Berufsgruppen in der AMDP-Terminologie zu schulen. Dies gilt auch deshalb, weil zunehmend im stationären psychiatrisch-psychotherapeutischen Bereich auch therapeutische Maßnahmen durch Pflege-Personal durchgeführt werden, wie z.B. bei Expositionen, Symptommanagement, insbesondere auch bei Programmen für Borderline-Störungen oder in Psychoedukationsgruppen.

In der letzten Zeit wird zunehmend diskutiert, ob bei dem gewachsenen Bedarf an Therapie und Beratung für traumatisierte Flüchtlinge und den dafür nur eingeschränkt zur Verfügung stehenden Ressourcen oben genannte Fachkräfte mit verkürzten Therapieprogrammen bzw. mit stützenden Maßnahmen mit einbezogen werden könnten. Auch in diesem Fall ist eine sorgfältige psychopathologische Schulung indiziert. Dies gilt durchaus auch für Sozialarbeiter bzw. Sozialpädagogen, andere Mitarbeiter und geschulte Laienhelfer in Flüchtlingsunterkünften, die gegebenenfalls psychische Störungen und Exazerbationen erkennen sollten, um sie einer gezielten Therapie zuführen zu können.

23.2 Besonderheiten der AMDP-Trainings im Pflegeunterricht und bei anderen Berufsgruppen

Im Kapitel 22 wurde schon betont, dass es ein Vorteil der AMDP-Seminare ist, dass sie unabhängig von der psychiatrischen Erfahrung oder auch der mit dem AMDP-System durchgeführt werden können. Zunächst gibt es also nicht zwingend Besonderheiten in der AMDP-Schulung für Pflegefachleute und Mitarbeitenden aus anderen Berufsgruppen. Immer wieder nehmen auch in klassischen AMDP-Seminaren Mitarbeiter aus dem Sozialdienst, Sozialpädagogischen Dienst, Ergotherapeuten und natürlich erfahrene Pflegefachleute an den Schulungen teil. Im Verlauf des Seminars spielt die ursprüngliche Fachausbildung dann bald keine Rolle mehr, da sich die Diskussion zum größten Teil nicht an spezifisch ärztlich-psychologischem Wissen orientiert, sondern an Festlegungen, die im AMDP-Manual nachzulesen sind.

23.3 AMDP im allgemeinen Pflegeunterricht

Gute Erfahrungen bestehen allerdings mit AMDP-Seminaren im allgemeinen Pflegeunterricht, die dann tatsächlich etwas modifiziert werden können. Zum einen ist es bei solchen Seminaren nicht unbedingt erforderlich, die Ausprägungen der Symptome in den Unterricht einzubeziehen. Das Seminar dient ja in erster Linie der Bildung eines Begriffsverständnisses. Die Graduierung der Symptome ist dann zweitrangig. Zum anderen kann ein Pflegeseminar auch auf bestimmte *Merkmalsgruppen* fokussiert werden.

In Tabelle 23.1 ist festgehalten, für welche Merkmalsgruppen beziehungsweise Einzelsymptome eine breite Schulung der Pflegemitarbeiter besonders sinnvoll ist. Es sind die eher verhaltensbezogenen Symptome, weniger solche, denen spezifische psychopathologische Konzepte unterlegt sind, wie zum Beispiel bei Bewusstseinsstörungen, beim Wahn oder bei den Ich-Störungen. Mit der vorgeschlagenen Auswahl wird genau die Hälfte des Merkmalsbestandes geschult. Dies zusammen mit der Beschränkung auf die Frage, ob ein Symptom vorhanden ist oder nicht (Verzicht auf die Graduierungen), erlaubt ein sinnvolles Seminar in ca. zwei Stunden (vgl. Tabelle 23.2).

Tabelle 23.1: Merkmalsgruppen und Einzelsymptome, die in der Pflegeschulung besonders wichtig sind.

Orientierungsstörungen	• alle Symptome
Aufmerksamkeits- und Gedächtnisstörungen	• Konzentrationsstörungen • Merkfähigkeitsstörungen • Gedächtnisstörungen
Befürchtungen und Zwänge	• Misstrauen • Phobien • Zwangshandlungen
Störungen der Affektivität	• alle Symptome

Tabelle 23.1: Fortsetzung

Antriebs- und psychomotorische Störungen	• alle Symptome
Circadiane Besonderheiten	• alle Symptome
Andere Störungen	• Sozialer Rückzug • Soziale Umtriebigkeit • Aggressivität • Suizidalität • Selbstbeschädigung • Ablehnung der Behandlung • Pflegebedürftigkeit

Tabelle 23.2: Beispielablauf eines zweistündigen AMDP-Seminars im Pflegeunterricht

10:00–10:15	Theoretische Einführung zum AMDP-System
10:15–10:45	Exploration eines Patienten oder Video
10:45–11:00	Individuelle Dokumentation auf dem AMDP-Bogen
11:00–12:00	Diskussion der Befunde

Dabei ist der Ablauf ähnlich wie bei den klassischen Seminaren. Zunächst wird eine verkürzte theoretische Einführung in das AMDP-System gegeben. Dabei werden vor allem die Regeln im Umgang mit dem AMDP-System vermittelt: Aufbau des Manuals als Referenz, Entscheidungsbaum, SF-Markierungen, Beobachtungszeitraum. Dann wird ein Patient exploriert oder das Video einer exemplarischen psychopathologischen Untersuchung gezeigt, dann die ausgewählten Symptome auf dem Dokumentationsbogen dokumentiert (nur vorhanden vs. nicht vorhanden) und schließlich der Befund gemeinsam diskutiert. Auch hier sind natürlich weitere Beschränkungen möglich, wenn weniger Zeit zur Verfügung steht. Man wird dann in der Regel den diskutierten Merkmalsumfang weiter einschränken. Bei regelmäßigen Schulungen kann dann ja auch auf die theoretische Einführung verzichtet werden. So gilt auch hier die Untergrenze von ca. einer Stunde, die aber immer noch eine nachhaltige Schulung erlaubt.

Bei allen möglichen Modifikationen sei aber noch einmal betont, dass nichts dagegenspricht, wenn einzelne erfahrenere Mitarbeiter aus nicht ärztlichen und nicht psychologischen Berufen an normalen AMDP-Seminaren teilnehmen.

23.4 Schlussbemerkungen

Alle an der Behandlung psychisch kranker Menschen beteiligten Berufsgruppen sollten psychopathologische Kenntnisse besitzen. Dies erleichtert und verbessert die Kommunikation untereinander. Zudem können Informationen z.B. vom Pflegepersonal wichtige Ergänzungen im Rahmen der psychopathologischen Befunderhebung liefern. Aus diesen Gründen ist es durchaus sinnvoll, innerhalb einer Institution AMDP-Seminare für Pflegefachleute oder Mitarbeiter aus nicht ärztlichen oder nicht psychologischen Berufen zu organisieren. Verschiedene Varianten gegenüber den klassischen Seminaren, wie zum Beispiel die mögliche Auswahl bestimmter, für die jeweilige Berufsgruppe relevanter Merkmalsgruppen oder der Wegfall der Graduierung in der Diskussion, werden empfohlen.

24 AMDP in Aus-, Fort- und Weiterbildung internationaler Ärzte

Ronald Bottlender, Achim Haug und Erdmann Fähndrich

24.1 Hintergründe zur Internationalisierung des Gesundheitswesens

Das *Zeitalter der Globalisierung* macht auch vor dem Gesundheitssektor nicht halt. Die Mobilität von Ärzten und anderen im Gesundheitssektor Tätigen ist in den letzten Jahrzehnten deutlich gestiegen. Viele jüngere Ärzte empfinden eine Phase beruflicher Tätigkeit im Ausland als Bereicherung, in persönlicher wie in beruflicher Hinsicht. Vor diesem Hintergrund ist auch im deutschsprachigen Raum ein stetiger Anstieg an ausländischen Ärzten festzustellen. Die *Zunahme ausländischer Ärzte im deutschen Gesundheitswesen* ist dabei nicht nur eine erfreuliche Bereicherung, sondern erweist sich sogar zunehmend als Notwendigkeit, um die flächendeckende ärztliche Versorgung in Deutschland sicherstellen zu können. Aufgrund der Altersstruktur der deutschen Ärzteschaft werden in Deutschland in rund zehn Jahren mindestens vier von zehn Ärzten in den Ruhestand wechseln. Gleichzeitig fehlt der eigene medizinische Nachwuchs. Ohne Zuwanderung ausländischer Ärzte würde Deutschland auf eine Versorgungskrise hinsteuern. Bei der Zuwanderung ganz allgemein, aber auch der Zuwanderung von Ärzten spielt die Überwindung der Sprachbarriere eine ganz entscheidende Rolle für eine gelingende Integration.

24.2 Sprache als Voraussetzung der Integration und medizinischen Diagnostik und Therapie

In der Medizin sind ausreichende Sprachkenntnisse und gute kommunikative Fähigkeiten elementare Grundlagen für die Erfüllung ärztlicher Aufgaben, wie z.B. Aufklärung, Diagnostik, Therapie und Beratung. Für die Psychiatrie und Psychotherapie ist dies in ganz besonderem Maße der Fall. Psychiatrisches Handeln ohne fundierte und präzise Kenntnisse der deutschen Sprache und der im deutschsprachigen Raum tradierten Psychopathologie ist schlechterdings unmöglich.

Diesem Umstand haben die Landesärztekammern Rechnung getragen und fordern neben den üblichen Sprachzertifikaten von ausländischen Ärzten zusätzlich auch noch das Ablegen einer gesonderten *medizinischen Sprachprüfung*. Dabei werden psychiatrische Inhalte aber leider eher weniger berücksichtigt. Zum Erlernen und Vertiefen der psychopathologischen Fachsprache bieten sich für den Anfänger und den nicht muttersprachlich Deutschen neben den gängigen psychiatrischen Lehrbüchern in hervorragender Weise auch das AMDP-Manual (AMDP, 2023) mit dem Psychischen Befund sowie der Interviewleitfaden (Fähndrich & Stieglitz, 2023) an. Zudem liegt das AMDP-Manual mittlerweile auch in verschiedenen Übersetzungen vor (u.a. Französisch; Bobon, 1983; Association pour la Méthodologie et la Documentation en Psychiatrie, 2019). Aktuelle Versionen liegen auch auf Italienisch (Mazzi et al., 2012), Portugiesisch (AMDP, 2016) und Englisch (Broome et al., 2018) vor, weitere sind in Vorbereitung (u.a. Norwegisch).

Das Vertrautsein mit den jeweiligen fremdsprachigen AMDP-Manualen kann eine Hilfe sein, ersetzt bei einer Tätigkeit im deutschsprachigen Sprachraum aber natürlich nicht die Kenntnis der deutschsprachigen Originalversion des AMDP-Manuals.

24.3 Spezifische Probleme fremdsprachiger Ärzte

Aus dem Ausland kommende Ärzte, die versuchen, sich im deutschsprachigen Gesundheitssystem zu etablieren, sehen sich mit vielfältigen Herausforderungen konfrontiert. Neben kulturellen Anpassungsleistungen und einem oft völlig anders organisierten Gesundheitssystem ist der Erwerb der deutschen Sprache sicherlich eine der höchsten Hürden, die von fremdsprachigen Ärzten zu nehmen ist. In der Psychiatrie ist die *Sprache* das *wesentliche Instrument zur Diagnostik und Therapie*. Dieser Umstand ist für fremdsprachige Ärzte Problem und Chance zugleich: Ein Problem, da das Erlernen einer neuen Sprache für viele ein mühsamer Prozess ist. Eine Chance, da man in der Psychiatrie ständig mit Sprache konfrontiert wird und sozusagen sprechen muss, um Psychiatrie und Psychotherapie betreiben zu können, was wiederum den Erwerb der neuen Sprache erheblich beschleunigt. Insofern ist es wichtig, dass man im beruflichen Umfeld der fremdsprachigen Ärzte ein Klima schafft, das sie zum aktiven, zunächst ruhig auch fehlerbehafteten Sprechen motiviert. Der beste Weg, eine neue Sprache zu erlernen, ist die ständige aktive *Praxis der neuen Sprache*. Alles, was das Sprechen verhindert, verlangsamt den Spracherwerb und wirkt sich damit nachteilig auf die Diagnostik und Therapie der Patienten aus. Beschäftigende Institutionen sollten Fremdsprachler insofern aktiv bei der Verbesserung ihrer Sprachkenntnisse unterstützen und ihnen die Angst vor dem Sprechen und Fehler machen nehmen, ihnen aber gleichzeitig auch wertschätzend Rückmeldung zu ihrem jeweiligen Stand geben und Entwicklungsnotwendigkeiten aufzeigen. Dies kann institutionalisiert in Form von organisierten Sprachkursen oder individuell in der ober- oder chefärztlichen Supervision erfolgen. Obgleich alle fremdsprachigen Ärzte vor Erteilung der Approbation erfolgreich Sprachprüfungen ablegen mussten, sind die individuellen Sprachkompetenzen in der Praxis sehr unterschiedlich und im Einzelfall muss sehr viel Zeit und Energie in die Sprachschulung, die in der klinischen Praxis ja immer auch an eine inhaltliche Weiterbildung gekoppelt ist, investiert werden. Mit dem

Erlernen und der Verbesserung der Sprache werden gleichzeitig auch kulturelle Kompetenzen vermittelt. So sind zum Beispiel die Gleichstellung von Mann und Frau oder die vorurteilsfreie Akzeptanz sexueller Orientierungsmöglichkeiten nicht in allen Kulturen gang und gäbe. Werden diese und andere kulturellen Unterschiede in der Aus- und Weiterbildung fremdsprachiger Ärzte nicht berücksichtigt, können Konflikte entstehen, die sich wiederum negativ auf das kollegiale Miteinander wie auch die Patientenversorgung auswirken können. Hier ist ein wechselseitiges Lernen und Kultursensibilität auf beiden Seiten erforderlich, wobei klar ist, dass die Fremdsprachler die Hauptanpassungsleistung erbringen müssen oder wie eine englische Redensart sagt: „When in Rome, do as the Romans."

24.4 Das AMDP-Manual als Einstieg in die Psychopathologie für fremdsprachige Ärzte

Eine wesentliche Grundlage für eine reliable und valide Diagnostik liegt in einer präzisen Befunderhebung und Beschreibung des Patienten. Im AMDP-Manual finden sich hierzu Definitionen und Beschreibungen der Kernsymptomatik der wesentlichen psychiatrischen Krankheitsgruppen. Für den Einsteiger in die Psychiatrie, ungeachtet der Muttersprache, ist es empfehlenswert, sich mit diesen Symptomen vertraut zu machen und die Definitionen und Beispiele immer wieder nachzulesen und die erhobenen Befunde mit Kollegen und den supervidierenden Oberärzten zu diskutieren. Gerade am Anfang sollte das AMDP-Manual ein ständiger Begleiter und immer griffbereit (z.B. in der Kitteltasche) zum schnellen Nachlesen sein. Dadurch wird man nach und nach durch „learning-by-doing" zum Experten. In seiner Kompaktheit, Präzision und allgemeinen Akzeptanz stellt das AMDP-Manual ein einzigartiges Nachschlagewerk für die psychiatrische Befunderhebung dar. Neben diesem „learning-by-doing"-Ansatz werden die Kenntnisse in der psychopathologischen Befunderhebung idealerweise durch regelmäßige hausinterne AMDP-Seminare (vgl.

Kapitel 22) ergänzt. Diese Seminare ermöglichen den Abgleich der eigenen Befunderhebung mit jener von anderen Kollegen und verhindern so die Entwicklung von „Privatpsychopathologien". In den AMDP-Seminaren gibt es immer wieder Teilnehmer, die erstaunt feststellen, dass ihre eigenen, privaten Definitionen von bestimmten Symptomen gänzlich unterschiedlich sind von den „offiziellen" im Seminar vermittelten Symptomdefinitionen. Solche Aha-Effekte kommen gelegentlich selbst noch bei erfahrenen Kollegen vor, was die Bedeutung regelmäßiger AMDP-Seminare und Befunddiskussionen im Kollegenkreis nochmals hervorhebt. Nur durch regelmäßiges Training erreicht man eine ausreichend hohe Verlässlichkeit der Befunderhebung (Interrater-Reliabilität) und bei fremdsprachigen Kollegen verbessern sich dabei im Nebeneffekt obendrein auch noch die allgemeinen kommunikativen Kompetenzen.

24.5 Der Gesprächsleitfaden als Hilfe für fremdsprachige Ärzte

Neben dem AMDP-Manual stellt der AMDP-Interviewleitfaden (Fähndrich & Stieglitz, 2023) für jeden Anfänger oder Fremdsprachler in der Psychiatrie eine wahre Fundgrube mit zahlreichen beispielhaften Fragen und Sätzen dar, die in der täglichen Routine bei der psychopathologischen Befunderhebung regelmäßig benötigt werden. Gleichzeitig finden sich hier wertvolle allgemeine Hinweise zur Gesprächsführung, zu speziellen Gesprächssituationen und zur Befunderhebung und Dokumentation. Zusammen mit dem AMDP-Manual ist der AMDP-Interviewleitfaden eine ideale Einstiegshilfe in die psychiatrische Gesprächsführung und Befunderhebung.

24.6 AMDP-Trainings-Seminare für fremdsprachige Ärzte

In den vorangegangenen Abschnitten wurden Möglichkeiten dargestellt, wie das AMDP-System in der Fort- und Weiterbildung von fremdsprachigen Ärzten genutzt und eingesetzt werden kann. Vieles davon kann und muss von den Ärzten im Selbststudium erreicht werden. Die beschäftigenden bzw. weiterbildenden Institutionen sollten jedoch für Rahmenbedingungen sorgen, die dieses Selbststudium befördern (z.B. Bereitstellung von AMDP-Manual und Gesprächsleitfaden) und gleichzeitig Raum und Möglichkeiten eröffnen, das im Selbststudium Erlernte in der Praxis unter Supervision kontinuierlich weiterzuentwickeln. Ohne kontinuierliche Praxis und wertschätzendes, korrigierendes Feedback dauert der Ausbau der sprachlichen Kompetenzen länger und verzögert sich die volle klinische Einsatzbereitschaft der fremdsprachigen Ärzte. Um diesen Prozess zu unterstützen, haben Mitglieder der AMDP-Systemgruppe für fremdsprachige Ärzte ein *spezielles Format für AMDP-Trainings-Seminare* entwickelt, welches auf die spezifischen Bedürfnisse dieser Ärztegruppe eingehen soll. Neben den theoretischen Inhalten zum AMDP-System und zur Psychopathologie wird in diesen Seminaren großen Wert auf das aktive Training von Gesprächsführung und Befunderhebung gelegt. Im Vergleich zu Trainingsseminaren für Muttersprachler sollten in Seminaren für fremdsprachige Ärzte die Teilnehmer aktiver und häufiger zur Diskussionsteilnahme motiviert werden, sodass neben den theoretischen Kenntnissen auch die verbalen bzw. sprachlichen Ausdrucksfähigkeiten während des Seminars trainiert werden. Darüber hinaus muss das Tempo der Seminare entschleunigt werden und der Lerngeschwindigkeit der Seminarteilnehmer und deren Sprachkompetenzen angepasst werden.

24.7 Schlussbemerkungen

Zur Aufrechterhaltung der medizinischen Versorgung im deutschsprachigen Gesundheitswesen werden zunehmend fremdsprachige Ärzte eingesetzt. Dies stellt eine Bereicherung, aber auch Herausforderung dar, wobei insbesondere kulturelle und sprachliche Adaptationsprozesse besonders erwähnt werden müssen. Gerade in der Psychiatrie sind hohe sprachliche Kompetenzen eine unabdingbare Grundvoraussetzung für die Präzision der Diagnostik wie auch für das Gelingen des Beziehungsaufbaus und der Therapie. Das AMDP-Manual und der AMDP-Gesprächsleitfaden bieten in diesem Zusammenhang dem nicht muttersprachlich Deutschen nahezu ideale Einstiegshilfen in das psychiatrisch-psychotherapeutische Fachgebiet, die aufgrund ihres strukturierten und didaktisch eingängigen Aufbaus schon jetzt ihren festen Platz in der Fort- und Weiterbildung gefunden haben.

Teil V:
Fallbeispiele

Vorbemerkungen

Andreas Thiel, Silke Kleinschmidt und Rolf-Dieter Stieglitz

Am Ende der Untersuchung einen Text über den psychopathologischen Befund für die Dokumentation und den Arztbrief zu schreiben, ist eine wichtige und gleichzeitig anspruchsvolle Aufgabe. Der AMDP-Dokumentationsbogen allein mit den angekreuzten Merkmalen kann für wissenschaftliche Fragestellungen und die Basisdokumentation ausreichend sein, für den Arztbrief und eine aussagekräftige Dokumentation ist er jedoch ungeeignet. Hier ist ein frei formulierter, zusammenfassender Text notwendig, damit der Leser eine gute Vorstellung vom Patienten bekommt (vgl. Kapitel 3).

Es gibt mehr als einen richtigen Weg, einen gut formulierten psychopathologischen Befund zu schreiben. Da dieser Befund nur sehr bedingt mit der objektiven Bewertung einer Röntgenaufnahme vergleichbar ist und in vieler Hinsicht den Charakter einer beschreibenden Erzählung hat, ist der persönliche Stil des Autors als prägendes Element im Text stets erkennbar (z. B. Verwendung der Gegenwarts- oder Vergangenheitsform). Das ist kein Nachteil.

In Teil V folgen *15 Fallbeispiele* von Patienten mit unterschiedlichen Krankheitsbildern. Dabei sind alle Fallbeispiele immer gleich und aus *drei Abschnitten* aufgebaut: Einleitend werden der Patient kurz vorgestellt und der Anlass für die Untersuchungssituation beschrieben. Im zweiten Teil folgt der ausformulierte schriftliche psychopathologische Befund, wie er beispielsweise im Arztbrief enthalten sein könnte. Im abschließenden dritten Teil werden Befund und Diagnose (nach ICD-10) diskutiert. Zur Orientierung findet sich im Anhang E ein Crosswalk, der es erlaubt, mögliche korrespondierende Diagnosen nach ICD-11 zu stellen (vgl. S. 409 ff.). Für jeden Fall ist am Ende des jeweiligen Kapitels der ausgefüllte Dokumentationsbogen des „Psychischen Befundes“ abgedruckt. Auf den Abdruck des „Somatischen Befundes“ wurde verzichtet (Ausnahme: Kapitel 30), da er nur in wenigen Fallbeispielen zur Anwendung kam. Darauf wurde dann jedoch im Text Bezug genommen.

Es ist nicht sinnvoll, im psychopathologischen Befund immer auf alle psychopathologischen und somatischen AMDP-Merkmale einzugehen; die Fallbeispiele folgen dem Vorschlag für die Befundformulierung aus Kapitel 3.

Hinweis

Anders als im richtigen Arztbrief werden zur Erleichterung für die Leser und aus didaktischen Gründen hier in den folgenden Fallbeispielen an vielen Stellen die Nummern der entsprechenden AMDP-Merkmale mit ihrer Graduierung in Klammern genannt.

Außerdem finden sich Hinweise für die Nutzung der Zusatz- und Reserveitems, die helfen können, um das gesamte Spektrum der Symptome abzubilden.

Die Fallbeispiele unterscheiden sich nicht nur durch den persönlichen Stil der Autoren, sondern auch durch die verschiedenen inhaltlichen Schwerpunkte der Diskussion, in der beispielsweise Fragen des Untersuchungszeitraumes, der Graduierung oder differenzialdiagnostische Aspekte behandelt werden. In allen Fällen wird auch der Frage nachgegangen, wo im konkreten Fall die Stärken und Grenzen des AMDP-Systems für die Beschreibung der verschiedenen Patienten mit sehr unterschiedlichen Krankheitsbildern liegen. Dabei wird auch noch einmal deutlich, wie wichtig eine umfassende, breit angelegte und vollständige Befunderhebung unabhängig von der ersten Verdachtsdiagnose des Untersuchers ist.

25 AMDP-Fallbeispiel Demenz vom Alzheimer-Typ

Rainer Schaub und Friedel Reischies

Vorgeschichte

Die 82-jährige Patientin wird aus der Notaufnahme eines Allgemeinkrankenhauses stationär in die psychiatrische Klinik eingewiesen. Sie war in der Nacht zuvor alleine, unzulänglich bekleidet und laut rufend von der Polizei angetroffen worden. Die Beamten konnten ihren Wohnort nicht herausfinden und brachten sie daher zunächst in die Notaufnahme des Allgemeinkrankenhauses, wo nach Ausschluss einer schwerwiegenden somatischen oder neurologischen Krankheit eine psychiatrische Konsil-Untersuchung stattfand, die am Ende zur Einweisung in die zuständige psychiatrische Klinik führte.

Frau D. kann am folgenden Morgen zur Anamnese nur wenig Nachvollziehbares beitragen. Sie berichtet immer wieder, dass sie nach Hause müsse, weil ihre beiden kleinen Töchter auf sie warteten, diese seien noch zu jung, um sich selbst zu versorgen. Sie selbst sei Hausfrau und Mutter, der Ehemann befände sich auf Montage, wann er wiederkomme, wo er sei, wisse sie nicht genau, auch den Arbeitgeber des Ehemannes könne sie nicht nennen. Die Ereignisse der letzten Nacht erinnere sie nicht, auch nicht, wie sie hierhergekommen sei bzw. wo sie sich jetzt befinde.

Die 58-jährige Tochter kann schließlich kontaktiert werden und berichtet von den Ereignissen der letzten Nacht. Daraus geht hervor, dass die Patientin schon seit mindestens vier Jahren an einer Demenzerkrankung leide, die hausärztlich diagnostiziert worden sei. Sie lebe im Haus der Tochter in einer Einliegerwohnung, werde zweimal wöchentlich zu einer Tagespflege-Betreuung abgeholt, ansonsten bleibe sie eigentlich in ihrer Wohnung, nehme allerdings die Mahlzeiten mit der Familie der Tochter ein, wozu sie geholt und aufgefordert werden müsse. Gelegentlich erhalte sie noch Besuch von früheren Freundinnen, in den letzten Monaten sei dies allerdings wegen der immer schwerer werdenden verbalen Kommunikation selten geworden. Frau D. erkenne die Freundinnen nicht mehr, verwechsle jetzt auch regelmäßig die Tochter mit der eigenen Schwester und den Schwiegersohn mit dem Ehemann, der vor acht Jahren verstorben sei. Sie schlafe seit einigen Tagen sehr unruhig, man höre sie dann nachts in der Einliegerwohnung „schaffen", wobei sie meist Schränke und Schubladen ein- bzw. ausräume, ohne dass sie der Tochter ihr Verhalten erklären oder begründen könne. Man lasse sie aber dabei ungestört, nachdem sie auf Interventionsversuche eher verschreckt und schließlich auch aggressiv reagiert habe. Sie spreche dabei öfter laut, mit wem, sei allerdings meist unklar. Zuletzt habe sie aber am Morgen berichtet, dass Fremde in der Wohnung gewesen seien, die ihr Angst gemacht hätten. Auch der Ehemann habe sie „besucht", zumindest spreche sie dann am Morgen sehr häufig von ihm, berichte von ihren hausfraulichen Aufgaben, dass er jetzt wieder verreisen müsse und einige Tage nicht zu Hause sein werde.

Die Tochter berichtet, dass die Patientin ansonsten viel im Sessel sitze, fernsehe, sie habe eigentlich keine erkennbare spontane Aktivität mehr entwickelt, sondern bedürfe für nahezu alle Handlungsweisen des Anstoßes von außen. Der nächtliche „Ausflug" sei erstmalig in Erscheinung getreten. Eigentlich habe sie in der langjährig vertrauten Umgebung außerhalb des Hauses zuletzt keine Orientierung mehr besessen und sich deshalb nur mit Mühe dazu überreden lassen, das Haus zu verlassen. Bei den Spaziergängen mit der Tochter habe sie verunsichert gewirkt und ihr Erstaunen über die Umgebung geäußert. In der Wohnung habe sie zuletzt auch die Toilette nicht mehr gefunden, gelegentlich an ungeeigneten Orten uriniert und defäkiert; mit der regelmäßigen Unterstützung durch die Tochter sei das Verhalten aber weitgehend unter Kontrolle. Die Inkontinenzmaterialien habe sie mittlerweile akzeptiert, ebenso die Unterstützung durch einen ambulanten Pflegedienst. Es gebe eine General- und Vorsorgevollmacht für die Tochter.

Frau D. ist die dritte von drei Schwestern, die schon seit sechs bzw. zehn Jahren verstorben sind. Sie habe eine Volksschulausbildung absolviert und später bis zur Geburt der Töchter als kaufmännische Angestellte gearbeitet. Seit dieser Zeit habe sie als Mutter und Hausfrau gearbeitet und sei dabei ausgeglichen und zufrieden gewesen. Sie habe sich durchaus resolut, kompetent und selbstbestimmt um ihre Aufgaben gekümmert. Ihr Leben sei eigentlich unauffällig verlaufen, die Ehe sei harmonisch gewesen, der Tod des Ehemannes habe sie erschüttert, sie sei dann nie wieder dieselbe wie zuvor geworden. Vor Beginn der Demenz habe sie keine psychischen Auffälligkeiten gezeigt. Die Familienanamnese für Demenzerkrankungen ist positiv.

Psychopathologischer Befund (Beurteilungszeitraum: 14 Tage)

Die 82-jährige Patientin zeigt sich im Morgenmantel, so wie sie von der Polizei aufgegriffen wurde, vom körperlichen Zustand her etwas unterernährt (BMI 18,5) und exsikkiert, äußerlich ohne Verletzungszeichen, ohne Hinweise auf akute organpathologische Störungen, mit unauffälligem neurologischen Status. Sie ist während der Exploration sehr unruhig (83, mittel), betont anhaltend die Notwendigkeit, ihre Kinder zu versorgen, die allein und hilflos zu Hause auf sie warteten. Sie lässt sich in den Kontakt einbinden, kommt aber nach wenigen Sätzen immer wieder auf das o.g. Thema zurück (18, mittel), kann jedoch wieder abgelenkt und in ihrer Aufmerksamkeit refokussiert werden.

Frau D. wirkt während der Exploration bewusstseinsklar, jedoch leicht ablenkbar und unkonzentriert (10). Sie ist zur Zeit („1966“, 5), zum Ort („da unten“, 6), zur Situation („Büro“, 7) und zur eigenen Person (sie sei 29 Jahre alt und lebe mit Töchtern und Ehemann; ihren Namen, den Geburtsort und die Adresse kann sie nicht sagen, 8) grob fehlorientiert. Die Auffassungsgabe ist in hohem Maße beeinträchtigt, auch einfache Sprichworte werden nicht verstanden (9, schwer), hingegen gelingt es ihr, einfache Instruktionen korrekt auszuführen (z.B. mit der rechten Hand das linke Ohr zu fassen). Die Konzentrationsfähigkeit ist schwer gestört, nur mit erheblicher Mühe des Interviewers kann ein Interview durchgeführt werden; Aufgaben wie etwa serielle Subtraktion oder die Zahlen von zwanzig bis eins rückwärts aufzuzählen, können nicht bewältigt werden (10, schwer). Schwere Merkfähigkeitsstörung, drei genannte Worte kann die Patientin nach 10 Minuten nicht mehr erinnern (11, schwer). Im Hinblick auf die Gedächtnisleistung zeigt sich eine weitgehend generalisiert retrograde Amnesie für die letzten vierzig bis fünfzig Jahre. Einzelne Fragmente aus dieser Zeit können stimuliert werden (z.B. kann sie zwei Namen ihrer sechs Enkelkinder nennen), diese werden aber nicht zu einem kohärenten biografischen Gedächtnis integriert; obwohl sie ihre Enkel nennen kann, ist sie weiter davon überzeugt, die eigenen Kinder seien klein und hilfebedürftig zu Hause. Die Ordnung des Zeitgitters erweist sich dabei auch als in hohem Maße gestört (12). Konfabulationen werden nicht beobachtet. Hingegen ist die Erlebensweise Frau D.s, sich selbst als 29-jährig zu verstehen und über die weiteren Lebensjahre nicht mehr zu verfügen, als schwer ausgeprägte Ekmnesie zu werten (14, schwer).

Formalgedanklich imponiert zunächst die ausgeprägte Einengung auf die Befürchtung der unversorgten Töchter (18), daneben findet sich auch perseverierendes Verhalten (19). Schließlich zeigt sich der Gedankengang bei spärlicher Produktion von Material, aber angemessener Geschwindigkeit der Wortproduktion mit vielfältigen semantischen und auch phonematischen Paraphasien und zum Teil auch mit Neologismen (26). Die subjektiven Qualitäten des formalen Denkens sind nicht prüfbar, da es Frau D. nicht möglich ist, Fragen nach z.B. Grübeln, Verlangsamung etc. zu verstehen.

Im Verlauf der Exploration lässt die anfangs spürbare Ängstlichkeit (65) und misstrauische Haltung (27) nach. Die affektive Spannweite bleibt aber reduziert (61, mittel) und zeigt wenig Auslenkungen (79). Keine depressiven Affekte. Nur in wenigen Momenten zeigt sich eine ausgeprägte Affektlabilität (77, schwer) und Affektinkontinenz (78). Gelegentlich reagiert die Patientin dabei auch gereizt (68) und z.T. auch aggressiv (94). Trotz der für sie kognitiv nicht auflösbaren Situation in der Klinik zeigt sie sich nicht erstaunt oder ratlos. Psychomotorisch findet sich eine deutliche Getriebenheit und Unruhe (83), ein gerichteter Antrieb selber ist aber kaum auszumachen, wobei einzelne Handlungsmuster zunächst geordnet erscheinen, für Außenstehende aber jeglichen übergeordneten, etwa intentions- oder zielbezogenen Zusammenhang vermissen lassen. Überwiegend beherrscht zielloses Umherlaufen die Untersuchungssituation (83, schwer). Laut Angaben der Tochter macht die Patientin kaum von sich aus etwas (80), ist stundenweise aber auch angetrieben (82; Schränke und Schubladen ein- und ausräumen).

Auf Station zeigt sich, dass die psychomotorische Unruhe und Reizbarkeit zum Abend hin regelhaft an Intensität und Häufigkeit zunehmen (90), die Sprachproduktion dagegen abnimmt und wirkt, wie auch sonst, im Denken verlangsamt (16).

Die von Frau D. geäußerte Gewissheit, die Töchter seien im Kleinkindalter, unversorgt und hilfebedürftig, sind Ausdruck der schweren Gedächtnisstörung (12). Sichere Hinweise für Wahngedanken zeigen sich in der Exploration nicht. Nur schwer zu bewerten ist die ausschließlich fremdanamnestisch verfügbare Information über die vermeintlichen nächtlichen Besuche des Ehemannes; die Fragen nach akustischen und optischen Halluzinationen oder anderen Sinnestäuschungen können nicht beurteilt werden. Frau D. empfindet sich nicht als krank (97, schwer), kann die Probleme und Symptome auch nicht als Teil einer Erkrankung ansehen (98, schwer), sieht nicht ein, dass sie behandelt werden muss und will nach Hause (99, mittel). Ohne Unterstützung durch Dritte kann die Patientin den Alltag nicht mehr bewältigen (100).

Kommentar und Diskussion

Die meisten Menschen mit Demenzerkrankungen erleben im Erkrankungsverlauf auch nicht kognitive, demenzassoziierte Verhaltens- und Erlebensstörungen, die im deutschsprachigen Raum oft auch als „herausforderndes Verhalten“, üblicherweise international mit dem Akronym „BPSD" (Behavioral and Psychological Signs of Dementia) bezeichnet werden. Bei Frau D. finden sich Agitiertheit und Sun-Downing, Antriebsreduktion, Affektverarmung und Affektlabilität, daneben aber auch Reizbarkeit und aggressive Verhaltensweisen. Seitens der kognitiven Funktionen zeigen sich die mnestischen Funktionen, Auffassung, Aufmerksamkeitssteuerung und Orientierung, die Ordnung der gedanklichen Abläufe und die Handlungsplanung und -ausführung, allesamt in hohem Maße beeinträchtigt. Die Bewusstseinsfunktionen bleiben stabil und klar, sodass differenzialdiagnostisch ein Delir ausgeschlossen werden kann.

Im AMDP-System lässt sich der größte Teil der kognitiven Beeinträchtigungen gut abbilden, wenngleich die mnestischen Funktionen üblicherweise mittels verschiedener psychometrischer Testverfahren für die klinische Diagnostik differenzierter erfasst werden. Das Vorliegen einer Ekmnesie erklärt dabei einleuchtend die zur stationären Aufnahme führenden Verhaltensweisen. Auch das Verkennen der nächsten Angehörigen kann in den meisten Fällen als schwere Gedächtnisstörung verstanden werden, ebenso der Verlust der räumlichen Orientierung in vertrauter Umgebung.

Klinische oder andere diagnostische Hinweise auf das Vorliegen anderweitiger ursächlicher Faktoren, die einer kausalen Therapie zugänglich wären, finden sich bei den weiteren Untersuchungen nicht, auch keine für eine andere relevante Gehirn- oder Gefäßerkrankung.

Anamnese und klinischer Befund entsprechen daher am ehesten dem Bild einer schwer ausgeprägten Demenz vom kortikalen Typ. Eine Diagnose nach der ICD-10-Klassifikation ist gut möglich. Die Merkmale für das Vorliegen einer Demenz, d.h. die Gedächtnisstörungen und die Verminderung des Denkvermögens (G1), beide über einen Zeitraum von mehr als sechs Monaten evident (G4), das Fehlen von eindeutigen Bewusstseinsstörungen (G2), sowie die Verminderung der Affektkontrolle, des Antriebs und des Sozialverhaltens (G3), liegen eindeutig vor. Der Beginn der Symptomatik nach dem 65. Lebensjahr bei fehlenden anderen, besser geeigneten ätiologischen Faktoren, führt zur Diagnose einer Demenz vom Alzheimer-Typ mit spätem Beginn und gemischten Symptomen (F00.14). Im DSM-5 wurde der Begriff der „Demenz" zugunsten einer „minoren" bzw. (wie in diesem Fall) „majoren" neurokognitiven Störung aufgelöst. Das DSM-5 trägt damit dem Umstand Rechnung, dass die Entwicklung eines Demenz-Syndroms als Kontinuum von klinisch inapparenten über leichte (minore NCD, Neurokognitive Störungen) bis zu schweren (majore NCD) Beeinträchtigungsgraden verlaufen kann.

AMDP-System

Psychischer Befund

Angaben zur Person

Patient: 19 **Untersucher:** **Untersuchungsdatum:** |_|_|_|_|_|_|_|_| (Tag, Monat, Jahr)

Alter: 82 Jahre **Geburtsdatum:** |_|_|_|_|_|_|_|_| (Tag, Monat, Jahr) **Geschlecht:** ☐ m ☒ w ☐ d

Beurteilungszeitraum: |1|4| (in Tagen) **Diagnosen:** F00.14

Befund

Symptom	Datenquellen	nicht vorhanden	leicht	mittel ausgeprägt	schwer	keine Aussage
Bewusstseinsstörungen		☒				☐
1. Bewusstseinsverminderung	F	☐	☐	☐	☐	☐
2. Bewusstseinstrübung	F	☐	☐	☐	☐	☐
3. Bewusstseinseinengung	SF	☐	☐	☐	☐	☐
4. Bewusstseinsverschiebung	S	☐	☐	☐	☐	☐
Orientierungsstörungen		☐				☐
5. zeitliche Orientierungsstör.	S	☐	☐	☐	☒	☐
6. örtliche Orientierungsstör.	S	☐	☐	☐	☒	☐
7. situative Orientierungsstör.	S	☐	☐	☐	☒	☐
8. O.-Stör. über die eigene Person	S	☐	☐	☐	☒	☐
Aufmerksamkeits- und Gedächtnisstörungen		☐				☐
9. Auffassungsstörungen	SF	☐	☐	☐	☒	☐
10. Konzentrationsstörungen	SF	☐	☐	☐	☒	☐
11. Merkfähigkeitsstörungen	SF	☐	☐	☐	☒	☐
12. Gedächtnisstörungen	SF	☐	☐	☐	☒	☐
13. Konfabulationen	F	☒	☐	☐	☐	☐
14. Paramnesien	S	☐	☐	☐	☒	☐
Formale Denkstörungen		☐				☐
15. gehemmt	S	☐	☐	☐	☐	☒
16. verlangsamt	F	☐	☒	☐	☐	☐
17. umständlich	F	☒	☐	☐	☐	☐
18. eingeengt	F	☐	☐	☒	☐	☐
19. perseverierend	F	☐	☒	☐	☐	☐
20. grübeln	S	☐	☐	☐	☐	☒
21. Gedankendrängen	S	☐	☐	☐	☐	☒
22. ideenflüchtig	F	☒	☐	☐	☐	☐

Symptom	Datenquellen	nicht vorhanden	leicht	mittel ausgeprägt	schwer	keine Aussage
23. vorbeireden	F	☒	☐	☐	☐	☐
24. gesperrt/Gedankenabreißen	SF	☒	☐	☐	☐	☐
25. inkohärent/zerfahren	F	☒	☐	☐	☐	☐
26. Neologismen	F	☐	☐	☐	☒	☐
Befürchtungen und Zwänge		☐				☒
27. Misstrauen	SF	☐	☐	☐	☐	☐
28. Hypochondrie	S	☐	☐	☐	☐	☐
29. Phobien	S	☐	☐	☐	☐	☐
30. Zwangsdenken	S	☐	☐	☐	☐	☐
31. Zwangsimpulse	S	☐	☐	☐	☐	☐
32. Zwangshandlungen	S	☐	☐	☐	☐	☐
Wahn		☐				☒
33. Wahnstimmung	S	☐	☐	☐	☐	☐
34. Wahnwahrnehmung	S	☐	☐	☐	☐	☐
35. Wahneinfall	S	☐	☐	☐	☐	☐
36. Wahngedanken	S	☐	☐	☐	☐	☐
37. systematisierter Wahn	S	☐	☐	☐	☐	☐
38. Wahndynamik	SF	☐	☐	☐	☐	☐
39. Beziehungswahn	S	☐	☐	☐	☐	☐
40. Beeinträcht.-/Verfolgungswahn	S	☐	☐	☐	☐	☐
41. Eifersuchtswahn	S	☐	☐	☐	☐	☐
42. Schuldwahn	S	☐	☐	☐	☐	☐
43. Verarmungswahn	S	☐	☐	☐	☐	☐
44. Hypochondrischer Wahn	S	☐	☐	☐	☐	☐
45. Größenwahn	S	☐	☐	☐	☐	☐
46. andere Wahninhalte	S	☐	☐	☐	☐	☐

Befund

Symptom	Datenquellen	nicht vorhanden	leicht	mittel ausgeprägt	schwer	keine Aussage
Sinnestäuschungen		☐				☒
47. Illusionen	S	☐	☐	☐	☐	☐
48. Stimmenhören	S	☐	☐	☐	☐	☐
49. andere akust. Halluzinationen	S	☐	☐	☐	☐	☐
50. Optische Halluzinationen	S	☐	☐	☐	☐	☐
51. Körperhalluzinationen	S	☐	☐	☐	☐	☐
52. Geruchs-/Geschmackshalluzi.	S	☐	☐	☐	☐	☐
Ich-Störungen		☐				☒
53. Derealisation	S	☐	☐	☐	☐	☐
54. Depersonalisation	S	☐	☐	☐	☐	☐
55. Gedankenausbreitung	S	☐	☐	☐	☐	☐
56. Gedankenentzug	S	☐	☐	☐	☐	☐
57. Gedankeneingebung	S	☐	☐	☐	☐	☐
58. and. Fremdbeeinfluss.-Erleb.	S	☐	☐	☐	☐	☐
Störungen der Affektivität		☐				☐
59. ratlos	F	☒	☐	☐	☐	☐
60. Gefühl der Gefühllosigkeit	S	☐	☐	☐	☐	☒
61. affektarm	F	☐	☐	☒	☐	☐
62. Störung der Vitalgefühle	S	☐	☐	☐	☐	☒
63. deprimiert	SF	☒	☐	☐	☐	☐
64. hoffnungslos	S	☐	☐	☐	☐	☒
65. ängstlich	SF	☐	☐	☒	☐	☐
66. euphorisch	SF	☒	☐	☐	☐	☐
67. dysphorisch	SF	☒	☐	☐	☐	☐
68. gereizt	SF	☐	☒	☐	☐	☐
69. innerlich unruhig	S	☐	☐	☐	☐	☒
70. klagsam/jammerig	F	☒	☐	☐	☐	☐
71. Insuffizienzgefühle	S	☐	☐	☐	☐	☒
72. gesteigertes Selbstwertgefühl	S	☐	☐	☐	☐	☒
73. Schuldgefühle	S	☐	☐	☐	☐	☒
74. Verarmungsgefühle	S	☐	☐	☐	☐	☒
75. ambivalent	SF	☐	☐	☐	☐	☒
76. Parathymie	F	☒	☐	☐	☐	☐
77. affektlabil	SF	☐	☐	☐	☒	☐
78. affektinkontinent	SF	☐	☒	☐	☐	☐
79. affektstarr	F	☐	☒	☐	☐	☐

Symptom	Datenquellen	nicht vorhanden	leicht	mittel ausgeprägt	schwer	keine Aussage
Antriebs- und psychomotorische Störungen		☐				☐
80. antriebsarm	SF	☐	☐	☐	☒	☐
81. antriebsgehemmt	S	☐	☐	☐	☐	☒
82. antriebsgesteigert	SF	☐	☒	☐	☐	☐
83. motorisch unruhig	SF	☐	☐	☒	☐	☐
84. Parakinesen	F	☒	☐	☐	☐	☐
85. manieriert/bizarr	F	☒	☐	☐	☐	☐
86. theatralisch	F	☒	☐	☐	☐	☐
87. mutistisch	F	☒	☐	☐	☐	☐
88. logorrhoisch	F	☒	☐	☐	☐	☐
Circadiane Besonderheiten		☐				☐
89. morgens schlechter	SF	☒	☐	☐	☐	☐
90. abends schlechter	SF	☐	☐	☒	☐	☐
91. abends besser	SF	☒	☐	☐	☐	☐
Andere Störungen		☐				☐
92. sozialer Rückzug	SF	☒	☐	☐	☐	☐
93. soziale Umtriebigkeit	SF	☒	☐	☐	☐	☐
94. Aggressivität	SF	☐	☒	☐	☐	☐
95. Suizidalität	SF	☒	☐	☐	☐	☐
96. Selbstbeschädigung	SF	☒	☐	☐	☐	☐
97. Mangel an Krankheitsgefühl	S	☐	☐	☐	☒	☐
98. Mangel an Krankheitseinsicht	S	☐	☐	☐	☒	☐
99. Ablehnung der Behandlung	SF	☐	☐	☒	☐	☐
100. pflegebedürftig	SF	☐	☐	☐	☒	☐
R1- bis R14-Symptome		☐				☐
R1		☐	☐	☐	☐	☐
R2		☐	☐	☐	☐	☐
R3		☐	☐	☐	☐	☐
R4		☐	☐	☐	☐	☐
R5		☐	☐	☐	☐	☐
R6		☐	☐	☐	☐	☐
R7		☐	☐	☐	☐	☐
R8		☐	☐	☐	☐	☐
R9		☐	☐	☐	☐	☐
R10		☐	☐	☐	☐	☐
R11		☐	☐	☐	☐	☐
R12		☐	☐	☐	☐	☐
R13		☐	☐	☐	☐	☐
R14		☐	☐	☐	☐	☐
Befundunsicherheit		☐	☐	☒	☐	☐

26 AMDP-Fallbeispiel Alkoholabhängigkeit und komorbide Depression

Patrizia Perkmann und Thomas Dietzfelbinger

Vorgeschichte

Die 36-jährige, ledige Polizeibeamtin und Mutter von drei Kindern von drei unterschiedlichen Vätern kommt auf eigenen Wunsch in die Sprechstunde, nachdem ihr von mehreren Seiten eine ambulante Therapie nahegelegt worden sei. Sie sei vor ca. 18 Monaten wegen einer depressiven Symptomatik in einer psychiatrischen Klinik und anschließend einer Rehabilitationsklinik behandelt worden. Damals sei zudem eine Alkoholabhängigkeit diagnostiziert worden. Aktuell erfolge nach Krankschreibung eine stufenweise Wiedereingliederung in den bisherigen Beruf („Hamburger Modell"). Aus dem mitgebrachten Brief der Rehabilitationsklinik geht hervor, im Zimmer von Frau W. seien wiederholt mehrere leere Wein- und Schnapsflaschen gefunden worden.

Dazu befragt gibt sie an, dass sie „sicher zu viel getrunken habe, aber das habe ich im Griff", so wolle sie „nun keinen Tropfen mehr anrühren", außerdem werde sie diesbezüglich regelmäßig von der Polizeiärztin kontrolliert. Es stellt sich heraus, dass sie wegen Alkohol ihren Führerschein verloren hat, auch ist sie auf der Arbeit „mit einer Fahne" aufgefallen und verwarnt worden. Die mitgebrachten Laborwerte deuten ebenfalls auf einen chronischen Alkoholkonsum hin. Auf nochmaliges Nachfragen berichtet sie, sie habe „gestern noch mit Freunden gefeiert, da konnte ich doch nicht nein sagen".

Frau W. gibt zudem an, dass es ihr „sehr schlecht" gehe, sie fühle sich „ganz unten, fast wie vor meiner stationären Aufnahme damals". Sie sei ständig traurig, habe „keinen Schwung", ziehe sich von ihren Freunden zurück. „Schlimm und unerträglich" sei für sie die Tatsache, dass ihr die Kinder vom Jugendamt

„weggenommen wurden und ich sie schrecklich vermisse“. So sei aufgefallen, dass die Wohnung verwahrlost ist, „die Situation ist mir zunehmend entgleist“. Sie wache morgens sehr früh auf, „das Gedankenkreisen lässt mir keine Ruhe“. Sie wolle „unbedingt gesund werden“, um sich wieder um die Kinder kümmern zu können.

Psychopathologischer Befund (Beurteilungszeitraum: 14 Tage)

Die äußerlich kindlich wirkende Frau W. ist schlicht gekleidet und dezent geschminkt, auffallend sind dabei markante Fingernageldekorationen. Die langen Haare sind zu einem Zopf zusammengebunden. Sie betritt unsicher um sich blickend das Untersuchungszimmer, scheint im Erstkontakt scheu und klammert sich während des Gespräches an ihrer Handtasche fest. Die Haltung ist eher gebeugt. Der Blickkontakt wird immer nur kurz gehalten. So berichtet sie eher verhalten und mit leiser Stimme über ihre Problembereiche. Zeitweise hält sie nach einer Frage kurz inne im Bemühen, die Fragen richtig zu beantworten. Teilweise wirkt sie angespannt, jedoch kann sie sich im Gesprächsverlauf zunehmend öffnen und mitteilen. Die wache Patientin ist bewusstseinsklar und in allen Qualitäten vollständig orientiert.

Frau W. zeigt einen deutlich deprimierten Affekt (63, mittel) bei mittelgradig ausgeprägter Affektarmut (61) und Anhedonie, keine Affektstarre (79). Die Vitalgefühle sind leicht reduziert (62). Sie leidet in stärkerem Maße unter Schuldgefühlen (73, mittel), Verarmungsgefühlen (74, mittel), Insuffizienzgefühlen bezüglich der Versorgung der Kinder (71, mittel) sowie unter einem starken Gefühl der Gefühllosigkeit (60); sie sei „innerlich wie abgestumpft“. Hoffnungslosigkeit (64) wird verneint, jedoch werden Zukunftsängste angegeben (65, leicht). Frau W. wirkt erschöpft, der Antrieb ist deutlich reduziert (80, mittel), sie könne sich „einfach nicht aufraffen“. Leichte Rückzugstendenzen (92, leicht), ebenso eine starke innere Unruhe (69) bei manifester äußerer Unruhe (83, leicht). Keine Merkfähigkeits-

und Gedächtnisstörungen. Frau W. gibt Konzentrationsstörungen an, die sich im Gespräch jedoch nicht zeigen (10, leicht). Der Gedankengang ist diskret verlangsamt (16, leicht), und die Patientin berichtet über verstärktes Grübeln (20, mittel).

Es sind kein Wahn, keine Sinnestäuschungen oder Ich-Störungen eruierbar. Ebenso bestehen keine Zwangssymptome. Früherwachen wird beschrieben, die circadiane Rhythmik zeigt keine Auffälligkeiten. Suizidgedanken werden verneint. Krankheitsgefühl (97), Krankheitseinsicht (98) sowie Behandlungsmotivation (99) bestehen allein bezüglich der depressiven Symptomatik bei nicht gegebener Einsicht bezüglich der Alkoholproblematik. Die Widersprüche in ihren Angaben und den Angaben in den mitgebrachten Briefen werden bagatellisiert.

Befragt nach dem aktuellen Alkoholkonsum gibt sie zunächst eine geringere Alkoholmenge und auf Nachfrage schließlich an, täglich ca. zwei Flaschen Bier sowie eine Flasche Wein zu trinken, „immer wieder kommt noch eine Flasche Schnaps dazu“. Auch gibt sie zunächst an, dass die Angaben im Brief der Rehabilitationsklinik nicht korrekt seien, „die wollten mir da was unterstellen“, räumt dann jedoch ein, dass die gefundenen leeren Flaschen ihr gehörten, „aber so viel war das ja auch nicht und die Mitpatienten haben ja mitgetrunken“. Sie gibt zudem an, dass sie „jederzeit darauf verzichten“ könne. Sie habe auch öfter versucht, „damit aufzuhören, aber wozu denn, irgendwie fange ich dann eben doch wieder an“. Sie brauche „den Alkohol abends, um besser schlafen zu können.“ Sie habe aber immer wieder auch „schon morgens Lust auf ein Bier“. Letztendlich sei nicht der Alkoholkonsum, „sondern die Depression mein Problem, ich komme einfach aus diesem Tief nicht raus“.

Kommentar und Diskussion

Die Diagnosekriterien einer Alkoholabhängigkeit (ICD-10 F10.2) sowie einer komorbiden rezidivierenden depressiven Störung, gegenwärtig mittelgradige Episode (ICD-10 F33.1), werden erfüllt. Die Patientin hatte sich ursprünglich wegen der

Suchterkrankung vorgestellt, die sorgfältige Exploration zeigt jedoch die komorbide Depression deutlich auf. Der AMDP-Befund bildet die Symptome der depressiven Störung deutlicher als die der Suchterkrankung ab. So stehen die Störungen der Affektivität neben Grübeln, Antriebsstörungen und Schlafstörungen im Vordergrund. Die Angaben bezüglich des Alkoholkonsums legen ausgeprägte Bagatellisierungstendenzen nahe. Dies wird mit den Merkmalen 97 „Mangel an Krankheitsgefühl", 98 „Mangel an Krankheitseinsicht" sowie 99 „Ablehnung der Behandlung" abgebildet. Die mehrfachen gescheiterten Abstinenzversuche, der Führerscheinentzug, die alkoholbedingten Probleme am Arbeitsplatz sowie die angegebene Alkoholmenge sprechen für eine Abhängigkeit. Folgende Diagnosekriterien nach ICD-10 werden eindeutig erfüllt: (1) Craving (schon morgens „Lust" auf Bier); (2) Kontrollverlust (fortgesetzter Konsum, obwohl im Dienst bereits auffällig geworden); (4) Toleranzentwicklung (Schnapsflaschen); (6) Anhaltender Substanzkonsum trotz schädlicher Folgen (Laborwerte).

Ob der beschriebene soziale Rückzug auf die depressive Störung oder die Alkoholabhängigkeit zurückzuführen ist, kann nicht definitiv festgelegt werden. Durch die weitere Anamneseerhebung sollte herausgearbeitet werden, inwieweit die depressive Störung als Folge des Alkoholkonsums als sonstige psychische Störung einzuordnen ist oder ob umgekehrt der zunehmende Alkoholkonsum Folge einer primär depressiven Störung i.S. einer Selbstmedikation der depressiven Symptome ist.

Ziel des weiteren Vorgehens sollte der Aufbau einer tragfähigen Therapiebeziehung sein. Zudem sollte Frau W. die bestehende Alkoholproblematik zugänglich gemacht werden. Die diesbezügliche Krankheitseinsicht könnte aufbauend auf dem bestehenden Krankheitsgefühl hinsichtlich der depressiven Störung gebahnt werden. Die Patientin sollte für eine dauerhafte absolute Abstinenz motiviert werden unter dem Aspekt, die Arbeitsfähigkeit zu erhalten, wie es ihrem Wunsch entspricht. In Anbetracht der Vorgeschichte und aktuellen Angaben ist der Weg dahin für sie als sehr schwierig und sehr langwierig einzuschätzen. Frau W. sollte u.a. auch in der Bewältigung der schwierigen Situation mit ihren Kindern – der Frage, ob ihr die Kinder zugesprochen werden – begleitet werden.

AMDP-System

Psychischer Befund

Angaben zur Person

Patient: 20 | Untersucher: | Untersuchungsdatum: (Tag / Monat / Jahr)

Alter: 36 Jahre | Geburtsdatum: (Tag / Monat / Jahr) | Geschlecht: ☐ m ☒ w ☐ d

Beurteilungszeitraum: 14 (in Tagen) | Diagnosen: F10.2, F33.1

Befund

Symptom	Datenquellen	nicht vorhanden	leicht	mittel ausgeprägt	schwer	keine Aussage
Bewusstseinsstörungen		☒				☐
1. Bewusstseinsverminderung	F	☐	☐	☐	☐	☐
2. Bewusstseinstrübung	F	☐	☐	☐	☐	☐
3. Bewusstseinseinengung	SF	☐	☐	☐	☐	☐
4. Bewusstseinsverschiebung	S	☐	☐	☐	☐	☐
Orientierungsstörungen		☒				☐
5. zeitliche Orientierungsstör.	S	☐	☐	☐	☐	☐
6. örtliche Orientierungsstör.	S	☐	☐	☐	☐	☐
7. situative Orientierungsstör.	S	☐	☐	☐	☐	☐
8. O.-Stör. über die eigene Person	S	☐	☐	☐	☐	☐
Aufmerksamkeits- und Gedächtnisstörungen		☐				☐
9. Auffassungsstörungen	SF	☒	☐	☐	☐	☐
10. Konzentrationsstörungen	SF	☐	☒	☐	☐	☐
11. Merkfähigkeitsstörungen	SF	☒	☐	☐	☐	☐
12. Gedächtnisstörungen	SF	☒	☐	☐	☐	☐
13. Konfabulationen	F	☒	☐	☐	☐	☐
14. Paramnesien	S	☒	☐	☐	☐	☐
Formale Denkstörungen		☐				☐
15. gehemmt	S	☒	☐	☐	☐	☐
16. verlangsamt	F	☐	☒	☐	☐	☐
17. umständlich	F	☒	☐	☐	☐	☐
18. eingeengt	F	☒	☐	☐	☐	☐
19. perseverierend	F	☒	☐	☐	☐	☐
20. grübeln	S	☐	☐	☒	☐	☐
21. Gedankendrängen	S	☒	☐	☐	☐	☐
22. ideenflüchtig	F	☒	☐	☐	☐	☐
23. vorbeireden	F	☒	☐	☐	☐	☐
24. gesperrt/Gedankenabreißen	SF	☒	☐	☐	☐	☐
25. inkohärent/zerfahren	F	☒	☐	☐	☐	☐
26. Neologismen	F	☒	☐	☐	☐	☐
Befürchtungen und Zwänge		☒				☐
27. Misstrauen	SF	☐	☐	☐	☐	☐
28. Hypochondrie	S	☐	☐	☐	☐	☐
29. Phobien	S	☐	☐	☐	☐	☐
30. Zwangsdenken	S	☐	☐	☐	☐	☐
31. Zwangsimpulse	S	☐	☐	☐	☐	☐
32. Zwangshandlungen	S	☐	☐	☐	☐	☐
Wahn		☒				☐
33. Wahnstimmung	S	☐	☐	☐	☐	☐
34. Wahnwahrnehmung	S	☐	☐	☐	☐	☐
35. Wahneinfall	S	☐	☐	☐	☐	☐
36. Wahngedanken	S	☐	☐	☐	☐	☐
37. systematisierter Wahn	S	☐	☐	☐	☐	☐
38. Wahndynamik	SF	☐	☐	☐	☐	☐
39. Beziehungswahn	S	☐	☐	☐	☐	☐
40. Beeinträcht.-/Verfolgungswahn	S	☐	☐	☐	☐	☐
41. Eifersuchtswahn	S	☐	☐	☐	☐	☐
42. Schuldwahn	S	☐	☐	☐	☐	☐
43. Verarmungswahn	S	☐	☐	☐	☐	☐
44. Hypochondrischer Wahn	S	☐	☐	☐	☐	☐
45. Größenwahn	S	☐	☐	☐	☐	☐
46. andere Wahninhalte	S	☐	☐	☐	☐	☐

Befund

Symptom	Datenquellen	nicht vorhanden	leicht	mittel ausgeprägt	schwer	keine Aussage
Sinnestäuschungen		☒				☐
47. Illusionen	S	☐	☐	☐	☐	☐
48. Stimmenhören	S	☐	☐	☐	☐	☐
49. andere akust. Halluzinationen	S	☐	☐	☐	☐	☐
50. Optische Halluzinationen	S	☐	☐	☐	☐	☐
51. Körperhalluzinationen	S	☐	☐	☐	☐	☐
52. Geruchs-/Geschmackshalluzi.	S	☐	☐	☐	☐	☐
Ich-Störungen		☒				☐
53. Derealisation	S	☐	☐	☐	☐	☐
54. Depersonalisation	S	☐	☐	☐	☐	☐
55. Gedankenausbreitung	S	☐	☐	☐	☐	☐
56. Gedankenentzug	S	☐	☐	☐	☐	☐
57. Gedankeneingebung	S	☐	☐	☐	☐	☐
58. and. Fremdbeeinfluss.-Erleb.	S	☐	☐	☐	☐	☐
Störungen der Affektivität		☐				☐
59. ratlos	F	☒	☐	☐	☐	☐
60. Gefühl der Gefühllosigkeit	S	☐	☐	☐	☒	☐
61. affektarm	F	☐	☐	☒	☐	☐
62. Störung der Vitalgefühle	S	☐	☒	☐	☐	☐
63. deprimiert	SF	☐	☐	☒	☐	☐
64. hoffnungslos	S	☒	☐	☐	☐	☐
65. ängstlich	SF	☐	☒	☐	☐	☐
66. euphorisch	SF	☒	☐	☐	☐	☐
67. dysphorisch	SF	☒	☐	☐	☐	☐
68. gereizt	SF	☒	☐	☐	☐	☐
69. innerlich unruhig	S	☐	☐	☐	☒	☐
70. klagsam/jammerig	F	☒	☐	☐	☐	☐
71. Insuffizienzgefühle	S	☐	☐	☒	☐	☐
72. gesteigertes Selbstwertgefühl	S	☒	☐	☐	☐	☐
73. Schuldgefühle	S	☐	☐	☒	☐	☐
74. Verarmungsgefühle	S	☐	☐	☒	☐	☐
75. ambivalent	SF	☐	☐	☐	☐	☒
76. Parathymie	F	☒	☐	☐	☐	☐
77. affektlabil	SF	☒	☐	☐	☐	☐
78. affektinkontinent	SF	☒	☐	☐	☐	☐
79. affektstarr	F	☒	☐	☐	☐	☐

Symptom	Datenquellen	nicht vorhanden	leicht	mittel ausgeprägt	schwer	keine Aussage
Antriebs- und psychomotorische Störungen		☐				☐
80. antriebsarm	SF	☐	☐	☒	☐	☐
81. antriebsgehemmt	S	☒	☐	☐	☐	☐
82. antriebsgesteigert	SF	☒	☐	☐	☐	☐
83. motorisch unruhig	SF	☐	☒	☐	☐	☐
84. Parakinesen	F	☒	☐	☐	☐	☐
85. manieriert/bizarr	F	☒	☐	☐	☐	☐
86. theatralisch	F	☒	☐	☐	☐	☐
87. mutistisch	F	☒	☐	☐	☐	☐
88. logorrhoisch	F	☒	☐	☐	☐	☐
Circadiane Besonderheiten		☒				☐
89. morgens schlechter	SF	☐	☐	☐	☐	☐
90. abends schlechter	SF	☐	☐	☐	☐	☐
91. abends besser	SF	☐	☐	☐	☐	☐
Andere Störungen		☐				☐
92. sozialer Rückzug	SF	☐	☒	☐	☐	☐
93. soziale Umtriebigkeit	SF	☒	☐	☐	☐	☐
94. Aggressivität	SF	☒	☐	☐	☐	☐
95. Suizidalität	SF	☒	☐	☐	☐	☐
96. Selbstbeschädigung	SF	☒	☐	☐	☐	☐
97. Mangel an Krankheitsgefühl	S	☐	☐	☐	☒	☐
98. Mangel an Krankheitseinsicht	S	☐	☐	☐	☒	☐
99. Ablehnung der Behandlung	SF	☐	☐	☒	☐	☐
100. pflegebedürftig	SF	☒	☐	☐	☐	☐
R1- bis R14-Symptome		☐				☐
R1		☐	☐	☐	☐	☐
R2		☐	☐	☐	☐	☐
R3		☐	☐	☐	☐	☐
R4		☐	☐	☐	☐	☐
R5		☐	☐	☐	☐	☐
R6		☐	☐	☐	☐	☐
R7		☐	☐	☐	☐	☐
R8		☐	☐	☐	☐	☐
R9		☐	☐	☐	☐	☐
R10		☐	☐	☐	☐	☐
R11		☐	☐	☐	☐	☐
R12		☐	☐	☐	☐	☐
R13		☐	☐	☐	☐	☐
R14		☐	☐	☐	☐	☐
Befundunsicherheit		☒	☐	☐	☐	☐

27 AMDP-Fallbeispiel Alkoholabhängigkeit und amnestisches Syndrom

Thomas Dietzfelbinger und Patrizia Perkmann

Vorgeschichte

Herr W., ein 56-jähriger, lediger früherer Verkäufer im Außendienst und jetziger Hartz-IV-Empfänger, wird im Rahmen einer betreuungsgerichtlichen Begutachtung in einer Obdachlosenunterkunft aufgesucht, in der er etwa seit zwei Monaten ein Zimmer bewohnt. Weitere zwei Monate zuvor hatte er alkoholbedingt seinen Platz in einer soziotherapeutischen Einrichtung verloren und zunächst überwiegend auf Bahnhofsbänken genächtigt, unterbrochen von mehreren nur kurzen Klinikaufenthalten. Seine gesetzliche Betreuerin beantragte die Genehmigung seiner Unterbringung in einer geschlossenen psychiatrischen Station, da sie Sorge hatte, er könnte wegen fehlender Mitwirkung in einer Unterkunft zum wiederholten Mal „auf die Straße gesetzt" werden und „wieder wie zuvor alkoholisiert und orientierungslos durch die Gegend irren".

Der Akte ist zu entnehmen, dass ihn seine langjährige Lebensgefährtin vor einem Jahr aus der Wohnung gewiesen hatte und dass aus der Partnerschaft ein 22-jähriger Sohn entstammt. Zumindest in den letzten Jahren war der Alkoholkonsum zum Teil erheblich verstärkt. Der Patient selbst gibt als Größenordnung „täglich eine halbe Flasche Wodka und drei Bier" auch über längere Zeiträume hinweg an. Bis vor etwa fünf Jahren bestand sporadisch Kokainkonsum. Die Betreuung wurde vor 18 Monaten im Anschluss an ein Alkoholentzugsdelir eingerichtet. Vor gut einem Jahr stellte sein Hausarzt die Diagnose einer Wernicke-Enzephalopathie.

Herr W. entschuldigt sich nach der Begrüßung zunächst für den desolaten Ordnungszustand seines Zimmers und fügt an, er habe „keine andere Chance". Die Frage, ob er den Grund des

Gesprächs kenne, beantwortet er mit „Sie wollen mich psychisch untersuchen, ob eine Einweisung in eine geschlossene Psychiatrie nötig ist", was seines Erachtens nicht der Fall sei. Er gebe zu, dass er „in einem tiefen Loch hänge", bedingt „durch Trennung und Wohnungsverlust", er sei aber „kein Psychopath". Er steht kurz auf, und es wird deutlich, dass er in seiner Gehfähigkeit massiv beeinträchtigt ist. Seine Erklärung dafür lautet, er sei „schwerbehindert". Als Aufenthaltsdauer in der Unterkunft gibt er zunächst drei Tage an. Von der früheren therapeutischen Einrichtung sei er „freiwillig weggegangen", und er wisse nicht, wie lange dies her sei. Er habe dann für drei Tage und drei Nächte „Bahnhofsnächte verbracht", und anschließend sei er „hierher eingewiesen" worden, wo er nun „eine knappe Woche" sei. Er rechnet selbst aus, dass es etwa eine Woche her sei, dass er die Soziotherapie verlassen habe.

Psychopathologischer Befund (Beurteilungszeitraum: 14 Tage)

Herr W., ein 56-jähriger, sozial sehr zurückgezogen (92) lebender Mann in deutlich reduziertem, ungepflegtem Allgemeinzustand und ausreichendem Ernährungszustand, sitzt zum Untersuchungszeitpunkt in einem weitgehend verwahrlosten Zimmer einer Unterkunft auf seinem Bett und macht überwiegend einen hilfesuchenden, fast servilen Eindruck. Er wirkt nicht alkoholisiert und verneint auch vorangegangenen Alkoholkonsum. Die Bewusstseinslage ist ungestört. Zeitlich (Tag, Monat, Jahr, Wochentag und Jahreszeit), örtlich (Ort, Notunterkunft), situativ (Begutachtung im Unterbringungsverfahren) und zur eigenen Person ist er vollständig orientiert. Die Konzentrationsfähigkeit ist vermindert (10, mittel). Die Auffassung einfacher Inhalte gelingt ausreichend, während er den Anlass des Gesprächs trotz mehrerer Erklärungsversuche nicht versteht und schließlich nach wiederholter Lektüre des Gerichtsbeschlusses wegen der Begutachtung äußert: „Unterbringung in der geschlossenen Psychiatrie, das ist doch ein Wahnsinn, ich bin ein normaler Mensch, ich habe nie jemanden belästigt, ich verstehe den Grund nicht" (9, mittel).

Im Vordergrund der Symptomatik steht eine schwerste Merkfähigkeitsstörung (11, schwer). Zwar kann er neue Informationen im Gespräch und in den durchgeführten Tests unmittelbar reproduzieren, vergisst sie jedoch nach einigen Minuten wieder und kann sich dann auch nicht mehr daran erinnern, dass sie ihm überhaupt mitgeteilt wurden. So bearbeitet er im „DemTect" die ersten vier Untertests adäquat, die vor allem das kurzfristige Erinnern und das Denkvermögen prüfen, während er die abschließende Aufgabe „erneute Abfrage der Wortliste", mit der die Merkfähigkeit über etwa zehn Minuten geprüft wird, nicht bewältigt: Von den zehn vorgegebenen Begriffen kann er nur noch einen („Wiese") richtig wiedergeben, er nennt jedoch drei weitere, nicht zutreffende Begriffe („Auto" aus dem Mini-Mental-Status, dazu „Wald" und „Katze") und fragt dann ratlos: „Auto, Wald, Wiese, was war's nochmal?" (12, schwer). Auch während des übrigen Gesprächs fallen mehrfach Konfabulationen auf (13, mittel). Zudem liegt eine massive Zeitgitterstörung (12, schwer) vor, d.h., dass die Ereignisse der Vergangenheit – insbesondere, weil sie vergessen wurden – nicht mehr in einen sinnvollen zeitlichen Zusammenhang gebracht werden können.

Der formale Gedankengang ist geordnet. Fragen nach psychotischen Symptomen in Form von Sinnestäuschungen, Wahngedanken oder Ich-Störungen verneint Herr W., und es ergeben sich auch anderweitig keine entsprechenden Hinweise darauf. Die Affektlage ist starken Schwankungen (77) zwischen Bedrücktheit (63), Selbstmitleid, Ratlosigkeit (59) und inadäquater Zuversicht (66) unterworfen. Der zielgerichtete Antrieb (80, schwer) ist ganz erheblich reduziert. Die Psychomotorik ist teils unbeholfen. Selbst- oder Fremdgefährdung liegt nicht vor. Herr W. weist kein Problembewusstsein auf (97 bis 99) und ist in seiner Kritik- und Urteilsfähigkeit in stärkstem Maß beeinträchtigt.

Kommentar und Diskussion

Der psychopathologische Befund zum Zeitpunkt der Untersuchung ist durch schwerste Störungen des Kurz- und Langzeitgedächtnisses bei erhaltenem Immediatgedächtnis (der Fähigkeit also zur unmittelbaren Wiedergabe verbaler Mitteilungen), Veränderungen der Affektivität und fehlendes Krankheitsgefühl geprägt. Diagnostisch handelt es sich um das Vollbild einer Alkoholabhängigkeit (ICD-10 F10.2) mit einem amnestischen Syndrom (F10.6).

In einem nur fünf- bis zehnminütigen Kontakt mit dem Patienten wäre es ohne fremdanamnestische Angaben allerdings denkbar, dass das tatsächliche Ausmaß seiner Symptomatik verborgen bleibt. Dieses wird erst im Verlauf der vollständigen psychopathologischen Befunderhebung zunehmend deutlich, da immer wieder auffällt, dass zuvor besprochene Inhalte regelmäßig vergessen werden. Der Abgleich mit dem Akteninhalt zeigt außerdem, dass viele seiner Angaben, auch wenn sie überzeugend vorgetragen werden, nicht stimmen. Insgesamt ist die Diskrepanz zwischen dem abschließend festgestellten Ausmaß der Symptomatik und dem ersten Anschein sowie den Resultaten in zwei Demenztests (Mini-Mental-Status und DemTect) wirklich erstaunlich. Da Herr W. in der Untersuchung nicht alkoholisiert ist, keine wesentliche formale Denkstörung aufweist und alle Fragen zur Orientierung richtig beantworten kann, macht er zunächst einen durchaus kompetenten Eindruck, der sich dadurch erhärtet, dass er im Mini-Mental-Status die volle Punktzahl von 30 erreicht. Auch die darin enthaltene Prüfung der Merkfähigkeit, nämlich drei vorgegebene und nachgesprochene Wörter („Auto, Blume, Kerze“) nach einigen Minuten zu reproduzieren, bewältigt er vollständig. Das Problem besteht offenbar darin, dass der Zeitraum zwischen der Vorgabe der drei Wörter und der erneuten Frage danach nicht definiert ist, sondern davon abhängt, wie viel Zeit die jeweils untersuchte Person für die dazwischenliegende Aufgabe „Aufmerksamkeit und Rechenfähigkeit“ benötigt (bei dieser wird in 7er-Schritten von 100 an rückwärts gerechnet oder ein fünfbuchstabiges Wort rückwärts buchstabiert). Wird diese Aufgabe – wie von Herrn W. – rasch bewältigt, kann der Zeitraum so kurz sein, dass selbst bei einer schwersten Merkfähigkeitsstörung die Wörter noch erinnert werden. Im AMDP-System wird für die Prüfung der Merkfähigkeit die erneute Abfrage der drei genannten Wörter nach etwa 10 Minuten empfohlen. Dadurch ist ein ausreichender und stets gleicher Zeitraum gewährleistet. Im DemTect resultiert mit einem Gesamtwert von 12 von 18 Punkten zwar ein pathologischer Wert, der aber an der Grenze zum Normalbereich liegt und ebenfalls nicht an eine schwerste Störung denken lässt; immerhin bildet sich die amnestische Störung – wie im psychopathologischen Befund beschrieben – in der abschließenden Aufgabe „erneute Abfrage der Wortliste" ab. Einfache Demenztests sind für die Beurteilung eines alkoholbedingten amnestischen Syndroms nicht geeignet; Normalbefunde schließen auch eine schwere Ausprägung nicht aus. Im AMDP-Bogen bilden sich Herrn W.'s kognitive Störungen hingegen gut ab.

AMDP-System

Psychischer Befund

Angaben zur Persson

Patient: 21 | Untersucher: | Untersuchungsdatum: ☐☐ ☐☐ ☐☐☐☐ (Tag, Monat, Jahr)

Alter: 56 Jahre | Geburtsdatum: ☐☐ ☐☐ ☐☐☐☐ (Tag, Monat, Jahr) | Geschlecht: ☒ m ☐ w ☐ d

Beurteilungszeitraum: 14 (in Tagen) | Diagnosen: F10.2, F10.6

Befund

Symptom	Datenquellen	nicht vorhanden	leicht	mittel ausgeprägt	schwer	keine Aussage
Bewusstseinsstörungen		☒				☐
1. Bewusstseinsverminderung	F	☐	☐	☐	☐	☐
2. Bewusstseinstrübung	F	☐	☐	☐	☐	☐
3. Bewusstseinseinengung	SF	☐	☐	☐	☐	☐
4. Bewusstseinsverschiebung	S	☐	☐	☐	☐	☐
Orientierungsstörungen		☒				☐
5. zeitliche Orientierungsstör.	S	☐	☐	☐	☐	☐
6. örtliche Orientierungsstör.	S	☐	☐	☐	☐	☐
7. situative Orientierungsstör.	S	☐	☐	☐	☐	☐
8. O.-Stör. über die eigene Person	S	☐	☐	☐	☐	☐
Aufmerksamkeits- und Gedächtnisstörungen		☐				☐
9. Auffassungsstörungen	SF	☐	☐	☒	☐	☐
10. Konzentrationsstörungen	SF	☐	☐	☒	☐	☐
11. Merkfähigkeitsstörungen	SF	☐	☐	☐	☒	☐
12. Gedächtnisstörungen	SF	☐	☐	☐	☒	☐
13. Konfabulationen	F	☐	☐	☒	☐	☐
14. Paramnesien	S	☐	☐	☐	☐	☒
Formale Denkstörungen		☒				☐
15. gehemmt	S	☐	☐	☐	☐	☐
16. verlangsamt	F	☐	☐	☐	☐	☐
17. umständlich	F	☐	☐	☐	☐	☐
18. eingeengt	F	☐	☐	☐	☐	☐
19. perseverierend	F	☐	☐	☐	☐	☐
20. grübeln	S	☐	☐	☐	☐	☐
21. Gedankendrängen	S	☐	☐	☐	☐	☐
22. ideenflüchtig	F	☐	☐	☐	☐	☐

Symptom	Datenquellen	nicht vorhanden	leicht	mittel ausgeprägt	schwer	keine Aussage
23. vorbeireden	F	☐	☐	☐	☐	☐
24. gesperrt/Gedankenabreißen	SF	☐	☐	☐	☐	☐
25. inkohärent/zerfahren	F	☐	☐	☐	☐	☐
26. Neologismen	F	☐	☐	☐	☐	☐
Befürchtungen und Zwänge		☒				☐
27. Misstrauen	SF	☐	☐	☐	☐	☐
28. Hypochondrie	S	☐	☐	☐	☐	☐
29. Phobien	S	☐	☐	☐	☐	☐
30. Zwangsdenken	S	☐	☐	☐	☐	☐
31. Zwangsimpulse	S	☐	☐	☐	☐	☐
32. Zwangshandlungen	S	☐	☐	☐	☐	☐
Wahn		☒				☐
33. Wahnstimmung	S	☐	☐	☐	☐	☐
34. Wahnwahrnehmung	S	☐	☐	☐	☐	☐
35. Wahneinfall	S	☐	☐	☐	☐	☐
36. Wahngedanken	S	☐	☐	☐	☐	☐
37. systematisierter Wahn	S	☐	☐	☐	☐	☐
38. Wahndynamik	SF	☐	☐	☐	☐	☐
39. Beziehungswahn	S	☐	☐	☐	☐	☐
40. Beeinträcht.-/Verfolgungswahn	S	☐	☐	☐	☐	☐
41. Eifersuchtswahn	S	☐	☐	☐	☐	☐
42. Schuldwahn	S	☐	☐	☐	☐	☐
43. Verarmungswahn	S	☐	☐	☐	☐	☐
44. Hypochondrischer Wahn	S	☐	☐	☐	☐	☐
45. Größenwahn	S	☐	☐	☐	☐	☐
46. andere Wahninhalte	S	☐	☐	☐	☐	☐

Befund

Symptom	Datenquellen	nicht vorhanden	leicht	mittel ausgeprägt	schwer	keine Aussage
Sinnestäuschungen		☒				☐
47. Illusionen	S	☐	☐	☐	☐	☐
48. Stimmenhören	S	☐	☐	☐	☐	☐
49. andere akust. Halluzinationen	S	☐	☐	☐	☐	☐
50. Optische Halluzinationen	S	☐	☐	☐	☐	☐
51. Körperhalluzinationen	S	☐	☐	☐	☐	☐
52. Geruchs-/Geschmackshalluzi.	S	☐	☐	☐	☐	☐
Ich-Störungen		☒				☐
53. Derealisation	S	☐	☐	☐	☐	☐
54. Depersonalisation	S	☐	☐	☐	☐	☐
55. Gedankenausbreitung	S	☐	☐	☐	☐	☐
56. Gedankenentzug	S	☐	☐	☐	☐	☐
57. Gedankeneingebung	S	☐	☐	☐	☐	☐
58. and. Fremdbeeinfluss.-Erleb.	S	☐	☐	☐	☐	☐
Störungen der Affektivität		☐				☐
59. ratlos	F	☐	☐	☒	☐	☐
60. Gefühl der Gefühllosigkeit	S	☒	☐	☐	☐	☐
61. affektarm	F	☒	☐	☐	☐	☐
62. Störung der Vitalgefühle	S	☒	☐	☐	☐	☐
63. deprimiert	SF	☐	☒	☐	☐	☐
64. hoffnungslos	S	☒	☐	☐	☐	☐
65. ängstlich	SF	☒	☐	☐	☐	☐
66. euphorisch	SF	☐	☒	☐	☐	☐
67. dysphorisch	SF	☒	☐	☐	☐	☐
68. gereizt	SF	☒	☐	☐	☐	☐
69. innerlich unruhig	S	☒	☐	☐	☐	☐
70. klagsam/jammerig	F	☒	☐	☐	☐	☐
71. Insuffizienzgefühle	S	☐	☐	☐	☐	☒
72. gesteigertes Selbstwertgefühl	S	☐	☐	☐	☐	☒
73. Schuldgefühle	S	☐	☐	☐	☐	☒
74. Verarmungsgefühle	S	☐	☐	☐	☐	☒
75. ambivalent	SF	☐	☐	☐	☐	☒
76. Parathymie	F	☒	☐	☐	☐	☐
77. affektlabil	SF	☐	☐	☐	☒	☐
78. affektinkontinent	SF	☒	☐	☐	☐	☐
79. affektstarr	F	☒	☐	☐	☐	☐

Symptom	Datenquellen	nicht vorhanden	leicht	mittel ausgeprägt	schwer	keine Aussage
Antriebs- und psychomotorische Störungen		☐				☐
80. antriebsarm	SF	☐	☐	☐	☒	☐
81. antriebsgehemmt	S	☒	☐	☐	☐	☐
82. antriebsgesteigert	SF	☒	☐	☐	☐	☐
83. motorisch unruhig	SF	☒	☐	☐	☐	☐
84. Parakinesen	F	☒	☐	☐	☐	☐
85. manieriert/bizarr	F	☒	☐	☐	☐	☐
86. theatralisch	F	☒	☐	☐	☐	☐
87. mutistisch	F	☒	☐	☐	☐	☐
88. logorrhoisch	F	☒	☐	☐	☐	☐
Circadiane Besonderheiten		☐				☒
89. morgens schlechter	SF	☐	☐	☐	☐	☐
90. abends schlechter	SF	☐	☐	☐	☐	☐
91. abends besser	SF	☐	☐	☐	☐	☐
Andere Störungen		☐				☐
92. sozialer Rückzug	SF	☐	☐	☒	☐	☐
93. soziale Umtriebigkeit	SF	☒	☐	☐	☐	☐
94. Aggressivität	SF	☒	☐	☐	☐	☐
95. Suizidalität	SF	☒	☐	☐	☐	☐
96. Selbstbeschädigung	SF	☒	☐	☐	☐	☐
97. Mangel an Krankheitsgefühl	S	☐	☐	☐	☒	☐
98. Mangel an Krankheitseinsicht	S	☐	☐	☐	☒	☐
99. Ablehnung der Behandlung	SF	☐	☐	☐	☒	☐
100. pflegebedürftig	SF	☐	☒	☐	☐	☐
R1- bis R14-Symptome		☐				☐
R1		☐	☐	☐	☐	☐
R2		☐	☐	☐	☐	☐
R3		☐	☐	☐	☐	☐
R4		☐	☐	☐	☐	☐
R5		☐	☐	☐	☐	☐
R6		☐	☐	☐	☐	☐
R7		☐	☐	☐	☐	☐
R8		☐	☐	☐	☐	☐
R9		☐	☐	☐	☐	☐
R10		☐	☐	☐	☐	☐
R11		☐	☐	☐	☐	☐
R12		☐	☐	☐	☐	☐
R13		☐	☐	☐	☐	☐
R14		☐	☐	☐	☐	☐
Befundunsicherheit		☒	☐	☐	☐	☐

28 AMDP-Fallbeispiel Akute Schizophrenie

Wolfgang Trabert und Achim Haug

Vorgeschichte

In die Notaufnahme kommt ein Ehepaar, beide Mitte zwanzig. Beide sind von gepflegtem Äußerem, gut und sorgfältig gekleidet, wobei der Ehemann – er ist der Patient – etwas übermüdet und gleichzeitig angespannt wirkt. Zunächst beginnt die Ehefrau mit den Worten, dass sie sich seit ca. sechs Wochen zunehmende Sorgen um ihren Mann mache. Beruflich sei er IT-Administrator eines Energieversorgungsunternehmens und vielfältigen Anforderungen ausgesetzt. Daher habe sie die Auffälligkeiten zunächst alle dem beruflichen Stress zugeordnet. Mittlerweile mache sie sich aber doch Sorgen: Seit Wochen ziehe er sich innerhalb der Familie zurück. Manchmal reagiere er gereizt und sei insgesamt sehr misstrauisch geworden. Abends und am Wochenende schließe er sich in sein Zimmer ein und verbringe Stunden am Computer. Er schlafe nur noch wenig, auch lasse er bisweilen sein Essen stehen und mache Andeutungen, dass damit etwas nicht stimme. Am meisten beunruhige sie aber seit vorgestern, dass er „völlig schräge Sachen" erzähle: Sein Computer sei von einer Terrororganisation infiziert worden, und wahrscheinlich wolle man über ihn in das IT-System seines Arbeitsgebers eindringen, um einen Anschlag auf das Energieversorgungssystem durchzuführen.

Psychopathologischer Befund (Beurteilungszeitraum: 14 Tage)

Trotz des anfänglich etwas müden Eindrucks beim Betreten des Zimmers ist der 28-jährige Patient bewusstseinsklar und kann der gesamten Exploration durchgehend konzentriert folgen. Er klagt zwar über leichte Konzentrationsstörungen, ein ad hoc durchgeführter Konzentrationstest (Monatsnamen rückwärts) gelingt ihm jedoch zügig und fehlerfrei (10, leicht). Er ist zu allen Qualitäten sicher orientiert, die Auffassungsgabe ist ebenfalls ungestört und ein Sprichwort wird korrekt erklärt. Die Merkfähigkeit ist ungestört, er erinnert präzise den Namen der Mitarbeiterin, die vor wenigen Minuten die Aufnahmepapiere mit ihm ausgefüllt hat. Bezüglich der Gedächtnisleistungen ergeben sich bei der konzentrierten Exploration auch keine Defizite. Der formale Gedankengang ist geordnet und logisch strukturiert, weder in besonderer Weise ausufernd noch unangemessen eingeengt, auch wenn längere Gesprächspassagen von den Erlebnissen der letzten Tage bestimmt sind. Wenn beispielsweise im Rahmen der kursorisch erhobenen biografischen Anamnese von früheren Zeiten die Rede ist, kann er sich problemlos darauf einstellen.

Der Patient berichtet von stundenlangem quälendem Grübeln über vermutete Zusammenhänge und Konsequenzen (20, schwer) sowie gelegentlichem Gedankenabreißen in der letzten Woche (24, leicht). Nachdem er vor ca. vier Wochen einen ersten vagen, aber anhaltenden Verdacht geschöpft habe (33, Wahnstimmung), sei ihm vor drei Tagen beim Nachdenken über die Geschehnisse plötzlich klar geworden, dass ein Terroranschlag gegen die Firma geplant sei (35, Wahneinfall). Seither sei er fest davon überzeugt (36, Wahngedanke), dass dies so sei und man ihn dafür als Werkzeug benutze.

Der Patient berichtet mehrere Wahnwahrnehmungen (34): Mehrfach habe er in seinem Computer „verschlüsselte“ Nachrichten gelesen, wo man sich hämisch bei ihm für seine Mitarbeit bedankt habe. Seine Frau habe das als Werbung abgetan, aber ihm sei sofort klar geworden, dass das etwas ganz anderes bedeutet habe. Und in der Stadt habe er drei ihm völlig fremde Menschen gesehen, die ihm mitwisserisch zugeblinzelt hätten. Als er auf sie habe zugehen wollen, hätten sie sich weggedreht. Das sei für ihn der Beweis, dass man ihn genau unter Beobachtung habe (34, schwer). Zufall könne das alles nicht sein; gerade jetzt, wo man ihm in seinem Unternehmen spezielle Aufgaben zugewiesen habe, sei ja der beste Moment, um sich seiner für den Terrorangriff zu bedienen. Insofern besteht bei dem Patienten ein deutlicher Beeinträchtigungswahn (40, schwer) mit erst auf den zweiten Blick erkennbarer quälender Wahndynamik: Er leidet stark unter der Angst, ungewollt in einen Terrorangriff hineingezogen zu werden (38, schwer). Gegenargumenten ist er nicht zugänglich, für alle Widersprüche hat er eine scheinbar plausible Erklärung (37, schwer). Andere Wahninhalte lassen sich nicht eruieren, bezüglich eines vermuteten Vergiftungswahns bleibt er unbestimmt. Sinnestäuschungen jedweder Qualität werden verneint. Allerdings bestätigt er, wenn auch sehr zögerlich, dass er mehrfach in den letzten Tagen erlebt habe, wie seine Gedanken manipuliert worden seien: Ohne es zu wollen, habe er plötzlich in Gedanken den Terrorangriff durchgespielt; er habe es direkt und zweifelsfrei als fremden Gedanken gespürt, als ob man ihm einen Chip implantiert hätte, mit dem man unmittelbar auf seine Gedanken zugreifen (55, Gedankenausbreitung, schwer) und ihm auch „gedankliche Befehle" geben könne (57, Gedankeneingebung, schwer). Bei Nachfragen können diese Erlebnisweisen eindeutig als Ich-Störungen identifiziert werden und sind definitiv keine Zwangssymptome. Andere Ich-Störungen oder Zwangssymptome werden verneint.

Die Grundstimmung des Patienten ist ängstlich (65, schwer), deprimiert (63, mittel) und stellenweise verzweifelt, wirkt affektarm und affektstarr (61, 79). Er berichtet, er sei innerlich unruhig, nervös und angespannt (69, schwer). Keine motorische Unruhe. Wegen der anhaltenden Schlafstörungen fühle er sich auch körperlich ausgelaugt (62). Das Selbstwertgefühl sei nicht grundsätzlich gestört, und er verneint auch originäre Schuldgefühle, wobei er seine Situation als hochgradig quälend empfindet, gleichsam ungewollt „schuldig" zu werden. Bezüglich seiner Zukunft ist er eher pessimistisch, hofft aber dennoch auf „irgendeinen" Ausweg. Nahezu über die gesamte Dauer des Gesprächs bleibt es bei der beschriebenen Grundstimmung, auch wenn er bemüht ist, sich dies nicht anmerken zu lassen.

Die Antriebsfunktionen im Gespräch sind ungestört, einschließlich des Sprachantriebs, die Gesprächsinitiative geht allerdings nur selten von ihm aus; anamnestisch werden keine Antriebsstörungen wie Verlangsamung oder Hemmung beklagt. Dagegen wird deutlich ein sozialer Rückzug beschrieben (92, mittel), im Gespräch selbst ist er aber recht offen, bei einigen Fragen jedoch leicht gereizt. Der Patient bestätigt, er habe in der letzten Woche Suizidgedanken ohne konkrete Pläne gehabt, um seinem „Schicksal zu entgehen" (95). In der Exploration distanziert er sich davon mit Hinweis auf seine religiöse Bindung. Trotz dieser formalen Distanzierung wird die Suizidalität als nicht gering eingestuft (mittel ausgeprägt), zumal er an einigen Stellen des Gesprächs auch eher hoffnungslos wirkt (64). Auch wenn er sich im landläufigen Sinn als krank ansieht, so meint er damit definitiv nicht seine psychotischen Erlebnisweisen, sondern mehr das Gefühl einer allumfassenden Erschöpfung (98).

Kommentar und Diskussion

Aufgrund der Vorgeschichte und des psychopathologischen Querschnittsbefundes ist, somatische Abklärung und Drogenkarenz vorausgesetzt, die Hypothese einer paranoiden Schizophrenie gerechtfertigt (ICD-10 F20.0). Gegen die Differenzialdiagnose einer schizoaffektiven Psychose spricht, dass die affektiven Symptome eindeutig Folge des spezifischen psychotischen Erlebens sind. Wegweisend sind Wahnwahrnehmungen sowie charakteristische Ich-Störungen (bizarrer Wahn).

Die Abbildung der Symptome dieses Patienten gelingt mit dem AMDP-System sehr gut, weil es bei der Zusammenstellung der AMDP-Symptome vor ca. 50 Jahren gerade die „großen" und „klassischen" Krankheitsbilder und damit auch die schizophrenen Erkrankungen waren, die damit erfasst werden sollten. Auch bei vermeintlich eindeutigen und typischen Krankheitsbildern darf auf eine präzise Symptombeschreibung nicht verzichtet werden. Bei einer oberflächlichen Betrachtung hätte man im vorliegenden Fall auch an eine Zwangsstörung denken können, und umgekehrt werden manche Zwangsgedanken aufgrund ihres bizarren Charakters fälschlich als schizophrene Psychosen klassifiziert. Besondere Aufmerksamkeit ist therapeutisch der diagnostisch zwar nicht wegweisenden, für den Patienten aber eminent wichtigen quälenden affektiven Symptomatik („schuldlos schuldig werden") beizumessen wegen des damit verbundenen Risikos einer akuten Suizidalität.

Für die Kodierung im Dokumentationsbogen werden alle zur Verfügung stehenden Informationen verwendet, also auch die fremdanamnestischen Angaben der Ehefrau (z. B. gereizt, misstrauisch). Der Symptombestand sollte immer möglichst vollständig exploriert („vom Symptom zum Syndrom und erst zuletzt zur Diagnose") und nicht durch häufig schon früh einsetzende diagnostische Überlegungen einseitig eingeengt werden. Die Rubrik „keine Aussage" ist dabei eine wichtige Hilfe, „vergessene" oder bewusst ausgesparte Einzelsymptome nachzuexplorieren. Zu beachten ist für den Dokumentationsbogen zudem der Beobachtungszeitraum, der im vorliegenden Fall mit zwei Wochen festgelegt wird. Demnach wird beispielsweise die initiale, inzwischen vier Wochen zurückliegende Wahnstimmung im Dokumentationsbogen nicht erfasst, während der drei Tage zurückliegende Wahneinfall abgebildet wird.

AMDP-System

Psychischer Befund

Angaben zur Person

Patient: 22 Untersucher: Untersuchungsdatum: ☐☐ ☐☐ ☐☐☐☐ (Tag, Monat, Jahr)

Alter: 28 Jahre Geburtsdatum: ☐☐ ☐☐ ☐☐☐☐ (Tag, Monat, Jahr) Geschlecht: ☒ m ☐ w ☐ d

Beurteilungszeitraum: 1 4 (in Tagen) Diagnosen: F20.0

Befund

Symptom	Datenquellen	nicht vorhanden	leicht	mittel ausgeprägt	schwer	keine Aussage
Bewusstseinsstörungen		☒				☐
1. Bewusstseinsverminderung	F	☐	☐	☐	☐	☐
2. Bewusstseinstrübung	F	☐	☐	☐	☐	☐
3. Bewusstseinseinengung	SF	☐	☐	☐	☐	☐
4. Bewusstseinsverschiebung	S	☐	☐	☐	☐	☐
Orientierungsstörungen		☒				☐
5. zeitliche Orientierungsstör.	S	☐	☐	☐	☐	☐
6. örtliche Orientierungsstör.	S	☐	☐	☐	☐	☐
7. situative Orientierungsstör.	S	☐	☐	☐	☐	☐
8. O.-Stör. über die eigene Person	S	☐	☐	☐	☐	☐
Aufmerksamkeits- und Gedächtnisstörungen		☐				☐
9. Auffassungsstörungen	SF	☒	☐	☐	☐	☐
10. Konzentrationsstörungen	SF	☐	☒	☐	☐	☐
11. Merkfähigkeitsstörungen	SF	☒	☐	☐	☐	☐
12. Gedächtnisstörungen	SF	☒	☐	☐	☐	☐
13. Konfabulationen	F	☒	☐	☐	☐	☐
14. Paramnesien	S	☐	☐	☐	☐	☒
Formale Denkstörungen		☐				☐
15. gehemmt	S	☒	☐	☐	☐	☐
16. verlangsamt	F	☒	☐	☐	☐	☐
17. umständlich	F	☒	☐	☐	☐	☐
18. eingeengt	F	☒	☐	☐	☐	☐
19. perseverierend	F	☒	☐	☐	☐	☐
20. grübeln	S	☐	☐	☐	☒	☐
21. Gedankendrängen	S	☒	☐	☐	☐	☐
22. ideenflüchtig	F	☒	☐	☐	☐	☐

Symptom	Datenquellen	nicht vorhanden	leicht	mittel ausgeprägt	schwer	keine Aussage
23. vorbeireden	F	☒	☐	☐	☐	☐
24. gesperrt/Gedankenabreißen	SF	☐	☒	☐	☐	☐
25. inkohärent/zerfahren	F	☒	☐	☐	☐	☐
26. Neologismen	F	☒	☐	☐	☐	☐
Befürchtungen und Zwänge		☐				☐
27. Misstrauen	SF	☒	☐	☐	☐	☐
28. Hypochondrie	S	☐	☐	☐	☐	☒
29. Phobien	S	☐	☐	☐	☐	☒
30. Zwangsdenken	S	☒	☐	☐	☐	☐
31. Zwangsimpulse	S	☒	☐	☐	☐	☐
32. Zwangshandlungen	S	☒	☐	☐	☐	☐
Wahn		☐				☐
33. Wahnstimmung	S	☒	☐	☐	☐	☐
34. Wahnwahrnehmung	S	☐	☐	☐	☒	☐
35. Wahneinfall	S	☐	☒	☐	☐	☐
36. Wahngedanken	S	☐	☒	☐	☐	☐
37. systematisierter Wahn	S	☐	☐	☐	☒	☐
38. Wahndynamik	SF	☐	☐	☐	☒	☐
39. Beziehungswahn	S	☒	☐	☐	☐	☐
40. Beeinträcht.-/Verfolgungswahn	S	☐	☐	☐	☒	☐
41. Eifersuchtswahn	S	☒	☐	☐	☐	☐
42. Schuldwahn	S	☒	☐	☐	☐	☐
43. Verarmungswahn	S	☒	☐	☐	☐	☐
44. Hypochondrischer Wahn	S	☒	☐	☐	☐	☐
45. Größenwahn	S	☒	☐	☐	☐	☐
46. andere Wahninhalte	S	☒	☐	☐	☐	☐

Befund

Symptom	Datenquellen	nicht vorhanden	leicht	mittel ausgeprägt	schwer	keine Aussage
Sinnestäuschungen		☒				☐
47. Illusionen	S	☐	☐	☐	☐	☐
48. Stimmenhören	S	☐	☐	☐	☐	☐
49. andere akust. Halluzinationen	S	☐	☐	☐	☐	☐
50. Optische Halluzinationen	S	☐	☐	☐	☐	☐
51. Körperhalluzinationen	S	☐	☐	☐	☐	☐
52. Geruchs-/Geschmackshalluzi.	S	☐	☐	☐	☐	☐
Ich-Störungen		☐				☐
53. Derealisation	S	☒	☐	☐	☐	☐
54. Depersonalisation	S	☒	☐	☐	☐	☐
55. Gedankenausbreitung	S	☐	☐	☒	☐	☐
56. Gedankenentzug	S	☒	☐	☐	☐	☐
57. Gedankeneingebung	S	☐	☐	☒	☐	☐
58. and. Fremdbeeinfluss.-Erleb.	S	☒	☐	☐	☐	☐
Störungen der Affektivität		☐				☐
59. ratlos	F	☒	☐	☐	☐	☐
60. Gefühl der Gefühllosigkeit	S	☒	☐	☐	☐	☐
61. affektarm	F	☐	☐	☒	☐	☐
62. Störung der Vitalgefühle	S	☐	☐	☐	☒	☐
63. deprimiert	SF	☐	☐	☒	☐	☐
64. hoffnungslos	S	☐	☐	☒	☐	☐
65. ängstlich	SF	☐	☐	☐	☒	☐
66. euphorisch	SF	☒	☐	☐	☐	☐
67. dysphorisch	SF	☒	☐	☐	☐	☐
68. gereizt	SF	☐	☒	☐	☐	☐
69. innerlich unruhig	S	☐	☐	☐	☒	☐
70. klagsam/jammerig	F	☒	☐	☐	☐	☐
71. Insuffizienzgefühle	S	☒	☐	☐	☐	☐
72. gesteigertes Selbstwertgefühl	S	☒	☐	☐	☐	☐
73. Schuldgefühle	S	☒	☐	☐	☐	☐
74. Verarmungsgefühle	S	☐	☐	☐	☐	☒
75. ambivalent	SF	☒	☐	☐	☐	☐
76. Parathymie	F	☒	☐	☐	☐	☐
77. affektlabil	SF	☒	☐	☐	☐	☐
78. affektinkontinent	SF	☒	☐	☐	☐	☐
79. affektstarr	F	☐	☐	☒	☐	☐

Symptom	Datenquellen	nicht vorhanden	leicht	mittel ausgeprägt	schwer	keine Aussage
Antriebs- und psychomotorische Störungen		☒				☐
80. antriebsarm	SF	☐	☐	☐	☐	☐
81. antriebsgehemmt	S	☐	☐	☐	☐	☐
82. antriebsgesteigert	SF	☐	☐	☐	☐	☐
83. motorisch unruhig	SF	☐	☐	☐	☐	☐
84. Parakinesen	F	☐	☐	☐	☐	☐
85. manieriert/bizarr	F	☐	☐	☐	☐	☐
86. theatralisch	F	☐	☐	☐	☐	☐
87. mutistisch	F	☐	☐	☐	☐	☐
88. logorrhoisch	F	☐	☐	☐	☐	☐
Circadiane Besonderheiten		☐				☒
89. morgens schlechter	SF	☐	☐	☐	☐	☐
90. abends schlechter	SF	☐	☐	☐	☐	☐
91. abends besser	SF	☐	☐	☐	☐	☐
Andere Störungen		☐				☐
92. sozialer Rückzug	SF	☐	☐	☒	☐	☐
93. soziale Umtriebigkeit	SF	☒	☐	☐	☐	☐
94. Aggressivität	SF	☐	☐	☐	☐	☒
95. Suizidalität	SF	☐	☐	☒	☐	☐
96. Selbstbeschädigung	SF	☐	☐	☐	☐	☒
97. Mangel an Krankheitsgefühl	S	☒	☐	☐	☐	☐
98. Mangel an Krankheitseinsicht	S	☐	☐	☐	☒	☐
99. Ablehnung der Behandlung	SF	☒	☐	☐	☐	☐
100. pflegebedürftig	SF	☒	☐	☐	☐	☐
R1- bis R14-Symptome		☐				☐
R1		☐	☐	☐	☐	☐
R2		☐	☐	☐	☐	☐
R3		☐	☐	☐	☐	☐
R4		☐	☐	☐	☐	☐
R5		☐	☐	☐	☐	☐
R6		☐	☐	☐	☐	☐
R7		☐	☐	☐	☐	☐
R8		☐	☐	☐	☐	☐
R9		☐	☐	☐	☐	☐
R10		☐	☐	☐	☐	☐
R11		☐	☐	☐	☐	☐
R12		☐	☐	☐	☐	☐
R13		☐	☐	☐	☐	☐
R14		☐	☐	☐	☐	☐
Befundunsicherheit		☒	☐	☐	☐	☐

29 AMDP-Fallbeispiel Chronische Schizophrenie

Erdmann Fähndrich, Achim Haug und Stefan Borgwardt

Vorgeschichte

Der 45-jährige Herr I. ist ledig, kinderlos und wohnt in einem Wohnheim für Menschen mit psychischen Erkrankungen. Er kommt auf Initiative und Rat der ihn betreuenden Sozialarbeiterin sowie einer Ärztin der psychiatrischen Institutsambulanz zur Aufnahme. Anlass für die jetzige Aufnahme war die seit einiger Zeit wieder zunehmende Überzeugung von Herrn I., die Frauen seiner Umgebung machten ihm sexuelle Angebote durch Blicke und Gesten. Weil er das aus früheren Krankheitszeiten schon kenne, habe er selbstständig mit der Wiedereinnahme der antipsychotischen Medikation begonnen, was allerdings nichts geändert habe. Er habe dann kaum noch seine Wohnung verlassen, auch nicht mehr für sich gekocht, sondern von Chips und Cola gelebt. Er sei auch nicht mehr zum samstäglichen gemeinsamen Frühstück der Bewohner des Hauses gegangen. Auch bei seinem Hilfsjob in der Uni-Bibliothek sei er nicht mehr erschienen, ohne sich abzumelden; über die Gründe dafür wolle er nicht sprechen.

Das erste Mal sei er mit 18 Jahren in einer psychiatrischen Klinik behandelt worden. Damals hätte er sich in sein Zimmer zurückgezogen, mit niemandem gesprochen und jeglichen Kontakt verweigert. Als der Patient schließlich auch das vor seine Zimmertür gestellte Essen nicht mehr angerührt habe, hätten sich die Eltern an den Sozialpsychiatrischen Dienst gewandt, der die Einweisung in die Klinik verfügte. Seitdem erfolgten immer wieder Klinikaufenthalte; Grund sei meist ein totaler Rückzug und Verweigerung der Nahrungsaufnahme gewesen. Einige Jahre später habe er sein Studium (Lehramt) krankheitsbedingt abbrechen müssen. Anschließend erfolgte eine Ausbildung zum Bibliothekar und Anstellung in der städtischen Bibliothek. Vor einigen Jahren habe er diese Stelle aufgegeben und sei seitdem ohne feste Anstellung.

Herr I. hat im Lauf seiner Erkrankung gelernt, die Antipsychotika selbstständig zu dosieren und dies auch durchaus rational gehandhabt. Wenn er wieder „etwas spüre“, erhöhe er die Dosis, wenn es wieder „besser“ sei, habe er die Dosis reduziert. Hauptkriterium sei immer gewesen, ob er sich von Frauen „komisch angesehen“ glaubte. Vor zwei Jahren habe er die Medikamente dann ganz abgesetzt und sei bis vor zwei Monaten damit gut zurechtgekommen. Insgesamt lebe er sehr zurückgezogen. Dem Vorschlag einer erneuten Krankenhausbehandlung stimmt Herr I. nur sehr zögerlich zu. Krank fühle er sich eigentlich nicht, sondern eher belästigt, aber er wisse, dass es oft so wieder angefangen habe. Deshalb nehme er ja auch wieder die Medikamente, die Belästigungen seien jedoch nicht verschwunden. Richtig gesund fühle er sich aber auch nicht, irgendwie wisse er ja, dass „durch diese Frauen-Belästigungen“ seine Krankheit zurückkehren könnte.

Psychopathologischer Befund (Beurteilungszeitraum: 14 Tage)

Herr I. macht im Erstkontakt einen müden, erschöpften Eindruck und nimmt nur selten und sehr kurz Blickkontakt auf. Er spricht nicht von sich aus und antwortet auf Fragen nur sehr knapp und leise. Alle Antworten werden monoton, eher langsam mit einer eigenartigen und etwas abgehackten Sprache vorgetragen. Dabei grimassiert Herr I., schiebt ständig mit posenhafter, ausladender Bewegung die Brille auf die Nase (85, mittel). Leichte Dyskinesien im Bereich der Lippen und der Zunge (135). Sein Äußeres wirkt leicht verwahrlost, er ist unrasiert, nicht ausreichend gepflegt und seine Kleidung ist offensichtlich seit Tagen nicht gewechselt. Gegenüber dem Voraufenthalt vor zwei Jahren hat Herr I. deutlich an Gewicht zugenommen. Er ist in allen vier Qualitäten voll orientiert und zeigt keine Bewusstseinsstörungen.

Herr I. zeigt keine Gedächtnis- oder Merkfähigkeitsstörungen; drei Begriffe werden nach 10 Minuten korrekt wiedergegeben. Er hat im Gespräch Notizen dabei; auf die Frage, ob er die als Gedächtnisstütze brauche oder ob seine Konzentration im Augenblick nicht so gut sei, antwortet er, es sei alles in Ordnung. Bei der Konzentrationsprüfung (100 minus 7 im Kopf rechnen) bleibt er bereits bei 79 hängen (10, mittel). Er begründet dies mit der Stimme, die wieder „laut dazwischenquatscht" (48, mittel). Herr I. spricht deutlich schleppender und leiser als üblich (16, leicht), verhaspelt sich öfter, legt dann wieder eine längere Pause ein und antwortet durchgehend umständlich (17, mittel). Darauf angesprochen wehrt er ab: Ja, er verliere schon mal den Faden, aber das gehe doch jedem mal so (24, leicht). Dass jemand ihm die Gedanken wegnehme, glaube er aber nicht. Er müsse oft grübeln, warum alle Frauen ihn so merkwürdig anschauen (20, mittel). Er habe manchmal zu viele Gedanken im Kopf, die er kaum bändigen könne (21, schwer). An einigen Stellen des Gesprächs ist Herr I. inkohärent/zerfahren (25) und ideenflüchtig (22), vom Affekt her wirkt der Patient affektarm und affektstarr (61, 79). Etwas unangenehm sei das schon, es koste eben alles viel Kraft und er sei sehr erschöpft. Aber auch das sei ja „normal" bei den Problemen im Augenblick. Körperlich fit fühle er sich daher nicht, aber das sei auch schon lange so (62, schwer).

Oft müsse er überlegen, ob das, was die Stimme sage (48, mittel), stimme und ob die Zeichen, die ihm die Frauen machen, ehrliche Angebote seien oder eventuell nur Hohn und Spott (34, leicht). Das sei schon lästig, so immer im Kreis zu denken. Im Augenblick sei er innerlich aufgewühlt, weil es auf einen Klinikaufenthalt hinauslaufe (69, mittel).

Herr I. berichtet ohne große affektive Zeichen (38, leicht) von Wahngedanken; er sei überzeugt, von allen Frauen begehrt zu werden, alle wollten wegen seiner „überragenden Intelligenz" ein Kind von ihm (36, leicht). Und immer, wenn ihn die Blicke einer Frau in der S-Bahn träfen, sei dieser Gedanke wieder da. Es sind deutliche Auffassungsstörungen vorhanden, z. B. wird das Sprichwort „Morgenstund hat Gold im Mund" konkretistisch erklärt mit der Aussage, morgens habe man beim Zähneputzen eben das Gold im Mund (9, schwer), keine Anhaltspunkte für Phobien oder Zwangsphänome.

Es zeigen sich deutliche akustische Halluzinationen in Form von Stimmenhören: Er höre seit Jahren eine Stimme, die jetzt wieder lauter und aufdringlicher geworden sei; sie sage, er solle „vorsichtig sein, was ich sage und nicht auf ihren Busen schauen" (48, mittel). Auf die Frage, wer denn da mit ihm spreche, antwortet er ohne Emotion, das sei doch seine Krankheit. Keine Derealisation und Depersonalisation, kein Fremdbeeinflussungserleben vorhanden. Fragen nach Ich-Störungen, wie Gedankenausbreitung, -eingebung und -entzug, werden nicht eindeutig beantwortet, der Patient scheint aber genau zu wissen, wovon die Rede ist (55 bis 57, keine Aussage).

Herr I. ist deprimiert darüber, dass er wieder diese Medikamente nehmen muss. Er sei traurig, das sei aber fast normal für ihn, er kenne das seit Jahren (63, mittel). Er sei natürlich besorgt, dass seine „Psychose" wieder losgehe. Manchmal habe er auch Angst, dass die anderen bemerkten, was mit ihm los sei (65, leicht). Deshalb sei er nicht mehr rausgegangen (92, schwer). Er habe wenig Freunde. Bücher lese er noch, mehr aus Gewohnheit, aber auch dabei schweiften die Gedanken ab (10, mittel). Richtiges Interesse oder Spaß daran habe er im Augenblick nicht (80, mittel). Was er so den ganzen Tag mache? „Nicht viel – außer Rauchen". Ob er Hoffnung habe? Er sei da nicht so sicher, ob es mal wieder besser werde, „so richtig wie früher wird es sicher nicht mehr" (64, leicht). Den Plan, eine Familie zu gründen, habe er aufgegeben. Auch das mache ihn schon traurig. Suizidalität? In letzter Zeit kämen schon vermehrt Gedanken wie: „Wenn ich morgen nicht mehr aufwache – auch gut" (95, leicht). Ob das alles eine Krankheit sei? „Na normal ist das nicht – aber krank fühle ich mich eigentlich auch nicht" (97, leicht); er wisse aber auch nicht, ob dies eine Krankheit sei (98).

Kommentar und Diskussion

Herr I. zeigt bei der Untersuchung ein breites Spektrum psychopathologischer Symptome, die sich insgesamt gut mit dem AMDP-System abbilden lassen. Die Auffassungsstörungen (9) sind schwer, da u.a. das Sprichwort nicht erklärt werden kann. Konzentrationsstörungen (10) sind mittel ausgeprägt, weil er die Aufgabe nur zum Teil bewältigen kann und selbst die Konzentrationsstörungen mit den ablenkenden akustischen Halluzinationen plausibel begründet. Das Denken ist insgesamt nur leicht verlangsamt, da das Gespräch nicht wesentlich beeinträchtigt wird (16, leicht). Der Patient berichtet starkes Gedankendrängen (21). Einige Male ist er ideenflüchtig (22) und stellenweise sogar inkohärent (25), beide Merkmale sind nur leicht ausgeprägt. Behindert wird die Exploration dadurch nicht wesentlich. Das bekannte Wahnerleben flackert wieder auf, gelegentlich sind ganz kurz leichte Wahnwahrnehmungen (34) zu erkennen, die sich allein auf ein Thema beziehen (die Blicke der Frauen in der S-Bahn), welche der Patient im Nachhinein aber wieder korrigieren kann. Der alte vor vielen Jahren akute Größenwahn, alle Frauen wollten von ihm ein Kind, klingt lediglich an, spielt aber keine große Rolle mehr (45, leicht). Aktuell ist die Wahndynamik gering (38), der Patient zeigt sich deutlich distanziert.

Herr I. ist deprimiert (63, mittel) und ängstlich (65, leicht). Er ist affektarm, da beide die einzigen Affekte sind, die der Patient im ganzen Gespräch zeigt (61, schwer). Beide Affekte werden nur andeutungsweise moduliert (79, schwer). Patient berichtet innerliche Unruhe (69, leicht). Der Mangel an Schwung und Initiative ist mittel ausgeprägt, da der Alltag davon tangiert ist (80).

Herr I. zeigt bizarre Bewegungsmuster und setzt die Brille immer wieder posenhaft an die richtige Stelle, ohne dass negative Folgen daraus entstehen (85, leicht). Die beobachteten Dyskinesien sind lediglich diskret (135, leicht). Deutlich wird ein sozialer Rückzug geschildert (92, schwer). Herr I. ist zwar nicht akut suizidal, der Gedanke „Wenn ich morgen nicht aufwachen würde, wäre das auch gut“ zeigt jedoch, dass hier vermehrte Gedanken an den Tod bestehen (95, leicht). Herr I. bringt seine Beschwerden zwar mit seiner psychischen Erkrankung in Zusammenhang, seine Krankheitseinsicht ist jedoch wenig stabil (98, leicht). Auch sein Krankheitsgefühl ist nur gering ausgeprägt (97, leicht).

Die Erkrankung besteht seit mehr als 25 Jahren. Im Zentrum der Symptomatik stand lange der Wahn: Alle Frauen wollten von ihm ein Kind, da er so intelligent sei. Zu diesem Thema passend finden sich auch aktuell Wahnwahrnehmungen, Wahngedanken, Stimmenhören. Aktuell stehen klinisch die Wahnsymptomatik und die akustischen Halluzinationen im Vordergrund, klinisch relevant sind aber auch der soziale Rückzug, Konzentrationsstörungen und Auffassungsstörungen, Affektarmut und Affektstarre, Störung der Vitalgefühle, Antriebs- und Denkverlangsamung, Parakinesen und leichte Dyskinesien. Die Kleidung und äußere Erscheinung können im AMDP-Befund nicht abgebildet werden, sind jedoch im Befundbericht zu Beginn kurz zu erwähnen. Eine diagnostische Zuordnung ist sicher möglich: Herr I. ist an einer chronischen Schizophrenie erkrankt. Differenzialdiagnostisch zu diskutieren sind die Diagnosen F20.5 schizophrenes Residuum und F20.01 paranoide Schizophrenie, episodisch, mit zunehmendem Residuum. Da weiterhin eine Akutsymptomatik vorhanden ist, ist die Diagnose F20.01 vergeben worden.

AMDP-System

Psychischer Befund

Angaben zur Person

Patient: 23 **Untersucher:** **Untersuchungsdatum:** Tag Monat Jahr

Alter: 45 Jahre **Geburtsdatum:** Tag Monat Jahr **Geschlecht:** ☒ m ☐ w ☐ d

Beurteilungszeitraum: 14 (in Tagen) **Diagnosen:** F20.5

Befund

Symptom	Datenquellen	nicht vorhanden	leicht	mittel ausgeprägt	schwer	keine Aussage
Bewusstseinsstörungen		☒				☐
1. Bewusstseinsverminderung	F	☐	☐	☐	☐	☐
2. Bewusstseinstrübung	F	☐	☐	☐	☐	☐
3. Bewusstseinseinengung	SF	☐	☐	☐	☐	☐
4. Bewusstseinsverschiebung	S	☐	☐	☐	☐	☐
Orientierungsstörungen		☒				☐
5. zeitliche Orientierungsstör.	S	☐	☐	☐	☐	☐
6. örtliche Orientierungsstör.	S	☐	☐	☐	☐	☐
7. situative Orientierungsstör.	S	☐	☐	☐	☐	☐
8. O.-Stör. über die eigene Person	S	☐	☐	☐	☐	☐
Aufmerksamkeits- und Gedächtnisstörungen		☐				☐
9. Auffassungsstörungen	SF	☐	☐	☐	☒	☐
10. Konzentrationsstörungen	SF	☐	☐	☒	☐	☐
11. Merkfähigkeitsstörungen	SF	☒	☐	☐	☐	☐
12. Gedächtnisstörungen	SF	☒	☐	☐	☐	☐
13. Konfabulationen	F	☒	☐	☐	☐	☐
14. Paramnesien	S	☐	☐	☐	☐	☒
Formale Denkstörungen		☐				☐
15. gehemmt	S	☒	☐	☐	☐	☐
16. verlangsamt	F	☐	☒	☐	☐	☐
17. umständlich	F	☐	☐	☒	☐	☐
18. eingeengt	F	☒	☐	☐	☐	☐
19. perseverierend	F	☒	☐	☐	☐	☐
20. grübeln	S	☐	☐	☒	☐	☐
21. Gedankendrängen	S	☐	☐	☐	☒	☐
22. ideenflüchtig	F	☐	☒	☐	☐	☐

Symptom	Datenquellen	nicht vorhanden	leicht	mittel ausgeprägt	schwer	keine Aussage
23. vorbeireden	F	☒	☐	☐	☐	☐
24. gesperrt/Gedankenabreißen	SF	☐	☒	☐	☐	☐
25. inkohärent/zerfahren	F	☐	☒	☐	☐	☐
26. Neologismen	F	☒	☐	☐	☐	☐
Befürchtungen und Zwänge		☒				☐
27. Misstrauen	SF	☐	☐	☐	☐	☐
28. Hypochondrie	S	☐	☐	☐	☐	☐
29. Phobien	S	☐	☐	☐	☐	☐
30. Zwangsdenken	S	☐	☐	☐	☐	☐
31. Zwangsimpulse	S	☐	☐	☐	☐	☐
32. Zwangshandlungen	S	☐	☐	☐	☐	☐
Wahn		☐				☐
33. Wahnstimmung	S	☒	☐	☐	☐	☐
34. Wahnwahrnehmung	S	☐	☒	☐	☐	☐
35. Wahneinfall	S	☒	☐	☐	☐	☐
36. Wahngedanken	S	☐	☒	☐	☐	☐
37. systematisierter Wahn	S	☒	☐	☐	☐	☐
38. Wahndynamik	SF	☐	☒	☐	☐	☐
39. Beziehungswahn	S	☒	☐	☐	☐	☐
40. Beeinträcht.-/Verfolgungswahn	S	☒	☐	☐	☐	☐
41. Eifersuchtswahn	S	☒	☐	☐	☐	☐
42. Schuldwahn	S	☒	☐	☐	☐	☐
43. Verarmungswahn	S	☒	☐	☐	☐	☐
44. Hypochondrischer Wahn	S	☒	☐	☐	☐	☐
45. Größenwahn	S	☐	☒	☐	☐	☐
46. andere Wahninhalte	S	☒	☐	☐	☐	☐

Befund

Symptom	Datenquellen	nicht vorhanden	leicht	mittel ausgeprägt	schwer	keine Aussage
Sinnestäuschungen		☐				☐
47. Illusionen	S	☒	☐	☐	☐	☐
48. Stimmenhören	S	☐	☐	☒	☐	☐
49. andere akust. Halluzinationen	S	☒	☐	☐	☐	☐
50. Optische Halluzinationen	S	☒	☐	☐	☐	☐
51. Körperhalluzinationen	S	☒	☐	☐	☐	☐
52. Geruchs-/Geschmackshalluzi.	S	☒	☐	☐	☐	☐
Ich-Störungen		☐				☐
53. Derealisation	S	☒	☐	☐	☐	☐
54. Depersonalisation	S	☒	☐	☐	☐	☐
55. Gedankenausbreitung	S	☐	☐	☐	☐	☒
56. Gedankenentzug	S	☐	☐	☐	☐	☒
57. Gedankeneingebung	S	☐	☐	☐	☐	☒
58. and. Fremdbeeinfluss.-Erleb.	S	☒	☐	☐	☐	☐
Störungen der Affektivität		☐				☐
59. ratlos	F	☒	☐	☐	☐	☐
60. Gefühl der Gefühllosigkeit	S	☒	☐	☐	☐	☐
61. affektarm	F	☐	☐	☐	☒	☐
62. Störung der Vitalgefühle	S	☐	☐	☐	☒	☐
63. deprimiert	SF	☐	☐	☒	☐	☐
64. hoffnungslos	S	☐	☒	☐	☐	☐
65. ängstlich	SF	☐	☒	☐	☐	☐
66. euphorisch	SF	☒	☐	☐	☐	☐
67. dysphorisch	SF	☒	☐	☐	☐	☐
68. gereizt	SF	☒	☐	☐	☐	☐
69. innerlich unruhig	S	☐	☐	☒	☐	☐
70. klagsam/jammerig	F	☒	☐	☐	☐	☐
71. Insuffizienzgefühle	S	☒	☐	☐	☐	☐
72. gesteigertes Selbstwertgefühl	S	☒	☐	☐	☐	☐
73. Schuldgefühle	S	☒	☐	☐	☐	☐
74. Verarmungsgefühle	S	☒	☐	☐	☐	☐
75. ambivalent	SF	☒	☐	☐	☐	☐
76. Parathymie	F	☒	☐	☐	☐	☐
77. affektlabil	SF	☒	☐	☐	☐	☐
78. affektinkontinent	SF	☒	☐	☐	☐	☐
79. affektstarr	F	☐	☐	☐	☒	☐

Symptom	Datenquellen	nicht vorhanden	leicht	mittel ausgeprägt	schwer	keine Aussage
Antriebs- und psychomotorische Störungen		☐				☐
80. antriebsarm	SF	☐	☐	☒	☐	☐
81. antriebsgehemmt	S	☒	☐	☐	☐	☐
82. antriebsgesteigert	SF	☒	☐	☐	☐	☐
83. motorisch unruhig	SF	☒	☐	☐	☐	☐
84. Parakinesen	F	☒	☐	☐	☐	☐
85. manieriert/bizarr	F	☐	☐	☒	☐	☐
86. theatralisch	F	☒	☐	☐	☐	☐
87. mutistisch	F	☒	☐	☐	☐	☐
88. logorrhoisch	F	☒	☐	☐	☐	☐
Circadiane Besonderheiten		☒				☐
89. morgens schlechter	SF	☐	☐	☐	☐	☐
90. abends schlechter	SF	☐	☐	☐	☐	☐
91. abends besser	SF	☐	☐	☐	☐	☐
Andere Störungen		☐				☐
92. sozialer Rückzug	SF	☐	☐	☐	☒	☐
93. soziale Umtriebigkeit	SF	☒	☐	☐	☐	☐
94. Aggressivität	SF	☒	☐	☐	☐	☐
95. Suizidalität	SF	☐	☒	☐	☐	☐
96. Selbstbeschädigung	SF	☒	☐	☐	☐	☐
97. Mangel an Krankheitsgefühl	S	☐	☐	☒	☐	☐
98. Mangel an Krankheitseinsicht	S	☐	☒	☐	☐	☐
99. Ablehnung der Behandlung	SF	☒	☐	☐	☐	☐
100. pflegebedürftig	SF	☒	☐	☐	☐	☐
R1- bis R14-Symptome		☐				☐
R1		☐	☐	☐	☐	☐
R2		☐	☐	☐	☐	☐
R3		☐	☐	☐	☐	☐
R4		☐	☐	☐	☐	☐
R5		☐	☐	☐	☐	☐
R6		☐	☐	☐	☐	☐
R7		☐	☐	☐	☐	☐
R8		☐	☐	☐	☐	☐
R9		☐	☐	☐	☐	☐
R10		☐	☐	☐	☐	☐
R11		☐	☐	☐	☐	☐
R12		☐	☐	☐	☐	☐
R13		☐	☐	☐	☐	☐
R14		☐	☐	☐	☐	☐
Befundunsicherheit		☒	☐	☐	☐	☐

30 AMDP-Fallbeispiel Depression

Andreas Broocks und Claudia Haslacher-Steck

Vorgeschichte

Frau M. ist eine 42-jährige, seit 15 Jahren verheiratete, kinderlose Leiterin einer Berufsfachschule. In zeitlichem Zusammenhang mit einer Reihe von Problemen am Arbeitsplatz habe sich, über einen Zeitraum von ca. 2 Monaten, ein anhaltendes Erschöpfungsgefühl entwickelt, verbunden mit Konzentrationsstörungen und Durchschlafstörungen. Deswegen sei sie nun seit 4 Wochen krankgeschrieben. Auch kleinere Anforderungen würden ihr sehr schwerfallen, sie fühle sich wie gebremst. Abends schlafe sie erschöpft ein, sei dann aber schon gegen 3:00 Uhr wieder wach. Sie müsse dann über die verschiedenen Probleme nachgrübeln und käme bis zum Morgen nicht mehr zur Ruhe.

Mehrfach am Tag würden Angstzustände auftreten, die bis zu einer halben Stunde anhalten könnten. Quälend sei eine dauernde innere Unruhe und diffuse Ängstlichkeit. Außerdem seien zeitweise unerträgliche Kopfschmerzen hinzugekommen, sodass sie sich wegen der Befürchtung, unter einem Hirntumor zu leiden, vor zwei Tagen notfallmäßig in einer neurologischen Klinik vorgestellt habe. Die Diagnostik einschließlich Kernspintomografie habe aber keine krankhaften Befunde ergeben. Der Hausarzt hätte sie mit verschiedenen Schmerzmitteln und Injektionen behandelt, bisher ohne jeden Erfolg. Zum Abend hin fühle sie sich etwas besser. Sie habe sich aber völlig zurückgezogen und habe auch eine Geburtstagsfeier bei guten Freunden abgesagt. Aktuell könne sie sich über gar nichts freuen. Sie habe sich „nicht mehr in der Hand“, müsse auch häufig plötzlich weinen. Jetzt sei sie verzweifelt, sie habe eine leitende Position und könne nicht dauernd ausfallen. Die Schule sei ihr größter Lebensinhalt. Wenn sie den verliere, könne sie sich genauso gut umbringen. Sie habe in den letzten Wochen gelegentlich an diese Möglichkeit gedacht, aber noch nie einen konkreten Plan entwickelt. Sie habe die Hoffnung, dass man ihr in der Klinik helfen könne.

Psychopathologischer Befund (Beurteilungszeitraum: 7 Tage)

Zur Aufnahme erscheint eine 42-jährige, jünger wirkende, leicht adipöse Patientin, gepflegt und modisch gekleidet. Sie berichtet sachlich von den Entwicklungen der letzten Wochen, so als ob sie eine Präsentation in einer Besprechung vortrage. Erst als sie über die Ängste spricht, ihre leitende Position verlieren zu können, beginnt sie zu weinen und presst beide Hände gegen den Kopf. Sie bittet dann um die sofortige Gabe von Medikamenten, weil der Druck im Kopf wieder einmal unerträglich sei.

Frau M. ist wach, bewusstseinsklar und zu allen Qualitäten voll orientiert. Subjektiv werden starke Konzentrationsstörungen (10) beklagt, die während der Exploration aber allenfalls in mittlerer Ausprägung in Erscheinung treten (z. B. einzelne Fehler beim Rückwärtsrechnen). Die Merkfähigkeit und das Gedächtnis sind ungestört. Mittelgradig ausgeprägtes Grübeln (20) und auf die Gesundheit und die Arbeit eingeengtes Denken (18). Mehrfach täglich treten Panikattacken mit Herzrasen (119), Schwitzen (122) und Angstgefühlen auf (ZP1, leicht). Vermeidungsverhalten im Sinne einer Agoraphobie lässt sich nicht erfragen. Zudem berichtet die Patientin unabhängig von den Panikattacken über häufigeren Kopfdruck (126), immer wieder Rückenbeschwerden (127) und dem Gefühl, dass die Beine ganz schwer seien (128). Auch sei der Appetit nicht mehr so wie sonst (106). Die Patientin hatte aufgrund ihrer Kopfschmerzen Sorge, unter einem Hirntumor zu leiden, ist aber nach dem unauffälligen MRT-Befund beruhigt (leichte hypochondrische Befürchtungen, 28).

Zwänge, paranoide Befürchtungen oder wahnhafte Überzeugungen lassen sich nicht feststellen. Es bestehen leichte Schuldgefühle (73) gegenüber den Kollegen in der Schule, die aber kein wahnhaftes Ausmaß erreichen. Auch andere psychotische

Symptome, wie etwa Sinnestäuschungen oder Ich-Störungen, werden verneint.

Affektiv wirkt die Patientin mittelgradig deprimiert (63) und leicht ängstlich (65), es werden mittelgradige Insuffizienzgefühle (subjektive Konzentrationsminderung, 71) deutlich und es liegt eine erhebliche Störung der Vitalgefühle (62) vor. Die Patientin ist leicht affektarm (61) und klagt über ein Gefühl der Freudlosigkeit (60). Sie ist nicht affektlabil, es besteht aber eine mittelgradig ausgeprägte Affektinkontinenz (z.B. plötzliches Weinen während der Exploration, 78) und sie ist an einigen Stellen des Gesprächs motorisch unruhig (83, rutscht auf Stuhl hin und her). Sie beklagt eine anhaltende innere Unruhe (69). Ebenso ist der Antrieb reduziert, sowohl im Sinne einer Antriebsarmut (80) als auch einer Antriebshemmung (81) mit abendlicher Besserung (91). Beklagt werden Einschlafstörungen (101), erhebliche Durchschlafstörungen (102) bei einer gesamthaft verkürzten Schlafdauer (103) sowie Früherwachen (104) und Morgentief (89). Gelegentlich auftretende Suizidgedanken (95, leicht) werden berichtet, jedoch keine Suizidpläne oder -impulse. Es besteht ein ausgeprägter sozialer Rückzug (92).

Kommentar und Diskussion

Bei der hier geschilderten Patientin bestehen seit mehr als zwei Wochen Symptome einer mittelgradig ausgeprägten depressiven Episode (ICD-10 F32.1), deren Kriterien sich gut mit dem AMDP-System abbilden lassen. Die geschilderten Angstsymptome treten häufig im Zusammenhang mit Depressionen auf. Dies gilt auch für frühere Traumatisierungen, die sich in Form von Intrusionen und Flashbacks bemerkbar machen können, auch wenn in der Vorgeschichte keine posttraumatische Belastungsstörung feststellbar ist. In diesen Fällen muss jeweils differenzialdiagnostisch geprüft werden, ob eine komorbide Störung vorliegt.

Der soziale Rückzug von Frau M. erinnert teilweise an Vermeidungsverhalten, wie es für die Agoraphobie beschrieben ist. Die genaue Exploration ergibt aber, dass es sich hier nicht um Vermeidung von spezifischen Situationen handelt, wie sie charakteristischerweise im Rahmen einer Agoraphobie auftreten, sondern um Insuffizienzgefühle (z. B. anderen Menschen Rede und Antwort stehen zu müssen). Die von dieser Patientin beklagte Konzentrationsminderung ist daher immer anhand von Rechenübungen oder Merkfähigkeitsprüfungen zu objektivieren, da sich diese oft nicht reproduzieren lassen und dann als Insuffizienzerleben gewertet werden müssen.

Nicht ungewöhnlich sind bei depressiven Erkrankungen anhaltende Schmerzzustände (Kopf, Rücken, Bauch). Wie im vorliegenden Fall ergibt die somatische Abklärung in der Regel unauffällige Befunde, was aber nicht regelhaft zur Beruhigung der Patientin führt. Differenzialdiagnostisch sollte an eine somatoforme Störung oder eine chronische Schmerzstörung gedacht werden. Körperbezogene Ängste können einen Hinweis auf hypochondrische Wahninhalte geben und auch ein Schuld- oder Verarmungswahn müssen abgeklärt werden. Da bei wahnhaften Depressionen grundsätzlich von einer hohen Suizidgefahr ausgegangen werden muss, ist hier die gezielte Exploration von wahnhafter Symptomatik und Suizidgedanken besonders wichtig.

AMDP-System

Psychischer Befund

Angaben zur Person

Patient: 24 | Untersucher: | Untersuchungsdatum: Tag / Monat / Jahr

Alter: 42 Jahre | Geburtsdatum: Tag / Monat / Jahr | Geschlecht: ☐ m X w ☐ d

Beurteilungszeitraum: 14 (in Tagen) | Diagnosen: F32.1

Befund

Symptom	Datenquellen	nicht vorhanden	leicht	mittel ausgeprägt	schwer	keine Aussage
Bewusstseinsstörungen		☐				☐
1. Bewusstseinsverminderung	F	X	☐	☐	☐	☐
2. Bewusstseinstrübung	F	X	☐	☐	☐	☐
3. Bewusstseinseinengung	SF	X	☐	☐	☐	☐
4. Bewusstseinsverschiebung	S	☐	☐	☐	☐	X
Orientierungsstörungen		X				☐
5. zeitliche Orientierungsstör.	S	☐	☐	☐	☐	☐
6. örtliche Orientierungsstör.	S	☐	☐	☐	☐	☐
7. situative Orientierungsstör.	S	☐	☐	☐	☐	☐
8. O.-Stör. über die eigene Person	S	☐	☐	☐	☐	☐
Aufmerksamkeits- und Gedächtnisstörungen		☐				☐
9. Auffassungsstörungen	SF	X	☐	☐	☐	☐
10. Konzentrationsstörungen	SF	☐	☐	X	☐	☐
11. Merkfähigkeitsstörungen	SF	X	☐	☐	☐	☐
12. Gedächtnisstörungen	SF	X	☐	☐	☐	☐
13. Konfabulationen	F	X	☐	☐	☐	☐
14. Paramnesien	S	X	☐	☐	☐	☐
Formale Denkstörungen		☐				☐
15. gehemmt	S	☐	☐	☐	☐	X
16. verlangsamt	F	X	☐	☐	☐	☐
17. umständlich	F	X	☐	☐	☐	☐
18. eingeengt	F	☐	X	☐	☐	☐
19. perseverierend	F	X	☐	☐	☐	☐
20. grübeln	S	☐	☐	X	☐	☐
21. Gedankendrängen	S	X	☐	☐	☐	☐
22. ideenflüchtig	F	X	☐	☐	☐	☐
23. vorbeireden	F	X	☐	☐	☐	☐
24. gesperrt/Gedankenabreißen	SF	X	☐	☐	☐	☐
25. inkohärent/zerfahren	F	X	☐	☐	☐	☐
26. Neologismen	F	X	☐	☐	☐	☐
Befürchtungen und Zwänge		☐				☐
27. Misstrauen	SF	X	☐	☐	☐	☐
28. Hypochondrie	S	☐	X	☐	☐	☐
29. Phobien	S	X	☐	☐	☐	☐
30. Zwangsdenken	S	X	☐	☐	☐	☐
31. Zwangsimpulse	S	X	☐	☐	☐	☐
32. Zwangshandlungen	S	X	☐	☐	☐	☐
Wahn		☐				☐
33. Wahnstimmung	S	☐	☐	☐	☐	X
34. Wahnwahrnehmung	S	☐	☐	☐	☐	X
35. Wahneinfall	S	☐	☐	☐	☐	X
36. Wahngedanken	S	X	☐	☐	☐	☐
37. systematisierter Wahn	S	X	☐	☐	☐	☐
38. Wahndynamik	SF	X	☐	☐	☐	☐
39. Beziehungswahn	S	X	☐	☐	☐	☐
40. Beeinträcht.-/Verfolgungswahn	S	X	☐	☐	☐	☐
41. Eifersuchtswahn	S	X	☐	☐	☐	☐
42. Schuldwahn	S	X	☐	☐	☐	☐
43. Verarmungswahn	S	X	☐	☐	☐	☐
44. Hypochondrischer Wahn	S	X	☐	☐	☐	☐
45. Größenwahn	S	X	☐	☐	☐	☐
46. andere Wahninhalte	S	X	☐	☐	☐	☐

Befund

Symptom	Datenquellen	nicht vorhanden	leicht	mittel ausgeprägt	schwer	keine Aussage
Sinnestäuschungen		☐				☐
47. Illusionen	S	☒	☐	☐	☐	☐
48. Stimmenhören	S	☒	☐	☐	☐	☐
49. andere akust. Halluzinationen	S	☒	☐	☐	☐	☐
50. Optische Halluzinationen	S	☒	☐	☐	☐	☐
51. Körperhalluzinationen	S	☒	☐	☐	☐	☐
52. Geruchs-/Geschmackshalluzi.	S	☐	☐	☐	☐	☒
Ich-Störungen		☒				☐
53. Derealisation	S	☐	☐	☐	☐	☐
54. Depersonalisation	S	☐	☐	☐	☐	☐
55. Gedankenausbreitung	S	☐	☐	☐	☐	☐
56. Gedankenentzug	S	☐	☐	☐	☐	☐
57. Gedankeneingebung	S	☐	☐	☐	☐	☐
58. and. Fremdbeeinfluss.-Erleb.	S	☐	☐	☐	☐	☐
Störungen der Affektivität		☐				☐
59. ratlos	F	☒	☐	☐	☐	☐
60. Gefühl der Gefühllosigkeit	S	☐	☒	☐	☐	☐
61. affektarm	F	☐	☒	☐	☐	☐
62. Störung der Vitalgefühle	S	☐	☐	☐	☐	☒
63. deprimiert	SF	☐	☐	☐	☒	☐
64. hoffnungslos	S	☒	☐	☐	☐	☐
65. ängstlich	SF	☐	☒	☐	☐	☐
66. euphorisch	SF	☒	☐	☐	☐	☐
67. dysphorisch	SF	☒	☐	☐	☐	☐
68. gereizt	SF	☒	☐	☐	☐	☐
69. innerlich unruhig	S	☐	☐	☒	☐	☐
70. klagsam/jammerig	F	☒	☐	☐	☐	☐
71. Insuffizienzgefühle	S	☐	☐	☒	☐	☐
72. gesteigertes Selbstwertgefühl	S	☒	☐	☐	☐	☐
73. Schuldgefühle	S	☐	☒	☐	☐	☐
74. Verarmungsgefühle	S	☒	☐	☐	☐	☐
75. ambivalent	SF	☒	☐	☐	☐	☐
76. Parathymie	F	☒	☐	☐	☐	☐
77. affektlabil	SF	☒	☐	☐	☐	☐
78. affektinkontinent	SF	☐	☐	☒	☐	☐
79. affektstarr	F	☒	☐	☐	☐	☐

Symptom	Datenquellen	nicht vorhanden	leicht	mittel ausgeprägt	schwer	keine Aussage
Antriebs- und psychomotorische Störungen		☐				☐
80. antriebsarm	SF	☐	☒	☐	☐	☐
81. antriebsgehemmt	S	☐	☒	☐	☐	☐
82. antriebsgesteigert	SF	☒	☐	☐	☐	☐
83. motorisch unruhig	SF	☐	☐	☒	☐	☐
84. Parakinesen	F	☒	☐	☐	☐	☐
85. manieriert/bizarr	F	☒	☐	☐	☐	☐
86. theatralisch	F	☒	☐	☐	☐	☐
87. mutistisch	F	☒	☐	☐	☐	☐
88. logorrhoisch	F	☒	☐	☐	☐	☐
Circadiane Besonderheiten		☐				☐
89. morgens schlechter	SF	☐	☐	☒	☐	☐
90. abends schlechter	SF	☒	☐	☐	☐	☐
91. abends besser	SF	☐	☐	☒	☐	☐
Andere Störungen		☐				☐
92. sozialer Rückzug	SF	☐	☐	☐	☒	☐
93. soziale Umtriebigkeit	SF	☒	☐	☐	☐	☐
94. Aggressivität	SF	☒	☐	☐	☐	☐
95. Suizidalität	SF	☐	☒	☐	☐	☐
96. Selbstbeschädigung	SF	☒	☐	☐	☐	☐
97. Mangel an Krankheitsgefühl	S	☒	☐	☐	☐	☐
98. Mangel an Krankheitseinsicht	S	☒	☐	☐	☐	☐
99. Ablehnung der Behandlung	SF	☒	☐	☐	☐	☐
100. pflegebedürftig	SF	☒	☐	☐	☐	☐
R1- bis R14-Symptome		☐				☐
R1 ZP1 Angstanfälle		☐	☒	☐	☐	☐
R2		☐	☐	☐	☐	☐
R3		☐	☐	☐	☐	☐
R4		☐	☐	☐	☐	☐
R5		☐	☐	☐	☐	☐
R6		☐	☐	☐	☐	☐
R7		☐	☐	☐	☐	☐
R8		☐	☐	☐	☐	☐
R9		☐	☐	☐	☐	☐
R10		☐	☐	☐	☐	☐
R11		☐	☐	☐	☐	☐
R12		☐	☐	☐	☐	☐
R13		☐	☐	☐	☐	☐
R14		☐	☐	☐	☐	☐
Befundunsicherheit		☒	☐	☐	☐	☐

AMDP-System

Somatischer Befund

Angaben zur Person

Patient: 24 | Untersucher: | Untersuchungsdatum: (Tag, Monat, Jahr)

Alter: 42 Jahre | Geburtsdatum: (Tag, Monat, Jahr) | Geschlecht: ☐ m ☒ w ☐ d

Beurteilungszeitraum: 14 (in Tagen) | Diagnosen: F32.1

Befund

Symptom	Datenquellen	nicht vorhanden	leicht	mittel ausgeprägt	schwer	keine Aussage
Schlaf- und Vigilanzstörungen		☐				☐
101. Einschlafstörungen	S	☐	☒	☐	☐	☐
102. Durchschlafstörungen	S	☐	☐	☒	☐	☐
103. Verkürzung der Schlafdauer	S	☐	☐	☒	☐	☐
104. Früherwachen	S	☐	☐	☐	☒	☐
105. Müdigkeit	SF	☐	☐	☒	☐	☐
Appetenzstörungen		☐				☐
106. Appetit vermindert	S	☐	☒	☐	☐	☐
107. Appetit vermehrt	S	☒	☐	☐	☐	☐
108. Durst vermehrt	S	☒	☐	☐	☐	☐
109. Sexualität vermindert	S	☐	☐	☒	☐	☐
Gastrointestinale Störungen		☐				☐
110. Hypersalivation	SF	☒	☐	☐	☐	☐
111. Mundtrockenheit	S	☐	☐	☐	☐	☒
112. Übelkeit	S	☐	☐	☐	☐	☒
113. Erbrechen	SF	☐	☐	☐	☐	☒
114. Magenbeschwerden	S	☒	☐	☐	☐	☐
115. Obstipation	S	☒	☐	☐	☐	☐
116. Diarrhoe	S	☒	☐	☐	☐	☐
Kardio-respiratorische Störungen		☐				☐
117. Atembeschwerden	SF	☐	☒	☐	☐	☐
118. Schwindel	SF	☐	☒	☐	☐	☐
119. Herzklopfen	S	☐	☐	☒	☐	☐
120. Herzdruck	S	☐	☒	☐	☐	☐
Andere vegetative Störungen		☐				☐
121. Akkommodationsstörungen	S	☒	☐	☐	☐	☐
122. Schwitzen vermehrt	SF	☐	☐	☒	☐	☐
123. Seborrhoe	SF	☐	☐	☐	☐	☒
124. Miktionsstörungen	S	☐	☐	☐	☐	☒
125. Menstruationsstörungen	S	☐	☐	☐	☐	☒

Symptom	Datenquellen	nicht vorhanden	leicht	mittel ausgeprägt	schwer	keine Aussage
Weitere Störungen		☐				☐
126. Kopfdruck	S	☐	☐	☐	☒	☐
127. Rückenbeschwerden	S	☐	☒	☐	☐	☐
128. Schweregefühl in den Beinen	S	☐	☒	☐	☐	☐
129. Hitzegefühl	S	☐	☐	☐	☐	☒
130. Frösteln	S	☐	☐	☐	☐	☒
131. Konversionssymptome	SF	☐	☐	☐	☐	☒
Neurologische Störungen		☐				☒
132. Rigor	F	☐	☐	☐	☐	☐
133. Muskeltonus erniedrigt	SF	☐	☐	☐	☐	☐
134. Tremor	SF	☐	☐	☐	☐	☐
135. Dyskinesien	SF	☐	☐	☐	☐	☐
136. Hypokinesien	SF	☐	☐	☐	☐	☐
137. Akathisie	SF	☐	☐	☐	☐	☐
138. Ataxie	SF	☐	☐	☐	☐	☐
139. Nystagmus	F	☐	☐	☐	☐	☐
140. Parästhesien	S	☐	☐	☐	☐	☐
R1- bis R7-Symptome		☐				☐
R1		☐	☐	☐	☐	☐
R2		☐	☐	☐	☐	☐
R3		☐	☐	☐	☐	☐
R4		☐	☐	☐	☐	☐
R5		☐	☐	☐	☐	☐
R6		☐	☐	☐	☐	☐
R7		☐	☐	☐	☐	☐
Seitendifferenzen		☒ nein		☐ ja		
Cerebrale Krampfanfälle		☒ nein		☐ ja		

Messwerte:

31 AMDP-Fallbeispiel Depressive Episode und Soziale Phobie

Rolf-Dieter Stieglitz

Vorgeschichte

Der 30-jährige Herr R. stellt sich auf Zuweisung seines Hausarztes wegen einer depressiven Symptomatik, die sich seit einigen Wochen verstärkt habe, sowie einer seit Jahren bestehenden Angstsymptomatik vor.

Herr R. berichtet zur Anamnese, dass er nicht verheiratetet sei, jedoch seit drei Jahren in einer Beziehung lebe. Diese funktioniere gut, nur gelegentlich träten kleinere Konflikte auf. Er habe zwei Geschwister, mit denen er sich gut verstehe. Zu den Eltern würde ebenfalls ein guter Kontakt bestehen. Im Kindergarten sei er immer schon ein eher schüchternes Kind gewesen, bei Spielen hätte er abseits gestanden. Schwerwiegende Probleme habe es jedoch nicht gegeben. Seit der Einschulung im Alter von sechs Jahren habe er zunehmende Schwierigkeiten gehabt, vor der Klasse zu sprechen oder z. B. ein Gedicht vorzutragen. Er habe nur wenige, dann aber sehr gute Freunde gehabt. Mit dem Beginn der Pubertät seien Schwierigkeiten im Kontakt mit Mädchen aufgetreten. Nach dem Abitur habe er ein Studium der Informatik abgeschlossen. Seit dieser Zeit arbeite er auch in diesem Bereich und sei heute dafür verantwortlich, dass in einem mittleren Betrieb die „Informatik funktioniere".

Zur Angstsymptomatik befragt, berichtet der Patient, dass er bereits seit der Kindheit immer wieder Angst vor sozialen Situationen und dem Erröten habe. Die Situation sei vor ca. einem halben Jahr im Zusammenhang mit seiner beruflichen Tätigkeit eskaliert. In einer Situation mit Mitarbeitern habe er plötzlich das Gefühl gehabt, einen Kloß im Hals zu haben und nicht mehr weitersprechen zu können. Seine Stimme sei schwächer geworden und hätte schließlich versagt. Er habe gedacht, die anderen würden dies bemerken. Das sei für ihn sehr unangenehm gewesen, und er habe diese für ihn dramatische Situation gerade noch retten können. Seit dieser Zeit habe er zunehmende Befürchtungen, dass sich dieses wiederholen könnte. Die depressive Symptomatik habe sich langsam entwickelt, da er unter den Folgen der Angstsymptomatik zunehmend Probleme im Alltag bekommen habe. Er sei deshalb jedoch nicht in Behandlung und habe früher wegen dieser Problematik lediglich einmal einen kurzen Therapieversuch gemacht.

Psychopathologischer Befund (Beurteilungszeitraum: 14 Tage)

Zum Erstgespräch erscheint der Patient in sportlicher Kleidung. Er kann seine Schwierigkeiten differenziert beschreiben. Der wache Patient ist bewusstseinsklar und zu allen Qualitäten vollständig orientiert.

Im Gespräch wirken Mimik und Gestik von Herrn R. deutlich reduziert (63, mittel) und leicht affektarm (61, leicht). Es macht ihm Mühe, ruhig auf dem Platz sitzen zu bleiben (83). Er gibt an, seit ca. drei Wochen zunehmend deprimierter (63) geworden zu sein, was er sonst bei sich eigentlich nur kurz kenne. Er habe weniger Appetit (106) als sonst, schlafe auch deutlich weniger (103) und wache zudem relativ früh morgens auf (104). Die Arbeit schaffe er noch, aber er hätte nicht mehr so viel Schwung (80), etwas zu tun und müsse sich größere Mühe geben, überhaupt etwas in Angriff zu nehmen (81). Zudem habe er Konzentrationsprobleme und sei im Großraumbüro leichter ablenkbar; im Gespräch zeigen sich diese Konzentrationsstörungen jedoch nicht (10, leicht). Suizidalität (95) wird verneint. Körperlich fühle er sich eher matt (62) und die auch sonst immer wieder auftretenden Ängste hätten sich verstärkt und beeinträchtigten ihn deutlich (65, schwer). Insgesamt traue er sich kaum noch etwas zu (71, schwer) und habe sich sehr zurückgezogen (92, schwer). Er müsse sich immer damit beschäftigen, die Gedanken würden immer darum kreisen (20, mittel). Es würde ihm zudem schwerfallen zu glauben, dass alles wieder besser wird (64).

Seine Ängste bestünden schon deutlich länger als drei Wochen. Speziell soziale Situationen vermeide er deshalb (29, schwer). Der Patient gibt an, dass er in sozialen Situationen, wenn es besonders schlimm sei, neben der Angst oft auch starkes Schwitzen (122), Hitzegefühle (129), Herzklopfen (119), einen trockenen Mund (111) und manchmal sogar Schwindelgefühle (118) verspüre. Zudem sei seine Stimme dann sehr unsicher. Solche angstauslösenden Situationen erlebe er mehrmals pro Woche, insbesondere an der Arbeitsstelle. Hinweise auf Wahn-, Halluzination oder Ich-Störung ergeben sich nicht.

Kommentar und Diskussion

Herr R. stellt sich wegen einer depressiven Symptomatik und wegen Ängsten vor, die sich nach ausführlicher Exploration im AMDP-Befund gut abbilden. Die Diagnosekriterien einer mittelgradigen depressiven Episode nach ICD-10 (F32.1) sowie die Kriterien einer sozialen Phobie (F40.1) sind erfüllt.

Dieses Beispiel mit zwei komorbiden Erkrankungen zeigt die Notwendigkeit einer sorgfältigen und umfassenden Exploration. Bei zu früher Fokussierung auf das depressive Syndrom wäre die Angsterkrankung möglicherweise übersehen worden. Für die Beschreibung der Ängste ist es hilfreich, neben dem Psychischen Befund auch den Somatischen Befund einzubeziehen, da Angsterkrankungen auch körperliche Symptome beinhalten, die den Schweregrad prägen. Eine Komorbidität von Depression und sozialer Phobie ist nicht selten. Speziell wenn die soziale Phobie nicht erkannt wird, kann es zur Entwicklung einer depressiven Störung kommen, wie es auch in diesem Fall war.

In einem ersten Schritt wurde nach Erhebung des psychopathologischen Befundes eine differenzierte Diagnostik in Hinsicht der Depressivität und der sozialen Phobie mittels psychometrischer Testverfahren durchgeführt. Zum Einsatz kamen das Beck-Depressions-Inventar (BDI) sowie verschiedene Verfahren zur Abklärung des Schweregrades sozialphobischen Verhaltens (vgl. im Überblick Lin & Stangier, 2017). Abschließend eingesetzt wurden die Internationalen Diagnosen-Checklisten (IDCL) von Hiller et al. (1986). Diese dienen einer systematischen Erfassung der Symptomatik im Hinblick auf die Depressivität und die soziale Ängstlichkeit nach ICD-10.

Nach Abschluss der Eingangsdiagnostik wurde mit einer Psychoedukation begonnen. Herr R. profitierte von der kognitiven Verhaltenstherapie und der antidepressiven Medikation gut.

AMDP-System

Psychischer Befund

Angaben zur Person

Patient: 25 | Untersucher: | Untersuchungsdatum: (Tag / Monat / Jahr)

Alter: 30 Jahre | Geburtsdatum: (Tag / Monat / Jahr) | Geschlecht: [X] m [ ] w [ ] d

Beurteilungszeitraum: 14 (in Tagen) | Diagnosen: F32.1, F41.0

Befund

Symptom	Datenquellen	nicht vorhanden	leicht	mittel ausgeprägt	schwer	keine Aussage
Bewusstseinsstörungen		X				
1. Bewusstseinsverminderung	F					
2. Bewusstseinstrübung	F					
3. Bewusstseinseinengung	SF					
4. Bewusstseinsverschiebung	S					
Orientierungsstörungen		X				
5. zeitliche Orientierungsstör.	S					
6. örtliche Orientierungsstör.	S					
7. situative Orientierungsstör.	S					
8. O.-Stör. über die eigene Person	S					
Aufmerksamkeits- und Gedächtnisstörungen						
9. Auffassungsstörungen	SF	X				
10. Konzentrationsstörungen	SF		X			
11. Merkfähigkeitsstörungen	SF	X				
12. Gedächtnisstörungen	SF	X				
13. Konfabulationen	F	X				
14. Paramnesien	S					X
Formale Denkstörungen						
15. gehemmt	S	X				
16. verlangsamt	F	X				
17. umständlich	F	X				
18. eingeengt	F	X				
19. perseverierend	F	X				
20. grübeln	S			X		
21. Gedankendrängen	S	X				
22. ideenflüchtig	F	X				
23. vorbeireden	F	X				
24. gesperrt/Gedankenabreißen	SF	X				
25. inkohärent/zerfahren	F	X				
26. Neologismen	F	X				
Befürchtungen und Zwänge						
27. Misstrauen	SF	X				
28. Hypochondrie	S	X				
29. Phobien	S				X	
30. Zwangsdenken	S	X				
31. Zwangsimpulse	S	X				
32. Zwangshandlungen	S	X				
Wahn		X				
33. Wahnstimmung	S					
34. Wahnwahrnehmung	S					
35. Wahneinfall	S					
36. Wahngedanken	S					
37. systematisierter Wahn	S					
38. Wahndynamik	SF					
39. Beziehungswahn	S					
40. Beeinträcht.-/Verfolgungswahn	S					
41. Eifersuchtswahn	S					
42. Schuldwahn	S					
43. Verarmungswahn	S					
44. Hypochondrischer Wahn	S					
45. Größenwahn	S					
46. andere Wahninhalte	S					

Befund

Symptom	Datenquellen	nicht vorhanden	leicht	mittel ausgeprägt	schwer	keine Aussage
Sinnestäuschungen		☒				☐
47. Illusionen	S	☐	☐	☐	☐	☐
48. Stimmenhören	S	☐	☐	☐	☐	☐
49. andere akust. Halluzinationen	S	☐	☐	☐	☐	☐
50. Optische Halluzinationen	S	☐	☐	☐	☐	☐
51. Körperhalluzinationen	S	☐	☐	☐	☐	☐
52. Geruchs-/Geschmackshalluzi.	S	☐	☐	☐	☐	☐
Ich-Störungen		☒				☐
53. Derealisation	S	☐	☐	☐	☐	☐
54. Depersonalisation	S	☐	☐	☐	☐	☐
55. Gedankenausbreitung	S	☐	☐	☐	☐	☐
56. Gedankenentzug	S	☐	☐	☐	☐	☐
57. Gedankeneingebung	S	☐	☐	☐	☐	☐
58. and. Fremdbeeinfluss.-Erleb.	S	☐	☐	☐	☐	☐
Störungen der Affektivität		☐				☐
59. ratlos	F	☒	☐	☐	☐	☐
60. Gefühl der Gefühllosigkeit	S	☒	☐	☐	☐	☐
61. affektarm	F	☐	☒	☐	☐	☐
62. Störung der Vitalgefühle	S	☐	☒	☐	☐	☐
63. deprimiert	SF	☐	☐	☒	☐	☐
64. hoffnungslos	S	☐	☒	☐	☐	☐
65. ängstlich	SF	☐	☐	☐	☒	☐
66. euphorisch	SF	☒	☐	☐	☐	☐
67. dysphorisch	SF	☒	☐	☐	☐	☐
68. gereizt	SF	☒	☐	☐	☐	☐
69. innerlich unruhig	S	☒	☐	☐	☐	☐
70. klagsam/jammerig	F	☒	☐	☐	☐	☐
71. Insuffizienzgefühle	S	☐	☐	☐	☒	☐
72. gesteigertes Selbstwertgefühl	S	☒	☐	☐	☐	☐
73. Schuldgefühle	S	☒	☐	☐	☐	☐
74. Verarmungsgefühle	S	☒	☐	☐	☐	☐
75. ambivalent	SF	☒	☐	☐	☐	☐
76. Parathymie	F	☒	☐	☐	☐	☐
77. affektlabil	SF	☒	☐	☐	☐	☐
78. affektinkontinent	SF	☒	☐	☐	☐	☐
79. affektstarr	F	☒	☐	☐	☐	☐

Symptom	Datenquellen	nicht vorhanden	leicht	mittel ausgeprägt	schwer	keine Aussage
Antriebs- und psychomotorische Störungen		☐				☐
80. antriebsarm	SF	☐	☒	☐	☐	☐
81. antriebsgehemmt	S	☐	☒	☐	☐	☐
82. antriebsgesteigert	SF	☒	☐	☐	☐	☐
83. motorisch unruhig	SF	☐	☒	☐	☐	☐
84. Parakinesen	F	☒	☐	☐	☐	☐
85. manieriert/bizarr	F	☒	☐	☐	☐	☐
86. theatralisch	F	☒	☐	☐	☐	☐
87. mutistisch	F	☒	☐	☐	☐	☐
88. logorrhoisch	F	☒	☐	☐	☐	☐
Circadiane Besonderheiten		☒				☐
89. morgens schlechter	SF	☐	☐	☐	☐	☐
90. abends schlechter	SF	☐	☐	☐	☐	☐
91. abends besser	SF	☐	☐	☐	☐	☐
Andere Störungen		☐				☐
92. sozialer Rückzug	SF	☐	☐	☐	☒	☐
93. soziale Umtriebigkeit	SF	☒	☐	☐	☐	☐
94. Aggressivität	SF	☒	☐	☐	☐	☐
95. Suizidalität	SF	☒	☐	☐	☐	☐
96. Selbstbeschädigung	SF	☒	☐	☐	☐	☐
97. Mangel an Krankheitsgefühl	S	☒	☐	☐	☐	☐
98. Mangel an Krankheitseinsicht	S	☒	☐	☐	☐	☐
99. Ablehnung der Behandlung	SF	☒	☐	☐	☐	☐
100. pflegebedürftig	SF	☒	☐	☐	☐	☐
R1- bis R14-Symptome		☐				☐
R1		☐	☐	☐	☐	☐
R2		☐	☐	☐	☐	☐
R3		☐	☐	☐	☐	☐
R4		☐	☐	☐	☐	☐
R5		☐	☐	☐	☐	☐
R6		☐	☐	☐	☐	☐
R7		☐	☐	☐	☐	☐
R8		☐	☐	☐	☐	☐
R9		☐	☐	☐	☐	☐
R10		☐	☐	☐	☐	☐
R11		☐	☐	☐	☐	☐
R12		☐	☐	☐	☐	☐
R13		☐	☐	☐	☐	☐
R14		☐	☐	☐	☐	☐
Befundunsicherheit		☒	☐	☐	☐	☐

32 AMDP-Fallbeispiel Manie

Erdmann Fähndrich, Achim Haug, Andreas Broocks und Berend Malchow

Vorgeschichte

Die 52-jährige Frau M. kommt in Begleitung der Polizei in die Klinik. Sie hätte in einem Supermarkt für erhebliche Unruhe gesorgt, weil sie dort Regale ausgeräumt und alle Waren in den Gängen verteilt habe. Auf die Aufforderung, dies zu unterlassen, habe sie sehr unfreundlich reagiert und behauptet, „den ganzen Laden" zu kaufen. Da Frau M. immer weitermachte, habe man schließlich die Polizei gerufen. Gegenüber den Polizeibeamten gab sie gereizt an, sie sei eine berühmte Künstlerin, das Ganze sei Aktionskunst, was „diese primitiven Menschen da im Supermarkt offensichtlich nicht kapiert" hätten.

Der inzwischen hinzugekommene Ehemann berichtet, seine Frau sei schon öfter in einer psychiatrischen Klinik behandelt worden. Sie male zwar gerne, sei aber keine berühmte Künstlerin. Schließlich gelingt es, die Patientin zu überzeugen, in eine nahegelegene psychiatrische Klinik zu fahren.

Zur Biografie berichtet Frau M. dann dem diensthabenden Psychiater, dass sie 52 Jahre alt sei und zwei Kinder habe. Ihr Mann sei Physiker. Sie habe eine Ausbildung als medizinisch-technische Assistentin gemacht und längere Zeit im Labor eines Krankenhauses gearbeitet, dann aber die Kinder großgezogen und sich der Kunst gewidmet. Frau M. berichtet, bereits mehrfach stationär behandelt worden zu sein, meist auf Veranlassung ihres Ehemannes, der verhindern wolle, dass sie ein Star in der Kunstszene werde.

Psychopathologischer Befund (Beurteilungszeitraum: 7 Tage)

Die 52-jährige Frau M. ist auffallend jugendlich und sehr bunt gekleidet. Sie trägt eine lila Seidenbluse, tief ausgeschnitten, weil nicht richtig geknöpft, einen farbigen Bolero mit Pailletten, einen grünen, sehr kurzen Rock und mit Kleeblättern beklebte, rote, hochhackige Schuhe. Sie ist auffällig stark geschminkt und trägt übergroße Ohrringe. Während der Exploration ist sie durchgängig viel in Bewegung (83, schwer), schneidet zum Untersucher hin Grimassen (85, schwer) und streckt ihm die Zunge heraus. Als sie sich setzt, liegt sie fast mit dem Oberkörper auf dem Tisch und schaut dem Untersucher intensiv in die Augen (ZP5 distanzlos, mittel). Sie sei sehr verwundert, dass man sie hier nicht kenne, „alle Menschen kennen mich aus Funk und Fernsehen" (45, mittel und 72, schwer).

Die Orientierungsprüfung ergibt in allen vier Qualitäten keinen pathologischen Befund. Die Konzentration ist aber deutlich gestört: Frau M. lässt sich ständig durch die alltäglichen Ereignisse draußen vor dem Untersuchungszimmer ablenken (10, schwer). Deutliche Logorrhoe, Frau M. redet schnell und gibt völlig ungebremst Kommentare dazu ab (88, mittel), die manchmal nicht ohne Witz sind. Sie entdeckt auf dem Schreibtisch plötzlich Gegenstände, die sie zu einer Collage benutzen möchte, oder gibt unvermittelt Kommentare zur Möblierung des Raumes ab (22, mittel). Frau M. hat Mühe, dem Gespräch konzentriert zu folgen (10, schwer) und ist dabei auf das Thema eingeengt, sie sei eine große Künstlerin (18, leicht). Das Gespräch ärgert sie offensichtlich zunehmend, sie gibt mehrfach gereizt „patzige" Antworten: „Das hab' ich doch gesagt", „Können Sie sich denn gar nichts merken?" (68, mittel).

Bei der Schilderung der vorangegangenen Ereignisse und auch der biografischen Daten ist die Zeitstruktur erhalten. Frau M. berichtet allerdings manches sehr ausschweifend, trennt Wesentliches nicht von Nebensächlichem (17, mittel). Im Gespräch wird immer wieder eine Ideenflucht deutlich, wenn die Patientin zufälligen Wortassoziationen folgt: „Ich habe meine Ausbildung im … Krankenhaus gemacht – Van Gogh soll ja krank gewesen sein – hat sich das Ohr abgeschnitten – hören Sie mir überhaupt zu?“ Später assoziiert sie zum Namen des Untersuchers durch eine kleine Lautveränderung den Namen eines Politikers, kommt dann unvermittelt auf die Stadtpolitik zu sprechen: „Die wollen unangepasste Künstler wie mich fertig machen“ (22, mittel). Fragen nach Phobien oder Zwangsphänomenen werden mit gespielter Herablassung und darstellerischen Gesten theatralisch verneint (86, mittel).

Frau M. berichtet deutliche Wahngedanken (36, mittel) mit Größenwahn (45, mittel), Verfolgungswahn (40, leicht) und Eifersuchtswahn (41, leicht): Sie sei eine große Künstlerin, man hintertreibe ihre Karriere, der Ehemann betrüge sie mit anderen Frauen und spiele den Biedermann. Sie sei eine der größten Künstlerinnen, die von Männern klein gehalten werde, dabei habe sie gerade Großes vor und deshalb in der letzten Woche häufig mit Galerien und Museen telefoniert (82, mittel) und zu anderen „Kunsttempeln“, z. B. der Nationalgalerie, Kontakt aufgenommen (45, mittel). Sie vermute, ihr Mann hintertreibe alles und wolle ihr schaden (40, leicht). Außerdem betrüge er sie ständig, sogar mit ihrer besten Freundin, was diese beide jedoch abstritten (41, leicht). Auf Fragen nach Sinnestäuschungen reagiert die Patientin abweisend: „Jetzt wollen Sie mich reinlegen – sie halten mich wohl für plempem?“ Keine Wahnwahrnehmungen und keine neuen Wahneinfälle im Untersuchungszeitraum, aber deutliche Wahndynamik (38, mittel) und Hinweise auf systematisierten Wahn (37, leicht), sie begründet ihre Sichtweise mit vermeintlichen Belegen. Keine Ich-Störungen. Frau M. zeigt sich überwiegend euphorisch (66, schwer), schildert alles sehr ausdrucksstark und lacht dabei unangemessen viel und schrill (78, leicht). Sie spricht zu schnell und zu laut: „Wer schnell spricht, denkt auch schnell – wussten Sie das etwa nicht?“ (88, mittel) Angst kenne sie nicht. Auch körperlich fühle sie sich sehr wohl, brauche sehr wenig Schlaf. Am liebsten arbeite sie nachts, „ich mache die Nacht zum Tage, Schlaf ist verlorene Zeit“ (91, schwer). Sie habe sehr viel Material für ihre Arbeiten gekauft und vermehrt Geld ausgegeben, was zu Streit mit ihrem Mann geführt habe.

Auf ihre sozialen Kontakte angesprochen berichtet sie, dass sie sich viel in „Künstlerkneipen“ aufhalte und von Männern sehr verehrt werde: „Ich bin eben sehr attraktiv und für Maler begehrenswert.“ Und wenn sie in der richtigen Stimmung sei, übernachte sie auch schon mal aushäusig (93, schwer). Mehrfach haut sie wütend mit der Faust auf den Tisch oder wirft kleine Gegenstände im Raum umher (94, leicht).

Auf Suizidalität angesprochen hält sie einen Moment inne, um dann zu sagen, dass sie auch „schwarze Zeiten“ kenne, wo gar nichts gehe, das gehöre mit zum Künstlertum. Sie sei auch schon zweimal wegen einer solchen depressiven Phase im Krankenhaus gewesen. Sie sei zurzeit in bester Stimmung (euphorisch) und es gehe ihr „bombig“. Krank fühle sie sich überhaupt nicht (97, schwer) und Künstlertum sei ja schließlich auch keine Krankheit (98, schwer). Medikamente wolle sie nicht einnehmen, aber „um des lieben Friedens willen bleibe sie zumindest mal bis morgen“; sie könne ja auch hier weiter an ihrem Projekt arbeiten (99, leicht).

Kommentar und Diskussion

Die Patientin zeigt ein deutliches und typisches *manisches Syndrom* (vgl. auch Kapitel 4). Von den Symptomkriterien der *Manie nach ICD-10* sind die meisten direkt aus dem AMDP-Befund abzuleiten (vgl. auch Kapitel 5): motorische Unruhe (83), Rededrang (88), Ideenflucht (22), überhöhte Selbsteinschätzung (72) und Ablenkbarkeit (10). Durch die Geschehnisse im Supermarkt und die fremdanamnestischen Angaben des Ehemanns und der Tochter können zudem folgende Kriterien bestätigt werden: vermindertes Schlafbedürfnis (103), rücksichtsloses Verhalten (94), sexuelle Taktlosigkeit (ZS2) sowie unangemessenes Verhalten durch Verlust normaler sozialer Hemmungen (93). Neben dem AMDP-Befund bestätigen auch die Verhaltensbeobachtung, das auffällige Äußere der Patientin, die von der Familie bestätigten, übermäßigen Geldausgaben und das fehlende Schlafbedürfnis das manische Syndrom. Das beschleunigte Denken und die Distanzlosigkeit der

Patientin können mit den Zusatzmerkmalen ZP2 und ZP5 abgebildet werden.

Die Angaben, sie sei eine große Künstlerin sowie die Gewissheit, dass der Ehemann ihre Entwicklung hemmen wolle und sie immer wieder betrüge, erfüllen die Wahnkriterien. Bezüglich dieser Themen zeigt sich die Wichtigkeit einer validen Fremdanamnese. Durch die verlässlichen Angaben von Ehemann und Tochter wird der private Charakter der Wirklichkeitsauffassung der Patientin deutlich. Aber auch die dogmatische Art der Darstellung der Themen sowie die apriorische Evidenz des Erlebens belegen den wahnhaften Charakter des Erlebens; Frau M. benötigt für ihr Erleben keine Belege und ist sich einfach sicher, dass es so ist.

Das vielschichtige psychopathologische Bild der Manie dieser Patientin bildet sich im AMDP-System für den Untersuchungszeitraum sehr gut ab. Die Fremdanamnese des Ehemannes bestätigt, dass der aktuelle Zustand seit etwa 10 Tagen anhalte, dass seine Frau in der Vergangenheit zwei depressive Phasen gehabt habe und deshalb stationär behandelt worden sei. Unter Berücksichtigung der Ausschlusskriterien – kein Missbrauch psychotroper Substanzen, kein Anhalt für eine Korrelation der psychischen Symptome mit einem organischen Geschehen – ist eine sichere klassifikatorische Diagnose möglich: Es handelt sich bei der Erkrankung der Patientin um eine bipolare affektive Störung, gegenwärtig manische Episode mit psychotischen Symptomen (ICD-10 F31.2).

AMDP-System

Psychischer Befund

Angaben zur Persen

Patient: 26 | Untersucher: | Untersuchungsdatum: Tag Monat Jahr

Alter: 52 Jahre | Geburtsdatum: Tag Monat Jahr | Geschlecht: ☐ m ☒ w ☐ d

Beurteilungszeitraum: 07 (in Tagen) | Diagnosen: F31.2

Befund

Symptom	Datenquellen	nicht vorhanden	leicht	mittel ausgeprägt	schwer	keine Aussage
Bewusstseinsstörungen		☐				☐
1. Bewusstseinsverminderung	F	☒	☐	☐	☐	☐
2. Bewusstseinstrübung	F	☒	☐	☐	☐	☐
3. Bewusstseinseinengung	SF	☒	☐	☐	☐	☐
4. Bewusstseinsverschiebung	S	☐	☐	☐	☐	☒
Orientierungsstörungen		☒				☐
5. zeitliche Orientierungsstör.	S	☐	☐	☐	☐	☐
6. örtliche Orientierungsstör.	S	☐	☐	☐	☐	☐
7. situative Orientierungsstör.	S	☐	☐	☐	☐	☐
8. O.-Stör. über die eigene Person	S	☐	☐	☐	☐	☐
Aufmerksamkeits- und Gedächtnisstörungen		☐				☐
9. Auffassungsstörungen	SF	☒	☐	☐	☐	☐
10. Konzentrationsstörungen	SF	☐	☐	☐	☒	☐
11. Merkfähigkeitsstörungen	SF	☒	☐	☐	☐	☐
12. Gedächtnisstörungen	SF	☒	☐	☐	☐	☐
13. Konfabulationen	F	☒	☐	☐	☐	☐
14. Paramnesien	S	☐	☐	☐	☐	☒
Formale Denkstörungen		☐				☐
15. gehemmt	S	☒	☐	☐	☐	☐
16. verlangsamt	F	☒	☐	☐	☐	☐
17. umständlich	F	☐	☐	☒	☐	☐
18. eingeengt	F	☐	☒	☐	☐	☐
19. perseverierend	F	☒	☐	☐	☐	☐
20. grübeln	S	☒	☐	☐	☐	☐
21. Gedankendrängen	S	☐	☐	☐	☐	☒
22. ideenflüchtig	F	☐	☐	☒	☐	☐

Symptom	Datenquellen	nicht vorhanden	leicht	mittel ausgeprägt	schwer	keine Aussage
23. vorbeireden	F	☒	☐	☐	☐	☐
24. gesperrt/Gedankenabreißen	SF	☒	☐	☐	☐	☐
25. inkohärent/zerfahren	F	☒	☐	☐	☐	☐
26. Neologismen	F	☒	☐	☐	☐	☐
Befürchtungen und Zwänge		☐				☐
27. Misstrauen	SF	☒	☐	☐	☐	☐
28. Hypochondrie	S	☐	☐	☐	☐	☒
29. Phobien	S	☒	☐	☐	☐	☐
30. Zwangsdenken	S	☒	☐	☐	☐	☐
31. Zwangsimpulse	S	☒	☐	☐	☐	☐
32. Zwangshandlungen	S	☒	☐	☐	☐	☐
Wahn		☐				☐
33. Wahnstimmung	S	☒	☐	☐	☐	☐
34. Wahnwahrnehmung	S	☒	☐	☐	☐	☐
35. Wahneinfall	S	☒	☐	☐	☐	☐
36. Wahngedanken	S	☐	☐	☒	☐	☐
37. systematisierter Wahn	S	☐	☒	☐	☐	☐
38. Wahndynamik	SF	☐	☐	☒	☐	☐
39. Beziehungswahn	S	☒	☐	☐	☐	☐
40. Beeinträcht.-/Verfolgungswahn	S	☐	☒	☐	☐	☐
41. Eifersuchtswahn	S	☐	☒	☐	☐	☐
42. Schuldwahn	S	☒	☐	☐	☐	☐
43. Verarmungswahn	S	☒	☐	☐	☐	☐
44. Hypochondrischer Wahn	S	☒	☐	☐	☐	☐
45. Größenwahn	S	☐	☐	☒	☐	☐
46. andere Wahninhalte	S	☒	☐	☐	☐	☐

Befund

Symptom	Datenquellen	nicht vorhanden	leicht	mittel ausgeprägt	schwer	keine Aussage
Sinnestäuschungen		☒				☐
47. Illusionen	S	☐	☐	☐	☐	☐
48. Stimmenhören	S	☐	☐	☐	☐	☐
49. andere akust. Halluzinationen	S	☐	☐	☐	☐	☐
50. Optische Halluzinationen	S	☐	☐	☐	☐	☐
51. Körperhalluzinationen	S	☐	☐	☐	☐	☐
52. Geruchs-/Geschmackshalluzi.	S	☐	☐	☐	☐	☐
Ich-Störungen		☒				☐
53. Derealisation	S	☐	☐	☐	☐	☐
54. Depersonalisation	S	☐	☐	☐	☐	☐
55. Gedankenausbreitung	S	☐	☐	☐	☐	☐
56. Gedankenentzug	S	☐	☐	☐	☐	☐
57. Gedankeneingebung	S	☐	☐	☐	☐	☐
58. and. Fremdbeeinfluss.-Erleb.	S	☐	☐	☐	☐	☐
Störungen der Affektivität		☐				☐
59. ratlos	F	☒	☐	☐	☐	☐
60. Gefühl der Gefühllosigkeit	S	☒	☐	☐	☐	☐
61. affektarm	F	☒	☐	☐	☐	☐
62. Störung der Vitalgefühle	S	☒	☐	☐	☐	☐
63. deprimiert	SF	☒	☐	☐	☐	☐
64. hoffnungslos	S	☒	☐	☐	☐	☐
65. ängstlich	SF	☒	☐	☐	☐	☐
66. euphorisch	SF	☐	☐	☐	☒	☐
67. dysphorisch	SF	☒	☐	☐	☐	☐
68. gereizt	SF	☐	☐	☒	☐	☐
69. innerlich unruhig	S	☒	☐	☐	☐	☐
70. klagsam/jammerig	F	☒	☐	☐	☐	☐
71. Insuffizienzgefühle	S	☒	☐	☐	☐	☐
72. gesteigertes Selbstwertgefühl	S	☐	☐	☐	☒	☐
73. Schuldgefühle	S	☒	☐	☐	☐	☐
74. Verarmungsgefühle	S	☒	☐	☐	☐	☐
75. ambivalent	SF	☒	☐	☐	☐	☐
76. Parathymie	F	☒	☐	☐	☐	☐
77. affektlabil	SF	☒	☐	☐	☐	☐
78. affektinkontinent	SF	☐	☒	☐	☐	☐
79. affektstarr	F	☒	☐	☐	☐	☐

Symptom	Datenquellen	nicht vorhanden	leicht	mittel ausgeprägt	schwer	keine Aussage
Antriebs- und psychomotorische Störungen		☐				☐
80. antriebsarm	SF	☒	☐	☐	☐	☐
81. antriebsgehemmt	S	☒	☐	☐	☐	☐
82. antriebsgesteigert	SF	☐	☐	☒	☐	☐
83. motorisch unruhig	SF	☐	☐	☐	☒	☐
84. Parakinesen	F	☒	☐	☐	☐	☐
85. manieriert/bizarr	F	☐	☐	☐	☒	☐
86. theatralisch	F	☐	☐	☒	☐	☐
87. mutistisch	F	☒	☐	☐	☐	☐
88. logorrhoisch	F	☐	☐	☒	☐	☐
Circadiane Besonderheiten		☐				☐
89. morgens schlechter	SF	☒	☐	☐	☐	☐
90. abends schlechter	SF	☒	☐	☐	☐	☐
91. abends besser	SF	☐	☐	☐	☒	☐
Andere Störungen		☐				☐
92. sozialer Rückzug	SF	☒	☐	☐	☐	☐
93. soziale Umtriebigkeit	SF	☐	☐	☐	☒	☐
94. Aggressivität	SF	☐	☒	☐	☐	☐
95. Suizidalität	SF	☒	☐	☐	☐	☐
96. Selbstbeschädigung	SF	☒	☐	☐	☐	☐
97. Mangel an Krankheitsgefühl	S	☐	☐	☐	☒	☐
98. Mangel an Krankheitseinsicht	S	☐	☐	☐	☒	☐
99. Ablehnung der Behandlung	SF	☐	☒	☐	☐	☐
100. pflegebedürftig	SF	☒	☐	☐	☐	☐
R1- bis R14-Symptome		☐				☐
R1 ZP5 Distanzlos		☐	☐	☒	☐	☐
R2 ZP2 Beschleunigtes		☐	☐	☐	☐	☐
R3 Denken		☐	☐	☒	☐	☐
R4		☐	☐	☐	☐	☐
R5		☐	☐	☐	☐	☐
R6		☐	☐	☐	☐	☐
R7		☐	☐	☐	☐	☐
R8		☐	☐	☐	☐	☐
R9		☐	☐	☐	☐	☐
R10		☐	☐	☐	☐	☐
R11		☐	☐	☐	☐	☐
R12		☐	☐	☐	☐	☐
R13		☐	☐	☐	☐	☐
R14		☐	☐	☐	☐	☐
Befundunsicherheit		☒	☐	☐	☐	☐

33 AMDP-Fallbeispiel Agoraphobie mit Panikstörung

Andreas Broocks und Rolf-Dieter Stieglitz

Vorgeschichte

Frau B. ist eine 23-jährige, kinderlose Rechtsanwaltsgehilfin mit abgeschlossener Ausbildung, die wegen wiederkehrender Angstanfälle über ihren Hausarzt zur Behandlung kommt. Sie berichtet, dass sie vor ca. 6 Wochen aus heiterem Himmel über 20 bis 30 Minuten eine Art „Kreislaufzusammenbruch" erlitten habe, dieser sei mit Herzrasen, Schwindel, Atemnot und Angst einhergegangen. Sie sei wie üblich mit dem Bus zur Arbeit gefahren, er sei aber sehr voll gewesen: „Die Luft war stickig und plötzlich haben die Symptome begonnen". Sie sei ganz durchgeschwitzt gewesen und habe den Bus an der nächsten Haltestelle verlassen.

In der Kanzlei habe ihre Kollegin darauf bestanden, dass sie sofort zu ihrem in der Nähe wohnenden Hausarzt gehen solle. Der Hausarzt habe Blut abgenommen, ein EKG gemacht und gefragt, ob es denn aktuell größere Probleme gäbe. Sie habe das verneint, obgleich es in den Wochen zuvor mehrfach Streitigkeiten mit ihrem Freund gegeben habe und sogar das Wort Trennung einmal im Raum gestanden habe. Ein paar Tage später habe der Hausarzt ihr versichert, dass alle Untersuchungsergebnisse unauffällig gewesen seien und dass sie sich keine Sorgen machen müsse. Leider sei es noch am selben Tag zu einem erneuten Anfall mit ganz ähnlichen Symptomen gekommen, diesmal beim Einkaufen nach Arbeitsschluss. Sie habe große Sorge gehabt, an einer Herzerkrankung zu leiden, weil sie vor kurzem gelesen habe, dass es auch bei jüngeren Menschen zu schweren Herzrhythmusstörungen und plötzlichem Herztod kommen könne. Eine umfangreiche kardiologische Abklärung sei angeblich ohne pathologischen Befund geblieben. Sie mache sich jedoch immer noch Sorgen wegen ihres Herzens und fühle sich nicht belastbar. Sie schone sich körperlich, sei nicht mehr zum Sport gegangen und habe ihren Urlaub um eine Woche vorgezogen.

Zum Einkaufen gehe sie, wenn im Supermarkt vergleichsweise wenig los sei oder sie schicke ihren Freund. Jetzt sei auch noch die Befürchtung hinzugekommenen, dass sie vielleicht psychisch krank sei. Schon seit Jahren meide sie bestimmte Situationen: Statt enger Fahrstühle würde sie lieber die Treppe benutzen, das sei ja auch gesünder. Außerdem habe sie schon länger eine Höhenangst und sei statt mit dem Flugzeug lieber mit dem Auto nach Italien gereist. In den letzten Wochen sei sie auch nicht gern allein zu Hause gewesen, ihr Freund habe sich aber ganz lieb um sie gekümmert und habe sie immer begleitet.

Psychopathologischer Befund (Beurteilungszeitraum: 7 Tage)

Zur Vorstellung in der Ambulanz erscheint eine 23-jährige gepflegte und sportlich gekleidete junge Frau, die offen und flüssig über die Symptomatik und die Entwicklung der letzten Wochen berichtet. Sie ist sehr bemüht, alles korrekt darzustellen, da auch kleinere Details eventuell wichtig sein könnten. Der folgende Befund bezieht sich auf die letzten 7 Tage.

Sie wirkt besorgt bei insgesamt ausgeglichener Stimmungslage und beschreibt ausführlich Panikattacken (ZP1), die vorrangig durch kardiale Symptome wie Herzrasen (119), Druckgefühl im Herzbereich (120) und diffusen Schwindel (122) gekennzeichnet sind. Im Anschluss daran bestehen noch über Stunden antizipatorische Ängste (65, mittel: „Hoffentlich kommt nicht noch ein Anfall"), leichte Derealisations- und Depersonalisationserscheinungen (53, 54: „alles fühlte sich so unwirklich an") und verstärktes Grübeln (20, leicht) über eine mögliche gefährliche Erkrankung. Frau B. meidet Situationen, die Angst auslösen (29, mittel) wie das Busfahren, körperliche Belastungen (nicht mehr zum Sport gehen), öffentliche Verkehrsmittel oder volle Geschäfte. Sie fühlt sich innerlich unruhiger als sonst (69, leicht).

Abgesehen davon ergibt sich im Hinblick auf Affektivität und Antrieb ein unauffälliger Befund. Inhaltliche oder formale Denkstörungen sind nicht erkennbar. Die Patientin wirkt insgesamt etwas übergenau, Zwangsgedanken oder -handlungen werden aber negiert. Es bestehen mittel ausgeprägte hypochondrische Befürchtungen (28) und ein gewisses Misstrauen (27, leicht) in dem Sinne, „dass die Ärzte nicht alles richtig untersucht haben", vielleicht andere Ursachen für ihre Probleme vorliegen könnten (98, leicht). Die Patientin wirkt motorisch unruhig (83, leicht), andere psychomotorische Störungen sind aber nicht zu beobachten. Es besteht ein mittel ausgeprägter sozialer Rückzug (92). Suizidgedanken, auffällige Essgewohnheiten, Missbrauch von Alkohol oder Drogen sowie Selbstbeschädigungen werden glaubhaft verneint. Es gibt keine Hinweise auf Bewusstseinsstörungen, Orientierungs-, Aufmerksamkeits- oder Gedächtnisstörungen, weder aktuell noch anamnestisch.

Kommentar und Diskussion

Mithilfe des AMDP-Systems lassen sich Ängste unterschiedlicher Art beschreiben, wobei zur genaueren Charakterisierung der „Somatische Befund" zusätzlich zum „Psychischen Befund" erhoben werden sollte. Das allgemeine Gefühl von Angst, unabhängig von Ursache (z. B. hypochondrisch) und Form (z. B. Panikattacke) wird mit dem Symptom 65 „ängstlich" erfasst. Hier können auch unbestimmte, diffuse Ängste untergebracht werden. Bestehen spezifische, stärker ausgeprägte Ängste, so werden diese bei entsprechendem Schweregrad zusätzlich verschlüsselt. Das Vorkommen von Angstattacken kann z. B. mit dem Zusatzmerkmal ZP1 „Angstanfälle" beschrieben werden und das Meiden angstauslösender Situationen wird mit dem Symptom 29 „Phobien" erfasst.

Bei dieser Patientin kann die Entwicklung einer Panikstörung, verbunden mit zunehmendem agoraphobischen Vermeidungsverhalten, sehr anschaulich nachvollzogen werden (ICD-10 F40.01 Agoraphobie mit Panikstörung). Im vorliegenden Fall bestanden schon in den Jahren vor Erkrankungsbeginn phobische Tendenzen wie zum Beispiel im Hinblick auf Fahrstühle, große Höhen und Flugreisen. Bei der ersten Panikattacke wird häufig berichtet, dass diese aus heiterem Himmel aufgetreten sei, obgleich, wie im vorliegenden Fall, nicht selten bestimmte situative Faktoren vorliegen: überfüllter Bus, stickige Luft oder Streitigkeiten mit dem Partner. Die Betroffenen befürchten in der Regel unter einer gefährlichen körperlichen Komplikation zu leiden, sodass sich die Ängste bis hin zu einer Todesangst steigern können, oft begleitet von Hyperventilation.

Wie im vorliegenden Fall werden verschiedene, zum Teil invasive diagnostische Maßnahmen veranlasst, was zum Ausgangspunkt einer hypochondrischen Entwicklung werden kann. Problematisch ist das nun einsetzende Vermeidungsverhalten, mit der Folge, dass sich die Patienten von beruflichen und sozialen Aktivitäten zunehmend zurückziehen, sodass es zu längeren Krankschreibungen kommt. Typischerweise werden Situationen vermieden, in denen es schon einmal zu einer Panikattacke gekommen ist. Aus diesem Grunde sind isolierte Panikstörungen selten, umgekehrt erleiden Patienten mit einer Agoraphobie auch häufiger Panikattacken, wenn sie sich der gefürchteten Situation stellen müssen.

Bei der psychopathologischen Befunderhebung kommt es darauf an, komorbide Störungen wie eine Hypochondrie oder eine beginnende depressive Erkrankung nicht zu übersehen, da Panikattacken z. B. auch im Rahmen depressiver Episoden auftreten. Diese differenzialdiagnostische Unterscheidung ist von großer Wichtigkeit, da eine nicht indizierte Expositionsbehandlung bei depressiv erkrankten Patienten zu einer Verschlechterung führen würde. Im vorliegenden Fall gab es keine Hinweise auf eine aktuell bestehende oder früher durchgemachte depressive Episode.

AMDP-System

Psychischer Befund

Angaben zur Person

Patient: 27 | Untersucher: | Untersuchungsdatum: (Tag / Monat / Jahr)

Alter: 23 Jahre | Geburtsdatum: (Tag / Monat / Jahr) | Geschlecht: ☐ m ☒ w ☐ d

Beurteilungszeitraum: 07 (in Tagen) | Diagnosen: F40.01

Befund

Symptom	Datenquellen	nicht vorhanden	leicht	mittel ausgeprägt	schwer	keine Aussage
Bewusstseinsstörungen		☐				☐
1. Bewusstseinsverminderung	F	☒	☐	☐	☐	☐
2. Bewusstseinstrübung	F	☒	☐	☐	☐	☐
3. Bewusstseinseinengung	SF	☒	☐	☐	☐	☐
4. Bewusstseinsverschiebung	S	☐	☐	☐	☐	☒
Orientierungsstörungen		☒				☐
5. zeitliche Orientierungsstör.	S	☐	☐	☐	☐	☐
6. örtliche Orientierungsstör.	S	☐	☐	☐	☐	☐
7. situative Orientierungsstör.	S	☐	☐	☐	☐	☐
8. O.-Stör. über die eigene Person	S	☐	☐	☐	☐	☐
Aufmerksamkeits- und Gedächtnisstörungen		☐				☐
9. Auffassungsstörungen	SF	☒	☐	☐	☐	☐
10. Konzentrationsstörungen	SF	☒	☐	☐	☐	☐
11. Merkfähigkeitsstörungen	SF	☒	☐	☐	☐	☐
12. Gedächtnisstörungen	SF	☒	☐	☐	☐	☐
13. Konfabulationen	F	☒	☐	☐	☐	☐
14. Paramnesien	S	☐	☐	☐	☐	☒
Formale Denkstörungen		☐				☐
15. gehemmt	S	☐	☐	☐	☐	☒
16. verlangsamt	F	☒	☐	☐	☐	☐
17. umständlich	F	☒	☐	☐	☐	☐
18. eingeengt	F	☒	☐	☐	☐	☐
19. perseverierend	F	☒	☐	☐	☐	☐
20. grübeln	S	☐	☒	☐	☐	☐
21. Gedankendrängen	S	☐	☐	☐	☐	☒
22. ideenflüchtig	F	☒	☐	☐	☐	☐

Symptom	Datenquellen	nicht vorhanden	leicht	mittel ausgeprägt	schwer	keine Aussage
23. vorbeireden	F	☒	☐	☐	☐	☐
24. gesperrt/Gedankenabreißen	SF	☒	☐	☐	☐	☐
25. inkohärent/zerfahren	F	☒	☐	☐	☐	☐
26. Neologismen	F	☒	☐	☐	☐	☐
Befürchtungen und Zwänge		☐				☐
27. Misstrauen	SF	☐	☒	☐	☐	☐
28. Hypochondrie	S	☐	☐	☒	☐	☐
29. Phobien	S	☐	☐	☒	☐	☐
30. Zwangsdenken	S	☒	☐	☐	☐	☐
31. Zwangsimpulse	S	☒	☐	☐	☐	☐
32. Zwangshandlungen	S	☒	☐	☐	☐	☐
Wahn		☐				☐
33. Wahnstimmung	S	☐	☐	☐	☐	☒
34. Wahnwahrnehmung	S	☐	☐	☐	☐	☒
35. Wahneinfall	S	☐	☐	☐	☐	☒
36. Wahngedanken	S	☒	☐	☐	☐	☐
37. systematisierter Wahn	S	☒	☐	☐	☐	☐
38. Wahndynamik	SF	☒	☐	☐	☐	☐
39. Beziehungswahn	S	☒	☐	☐	☐	☐
40. Beeinträcht.-/Verfolgungswahn	S	☒	☐	☐	☐	☐
41. Eifersuchtswahn	S	☒	☐	☐	☐	☐
42. Schuldwahn	S	☒	☐	☐	☐	☐
43. Verarmungswahn	S	☒	☐	☐	☐	☐
44. Hypochondrischer Wahn	S	☒	☐	☐	☐	☐
45. Größenwahn	S	☐	☐	☐	☐	☒
46. andere Wahninhalte	S	☐	☐	☐	☐	☒

Befund

Symptom	Datenquellen	nicht vorhanden	leicht	mittel ausgeprägt	schwer	keine Aussage
Sinnestäuschungen		☐				☐
47. Illusionen	S	☐	☐	☐	☐	☒
48. Stimmenhören	S	☒	☐	☐	☐	☐
49. andere akust. Halluzinationen	S	☒	☐	☐	☐	☐
50. Optische Halluzinationen	S	☒	☐	☐	☐	☐
51. Körperhalluzinationen	S	☒	☐	☐	☐	☐
52. Geruchs-/Geschmackshalluzi.	S	☐	☐	☐	☐	☒
Ich-Störungen		☐				☐
53. Derealisation	S	☐	☒	☐	☐	☐
54. Depersonalisation	S	☐	☒	☐	☐	☐
55. Gedankenausbreitung	S	☒	☐	☐	☐	☐
56. Gedankenentzug	S	☒	☐	☐	☐	☐
57. Gedankeneingebung	S	☒	☐	☐	☐	☐
58. and. Fremdbeeinfluss.-Erleb.	S	☒	☐	☐	☐	☐
Störungen der Affektivität		☐				☐
59. ratlos	F	☒	☐	☐	☐	☐
60. Gefühl der Gefühllosigkeit	S	☒	☐	☐	☐	☐
61. affektarm	F	☒	☐	☐	☐	☐
62. Störung der Vitalgefühle	S	☒	☐	☐	☐	☐
63. deprimiert	SF	☒	☐	☐	☐	☐
64. hoffnungslos	S	☒	☐	☐	☐	☐
65. ängstlich	SF	☐	☐	☒	☐	☐
66. euphorisch	SF	☒	☐	☐	☐	☐
67. dysphorisch	SF	☒	☐	☐	☐	☐
68. gereizt	SF	☒	☐	☐	☐	☐
69. innerlich unruhig	S	☐	☒	☐	☐	☐
70. klagsam/jammerig	F	☒	☐	☐	☐	☐
71. Insuffizienzgefühle	S	☒	☐	☐	☐	☐
72. gesteigertes Selbstwertgefühl	S	☒	☐	☐	☐	☐
73. Schuldgefühle	S	☒	☐	☐	☐	☐
74. Verarmungsgefühle	S	☒	☐	☐	☐	☐
75. ambivalent	SF	☒	☐	☐	☐	☐
76. Parathymie	F	☒	☐	☐	☐	☐
77. affektlabil	SF	☒	☐	☐	☐	☐
78. affektinkontinent	SF	☒	☐	☐	☐	☐
79. affektstarr	F	☒	☐	☐	☐	☐

Symptom	Datenquellen	nicht vorhanden	leicht	mittel ausgeprägt	schwer	keine Aussage
Antriebs- und psychomotorische Störungen		☐				☐
80. antriebsarm	SF	☒	☐	☐	☐	☐
81. antriebsgehemmt	S	☐	☐	☐	☐	☒
82. antriebsgesteigert	SF	☒	☐	☐	☐	☐
83. motorisch unruhig	SF	☐	☒	☐	☐	☐
84. Parakinesen	F	☒	☐	☐	☐	☐
85. manieriert/bizarr	F	☒	☐	☐	☐	☐
86. theatralisch	F	☒	☐	☐	☐	☐
87. mutistisch	F	☒	☐	☐	☐	☐
88. logorrhoisch	F	☒	☐	☐	☐	☐
Circadiane Besonderheiten		☒				☐
89. morgens schlechter	SF	☐	☐	☐	☐	☐
90. abends schlechter	SF	☐	☐	☐	☐	☐
91. abends besser	SF	☐	☐	☐	☐	☐
Andere Störungen		☐				☐
92. sozialer Rückzug	SF	☐	☐	☒	☐	☐
93. soziale Umtriebigkeit	SF	☒	☐	☐	☐	☐
94. Aggressivität	SF	☒	☐	☐	☐	☐
95. Suizidalität	SF	☒	☐	☐	☐	☐
96. Selbstbeschädigung	SF	☒	☐	☐	☐	☐
97. Mangel an Krankheitsgefühl	S	☒	☐	☐	☐	☐
98. Mangel an Krankheitseinsicht	S	☐	☒	☐	☐	☐
99. Ablehnung der Behandlung	SF	☒	☐	☐	☐	☐
100. pflegebedürftig	SF	☒	☐	☐	☐	☐
R1- bis R14-Symptome		☐				☐
R1 ZP1 Angstanfälle		☒	☐	☐	☐	☐
R2		☐	☐	☐	☐	☐
R3		☐	☐	☐	☐	☐
R4		☐	☐	☐	☐	☐
R5		☐	☐	☐	☐	☐
R6		☐	☐	☐	☐	☐
R7		☐	☐	☐	☐	☐
R8		☐	☐	☐	☐	☐
R9		☐	☐	☐	☐	☐
R10		☐	☐	☐	☐	☐
R11		☐	☐	☐	☐	☐
R12		☐	☐	☐	☐	☐
R13		☐	☐	☐	☐	☐
R14		☐	☐	☐	☐	☐
Befundunsicherheit		☒	☐	☐	☐	☐

34 AMDP-Fallbeispiel Zwangsstörung

Andreas Broocks und Andreas Thiel

Vorgeschichte

Herr W. ist ein 38-jähriger Hausmann, der mit einer Chefsekretärin verheiratet ist und sich nach einem wegen Arbeitsstörungen im 17. Semester abgebrochenem BWL-Studium um die zwei Töchter (5 und 7 Jahre) kümmert. Vorstellungsgrund sind zunehmende Ängste beim Autofahren. Er werde von der Befürchtung gequält, andere Verkehrsteilnehmer zu übersehen und zu verletzen. Nach einem Überholmanöver müsse er häufig umkehren, um sich zu vergewissern, dass nichts passiert sei.

Nach der Fahrt mit dem Auto suche er das Fahrzeug nach Kratzern oder Beulen ab. Die Zeitung überprüfe er täglich im Hinblick auf Berichte von Autounfällen oder Fahrerflucht. Er überlege dann, ob er selbst eventuell als Täter infrage komme. In den letzten Wochen sei es ihm zunehmend schwerer gefallen, die Kinder zur Schule oder zum Kindergarten zu bringen. Es kämen ihm auch plötzlich Gedanken in den Kopf, er könne einen kurzen Moment die Kontrolle verlieren und einen Fußgänger überfahren. Diese Gedanken machten ihm starke Angst. Er habe versucht, diese Gedanken zu unterdrücken, leider ohne Erfolg. Zudem sei er mit dem Putzen nicht mehr fertig geworden. Auch der Toilettenbesuch werde zunehmend kompliziert: Er müsse zunächst alles desinfizieren, nach dem Toilettengang würde er nicht nur die Toilette, sondern auch Waschbecken und Boden reinigen und desinfizieren.

Er sei bereits als Kind sehr ängstlich gewesen. Während der Pubertät habe er zunehmend darauf geachtet, dass in seinem Zimmer immer alles genau am richtigen Platz liegen würde. Über einige Jahre habe er dann sein Abendgebet heimlich nach einem bestimmten Ritual so lange wiederholen müssen, bis es mit einer bestimmten Betonung perfekt formuliert gewesen sei. Andernfalls hätte er Angst gehabt, dass ihm an den Folgetagen ein Unglück geschehen würde. Mit dem Studium sei er nicht zurechtgekommen: So habe er z. B. für eine Hausarbeit eine äußerst umfangreiche Literatursuche durchgeführt, den Abgabetermin dann aber versäumt. Eine fachspezifische Behandlung habe bisher nicht stattgefunden.

Seine Frau habe gesagt, dass es immer schlimmer mit ihm werde und dass sie es so nicht mehr lange mit ihm aushalten würde. Deshalb wolle er jetzt eine Therapie machen.

Psychopathologischer Befund (Beurteilungszeitraum: 7 Tage)

Zur Untersuchung erscheint ein schlanker, unauffällig gekleideter 38-jähriger Mann in altersentsprechendem Allgemeinzustand. Auffällig ist ein motorischer Tick mit wiederholtem Zukneifen des linken Auges im Sinne einer Parakinese (84). Er berichtet sehr umständlich von seinen Problemen (17) und kommt immer wieder darauf zurück (18).

Der Patient ist bewusstseinsklar sowie zeitlich, örtlich und zur Person voll orientiert. Aufmerksamkeits- oder Gedächtnisstörungen lassen sich nicht nachweisen. Ausgeprägtes Grübeln (20, schwer), das vor allem um gesundheitsbezogene Ängste kreist (28). Darüber hinaus aber keine formalen Denkstörungen. Er wirkt durchgängig leicht misstrauisch (27). Er äußert Zweifel, ob er überhaupt ein Patient für die Psychiatrie sei und ob bei solchen Problemen überhaupt Hilfe möglich wäre (64, leicht).

Darüber hinaus schildert der Patient schwer ausgeprägte Zwangsgedanken, Zwangsimpulse und Zwangshandlungen (30, 31, 32): Beim Autofahren habe er Angst, er könne einen Fußgänger einfach überfahren. Dann erlebe er den Zwangsimpuls umzukehren. Teilweise gelinge es ihm, trotzdem weiterzufahren, häufig komme es aber auch zu schweren Zwangshandlungen mit Kontrollzwängen. Im Zusammenhang mit den Aufgaben im Haushalt und dem Toilettenbesuch bestehen Putz- und Reinigungszwänge. Herr W. hält seine Befürchtungen und Handlungen selbst für unangemessen und übertrieben, kann sie aber nur selten unterdrücken und fühlt sich dadurch schwer beeinträchtigt.

Wahnsymptome, Sinnestäuschungen oder Ich-Störungen sind nicht feststellbar. Es ergaben sich keine Hinweise auf phobische Symptome (29). Affektiv wirkt der Patient ängstlich (65), leicht deprimiert (63), etwas affektarm (61) und innerlich unruhig (69). Antrieb, Interesse und Schlaf sind ungestört. Suizidalität oder zirkadiane Besonderheiten liegen nicht vor. Eine Störung der Vitalgefühle (62), Schuldgefühle (73) oder Insuffizienzgefühle (71) wurden verneint.

Kommentar und Diskussion

Diagnostisch besteht bei Herrn W. eine Zwangsstörung (ICD-10 F42.2), die etwa um das 12. Lebensjahr herum begonnen hat und in der Folge unbehandelt bis zur Erstvorstellung im Alter von 38 Jahren verlaufen ist. So trat die Symptomatik mit unterschiedlicher Intensität und Ausgestaltung auf, ohne dass längere symptomfreie Intervalle angegeben wurden. Bereits in der Jugend bestanden Zwangshandlungen im Hinblick auf die Ordnung des Zimmers sowie Zwangsrituale zur Abwehr von Unglück und diffusen Angstgefühlen (als Beispiel wurden die ritualisierten Gebete genannt). Zur Vorstellung in der Psychiatrischen Ambulanz führten letztlich stärker werdende Zwangsimpulse und Zwangshandlungen, die das Autofahren und die Pflichten des Patienten als Hausmann immer stärker einschränkten.

Die pathognomonischen Symptome der Zwangsstörung können in der Exploration meist nicht direkt beobachtet werden, hier kommt es ganz wesentlich auf die exakte Schilderung des Patienten an: Im vorliegenden Beispiel führt das Auftreten typischer Zwangsgedanken zu Angst und Anspannung sowie zu dem Versuch, diese Gedanken zu unterdrücken oder die Angst durch Ausführung der jeweiligen Zwangshandlung abzubauen.

Der Gedanke, einen Fahrradfahrer übersehen und möglicherweise getötet zu haben, wird durch die Zwangshandlung (Zurückfahren und Inspektion des kritischen Ortes) zunächst deutlich abgemildert, was lerntheoretisch zum verstärkten Auftreten der Zwangshandlung führt. Die Beruhigung hält in der Regel aber nur kurze Zeit an, dann entsteht erneuter Zweifel, etwas übersehen zu haben, mit der Folge weiterer Kontrollhandlungen.

Zwangssymptome finden sich nicht nur bei Zwangserkrankungen, sondern können auch im Verlauf einer affektiven Erkrankung oder einer Schizophrenie auftreten. In diesen Fällen werden sie leicht übersehen, wenn in der Untersuchung nicht ausdrücklich danach gefragt wird. Im Rahmen der aktuellen Befundverschlechterung kam es zu einer zusätzlichen leichten depressiven Verstimmung, ohne dass die diagnostischen Kriterien einer depressiven Episode vollständig erfüllt sind.

Bei bizarren Zwangsgedanken oder Zwangshandlungen muss differenzialdiagnostisch eine Erkrankung aus dem schizophrenen Formenkreis ausgeschlossen werden. Wie der psychopathologische Befund zeigt, finden sich bei Herrn W. aber weder Wahnsymptome noch akustische oder andere Halluzinationen, die auf eine solche Erkrankung hindeuten würden.

Die Abgrenzung von Zwangsgedanken zum Wahn ist in der Regel gut möglich, da sich die Betroffenen meist darüber im Klaren sind, dass die Zwangsgedanken übertrieben oder unsinnig sind.

Patienten mit einer Zwangsstörung weisen überzufällig häufig – wie im vorliegenden Fall – motorische Tics auf. Umgekehrt wurden bei Erkrankungen der Basalganglien, zum Beispiel beim Blepharospasmus, vermehrt Zwangssymptome beobachtet. Davon abzugrenzen sind Zwangsrituale, die nicht als Parakinesen abgebildet werden. Beispielsweise können Patienten beim Betreten des Raumes dreimal gegen den Türrahmen klopfen oder eine auffällige Schrittfolge ausführen. Häufig sind auch Rückversicherungszwänge, bei denen ein Patient sich beispielsweise wiederholt vergewissert, nichts Schlimmes gesagt zu haben.

AMDP-System

Psychischer Befund

Angaben zur Person

Patient: 28   **Untersucher:**   **Untersuchungsdatum:** Tag Monat Jahr

Alter: 38 Jahre   **Geburtsdatum:** Tag Monat Jahr   **Geschlecht:** ☒ m ☐ w ☐ d

Beurteilungszeitraum: 07 (in Tagen)   **Diagnosen:** F42.2

Befund

Symptom	Datenquellen	nicht vorhanden	leicht	mittel ausgeprägt	schwer	keine Aussage
Bewusstseinsstörungen		☐				☐
1. Bewusstseinsverminderung	F	☒	☐	☐	☐	☐
2. Bewusstseinstrübung	F	☒	☐	☐	☐	☐
3. Bewusstseinseinengung	SF	☒	☐	☐	☐	☐
4. Bewusstseinsverschiebung	S	☐	☐	☐	☐	☒
Orientierungsstörungen		☒				☐
5. zeitliche Orientierungsstör.	S	☐	☐	☐	☐	☐
6. örtliche Orientierungsstör.	S	☐	☐	☐	☐	☐
7. situative Orientierungsstör.	S	☐	☐	☐	☐	☐
8. O.-Stör. über die eigene Person	S	☐	☐	☐	☐	☐
Aufmerksamkeits- und Gedächtnisstörungen		☒				☐
9. Auffassungsstörungen	SF	☐	☐	☐	☐	☐
10. Konzentrationsstörungen	SF	☐	☐	☐	☐	☐
11. Merkfähigkeitsstörungen	SF	☐	☐	☐	☐	☐
12. Gedächtnisstörungen	SF	☐	☐	☐	☐	☐
13. Konfabulationen	F	☐	☐	☐	☐	☐
14. Paramnesien	S	☐	☐	☐	☐	☐
Formale Denkstörungen		☐				☐
15. gehemmt	S	☐	☐	☐	☐	☒
16. verlangsamt	F	☒	☐	☐	☐	☐
17. umständlich	F	☐	☒	☐	☐	☐
18. eingeengt	F	☐	☒	☐	☐	☐
19. perseverierend	F	☒	☐	☐	☐	☐
20. grübeln	S	☐	☐	☐	☒	☐
21. Gedankendrängen	S	☐	☐	☐	☐	☒
22. ideenflüchtig	F	☒	☐	☐	☐	☐
23. vorbeireden	F	☒	☐	☐	☐	☐
24. gesperrt/Gedankenabreißen	SF	☒	☐	☐	☐	☐
25. inkohärent/zerfahren	F	☒	☐	☐	☐	☐
26. Neologismen	F	☒	☐	☐	☐	☐
Befürchtungen und Zwänge		☐				☐
27. Misstrauen	SF	☐	☒	☐	☐	☐
28. Hypochondrie	S	☐	☒	☐	☐	☐
29. Phobien	S	☒	☐	☐	☐	☐
30. Zwangsdenken	S	☐	☐	☐	☒	☐
31. Zwangsimpulse	S	☐	☐	☐	☒	☐
32. Zwangshandlungen	S	☐	☐	☐	☒	☐
Wahn		☒				☐
33. Wahnstimmung	S	☐	☐	☐	☐	☐
34. Wahnwahrnehmung	S	☐	☐	☐	☐	☐
35. Wahneinfall	S	☐	☐	☐	☐	☐
36. Wahngedanken	S	☐	☐	☐	☐	☐
37. systematisierter Wahn	S	☐	☐	☐	☐	☐
38. Wahndynamik	SF	☐	☐	☐	☐	☐
39. Beziehungswahn	S	☐	☐	☐	☐	☐
40. Beeinträcht.-/Verfolgungswahn	S	☐	☐	☐	☐	☐
41. Eifersuchtswahn	S	☐	☐	☐	☐	☐
42. Schuldwahn	S	☐	☐	☐	☐	☐
43. Verarmungswahn	S	☐	☐	☐	☐	☐
44. Hypochondrischer Wahn	S	☐	☐	☐	☐	☐
45. Größenwahn	S	☐	☐	☐	☐	☐
46. andere Wahninhalte	S	☐	☐	☐	☐	☐

Befund

Symptom	Datenquellen	nicht vorhanden	leicht	mittel ausgeprägt	schwer	keine Aussage
Sinnestäuschungen		☒				☐
47. Illusionen	S	☐	☐	☐	☐	☐
48. Stimmenhören	S	☐	☐	☐	☐	☐
49. andere akust. Halluzinationen	S	☐	☐	☐	☐	☐
50. Optische Halluzinationen	S	☐	☐	☐	☐	☐
51. Körperhalluzinationen	S	☐	☐	☐	☐	☐
52. Geruchs-/Geschmackshalluzi.	S	☐	☐	☐	☐	☐
Ich-Störungen		☐				☐
53. Derealisation	S	☐	☐	☐	☐	☒
54. Depersonalisation	S	☐	☐	☐	☐	☒
55. Gedankenausbreitung	S	☒	☐	☐	☐	☐
56. Gedankenentzug	S	☒	☐	☐	☐	☐
57. Gedankeneingebung	S	☒	☐	☐	☐	☐
58. and. Fremdbeeinfluss.-Erleb.	S	☒	☐	☐	☐	☐
Störungen der Affektivität		☐				☐
59. ratlos	F	☒	☐	☐	☐	☐
60. Gefühl der Gefühllosigkeit	S	☒	☐	☐	☐	☐
61. affektarm	F	☐	☒	☐	☐	☐
62. Störung der Vitalgefühle	S	☒	☐	☐	☐	☐
63. deprimiert	SF	☐	☒	☐	☐	☐
64. hoffnungslos	S	☐	☒	☐	☐	☐
65. ängstlich	SF	☐	☐	☒	☐	☐
66. euphorisch	SF	☒	☐	☐	☐	☐
67. dysphorisch	SF	☒	☐	☐	☐	☐
68. gereizt	SF	☒	☐	☐	☐	☐
69. innerlich unruhig	S	☐	☒	☐	☐	☐
70. klagsam/jammerig	F	☒	☐	☐	☐	☐
71. Insuffizienzgefühle	S	☒	☐	☐	☐	☐
72. gesteigertes Selbstwertgefühl	S	☒	☐	☐	☐	☐
73. Schuldgefühle	S	☒	☐	☐	☐	☐
74. Verarmungsgefühle	S	☒	☐	☐	☐	☐
75. ambivalent	SF	☒	☐	☐	☐	☐
76. Parathymie	F	☒	☐	☐	☐	☐
77. affektlabil	SF	☒	☐	☐	☐	☐
78. affektinkontinent	SF	☒	☐	☐	☐	☐
79. affektstarr	F	☒	☐	☐	☐	☐

Symptom	Datenquellen	nicht vorhanden	leicht	mittel ausgeprägt	schwer	keine Aussage
Antriebs- und psychomotorische Störungen		☐				☐
80. antriebsarm	SF	☒	☐	☐	☐	☐
81. antriebsgehemmt	S	☒	☐	☐	☐	☐
82. antriebsgesteigert	SF	☒	☐	☐	☐	☐
83. motorisch unruhig	SF	☐	☒	☐	☐	☐
84. Parakinesen	F	☐	☒	☐	☐	☐
85. manieriert/bizarr	F	☒	☐	☐	☐	☐
86. theatralisch	F	☒	☐	☐	☐	☐
87. mutistisch	F	☒	☐	☐	☐	☐
88. logorrhoisch	F	☒	☐	☐	☐	☐
Circadiane Besonderheiten		☒				☐
89. morgens schlechter	SF	☐	☐	☐	☐	☐
90. abends schlechter	SF	☐	☐	☐	☐	☐
91. abends besser	SF	☐	☐	☐	☐	☐
Andere Störungen		☒				☐
92. sozialer Rückzug	SF	☐	☐	☐	☐	☐
93. soziale Umtriebigkeit	SF	☐	☐	☐	☐	☐
94. Aggressivität	SF	☐	☐	☐	☐	☐
95. Suizidalität	SF	☐	☐	☐	☐	☐
96. Selbstbeschädigung	SF	☐	☐	☐	☐	☐
97. Mangel an Krankheitsgefühl	S	☐	☐	☐	☐	☐
98. Mangel an Krankheitseinsicht	S	☐	☐	☐	☐	☐
99. Ablehnung der Behandlung	SF	☐	☐	☐	☐	☐
100. pflegebedürftig	SF	☐	☐	☐	☐	☐
R1- bis R14-Symptome		☐				☐
R1		☐	☐	☐	☐	☐
R2		☐	☐	☐	☐	☐
R3		☐	☐	☐	☐	☐
R4		☐	☐	☐	☐	☐
R5		☐	☐	☐	☐	☐
R6		☐	☐	☐	☐	☐
R7		☐	☐	☐	☐	☐
R8		☐	☐	☐	☐	☐
R9		☐	☐	☐	☐	☐
R10		☐	☐	☐	☐	☐
R11		☐	☐	☐	☐	☐
R12		☐	☐	☐	☐	☐
R13		☐	☐	☐	☐	☐
R14		☐	☐	☐	☐	☐
Befundunsicherheit		☒	☐	☐	☐	☐

35 AMDP-Fallbeispiel Posttraumatische Belastungsstörung und depressive Episode

Silke Kleinschmidt und Andreas Thiel

Vorgeschichte

Frau A. ist eine 48-jährige, verheiratete Zahnarzthelferin und Mutter zweier erwachsener Söhne. Sie kommt mit Überweisung ihres ambulanten Psychotherapeuten wegen seit 2 Monaten zunehmend häufiger auftretender Erinnerungslücken zur stationären Behandlung. Sie erinnere sich in solchen Situationen an längere Zeiträume des Tages nicht und sei durch die zunehmende Häufigkeit und Dauer dieser von ihr als „Aussetzer" bezeichneten Zustände stark beunruhigt. Sie schlafe schlecht, schrecke aus Alpträumen auf, könne sich kaum noch konzentrieren und sei sehr unruhig. Sie habe kaum Appetit und habe in den letzten 8 Wochen stark abgenommen (ursprünglich 58 kg). Inzwischen wiege sie bei einer Körpergröße von 160 cm nur noch 46 kg (BMI 18). Der schon seit mehr als einem Jahr bekannte Tremor der rechten Hand habe sich ebenfalls verstärkt. In den letzten drei Wochen habe sie aus Angst vor den „Aussetzern" weder ihren Psychotherapeuten noch den Hausarzt aufsuchen können und habe das Haus kaum noch verlassen.

Die Patientin war bereits vor einem Jahr stationär behandelt worden, weil sie einen organisch nicht erklärbaren, in seiner Ausprägung situativ stark schwankenden grobschlägigen Tremor der rechten Hand und eine große innere Unruhe entwickelt hatte. Während der Behandlung sei ihr in einer Gruppentherapiesitzung der sexuelle Missbrauch im Vorschulalter durch den alkoholabhängigen Großvater und zwei Nachbarn wieder bewusst geworden. Sie erinnere sich unter anderem daran, dass sie einmal vor dem Großvater fliehen wollte und ihm dabei an der Treppe zwischen die Beine lief, woraufhin er die Treppe hinabgestürzt und in Folge dieses Sturzes verstorben sei.

Psychopathologischer Befund (Beurteilungszeitraum: 7 Tage)

Die sorgfältig und dezent gekleidete 48-jährige, etwas vorgealtert wirkende Frau A. machte im Erstgespräch einen erschöpften Eindruck. Die Patientin war wach, bewusstseinsklar und in allen Qualitäten vollständig orientiert. Sie nahm kaum, allenfalls nur kurz Blickkontakt auf und berichtete stockend, insgesamt aber offen und zugewandt über ihre Beschwerden und wirkte dabei deutlich gequält.

Affektiv ist die Patientin schwer deprimiert (63) und affektarm (61). Leichte Affektstarre (79). Kein Gefühl der Gefühllosigkeit. Störungen der Vitalgefühle, sie fühle sich „ausgebrannt und schwer" (62, mittel). Es besteht Appetitlosigkeit (106) mit Gewichtsverlust. Sie müsse viel über ihre Schuldgefühle (73, mittel) grübeln (20, schwer): Sie fühle sich als „Mörderin" ihres Großvaters, sei ihrem Ehemann eine schlechte Ehefrau und eine schlechte Mutter, weil sie sich nicht angemessen um die Familie kümmere. Keine weiteren formalen Denkstörungen, keine Wahngedanken und keine Wahnwahrnehmungen. Kein Misstrauen.

Frau A. schildert auf Nachfrage optische Pseudohalluzinationen (50): In der Dunkelheit sehe sie oft deutlich dunkle Gestalten im Zimmer, obwohl niemand im Raum sei. Sie habe wegen dieser Gestalten große Angst und schlafe nur noch bei Licht. Keine akustischen Halluzinationen. Mittel ausgeprägte Durchschlafstörungen (102) und Alpträume ohne Früherwachen. Keine Tagesschwankung. Sie habe starke diffuse Ängste (65, schwer), deren Intensität sehr schwanke. Deswegen habe sie das Haus in den letzten Tagen kaum noch verlassen. Darüber hinaus keine phobischen Ängste. Keine Zwangssymptome. Leichtes Depersonalisationserleben (54): Ihr Körper, besonders die Hände, kämen ihr verändert, fremd und unheimlich vor. Kein Suchtmittelkonsum. Es besteht ein Tremor der rechten Hand, der auch in der Exploration (131) beobachtbar ist.

Frau A. bestätigte auf Nachfrage seit etwa 14 Tagen bestehende Suizidgedanken, von denen sie bei Aufnahme jedoch ausreichend distanziert war (95, leicht), nach eigener Aussage aus Rücksicht gegenüber ihrer Familie.

Im Abstand weniger Tage erlebe sie „Aussetzer", für die sie jeweils eine mehrstündige Amnesie (12, mittel) habe. Darüber hinaus liegen keine Gedächtnisstörungen und keine Merkfähigkeitsstörungen vor. Frau A. berichtet, mehrfach in der Woche für mehrere Minuten Flashbacks und intrusive Erinnerungen an die erlebten Übergriffe (14, schwer) zu erleben, die sie sehr quälten. Sie sei sehr schreckhaft und habe wenig Hoffnung (64, mittel), dass sich ihre schon seit Monaten anhaltenden Beschwerden wieder bessern könnten.

Kommentar und Diskussion

Der psychopathologische Befund ist durch ein *depressives Syndrom* (vgl. auch Kapitel 4), Ängste, Alpträume und Intrusionen sowie rezidivierende Amnesien geprägt. Diagnostisch handelt es sich am ehesten um das typische klinische Vollbild einer komplexen posttraumatischen Belastungsstörung (ICD-10 F43.1, PTBS). Diese Diagnose scheint vor dem Hintergrund der sexuellen Traumatisierung in der Kindheit plausibel.

Die Schlafstörungen (102, Durchschlafstörungen, mittel) und der Appetitmangel (106, Appetit vermindert, schwer) lassen sich unter den somatischen Symptomen erfassen. Die Alpträume lassen sich mit einem Zusatzmerkmal beschreiben (ZS1, Parasomnien, schwer).

Die geschilderten Pseudohalluzinationen und das Depersonalisationserleben sind mit der Diagnose einer PTBS vereinbar, Erstrangsymptome oder weitere Symptome einer Schizophrenie finden sich nicht. Zur Diagnose der PTBS gehören nach ICD-10 auch depressive Symptome und Ängste oder Panikattacken. In Abhängigkeit vom Ausmaß der depressiven Symptome und Ängste muss allerdings geprüft werden, ob die Kriterien einer komorbiden depressiven Episode oder Angsterkrankung erfüllt sind. In diesem Fall sind die Kriterien einer mittelgradigen depressiven Episode erfüllt (ICD-10 F32.1).

Die Schilderung der gestörten Körperwahrnehmung und insbesondere das Depersonalisationserleben sind typisch für Patienten mit Borderline-Erkrankungen und PTBS. Wegen der Differenzialdiagnose der Borderline-Krankheit müssen deren Symptome wie Angst vor dem Verlassenwerden, instabile zwischenmenschliche Beziehungen, Impulsivität etc. im Verlauf genauer exploriert werden. Das veränderte Körpererleben der Patientin kann mit dem AMDP-Zusatzmerkmal ZP8 „Körperbildstörung“ abgebildet werden.

Wegen der Gedächtnisstörungen in Form rezidivierender Amnesien, die von der Patientin als „Aussetzer“ beschrieben werden, ist eine weitergehende Diagnostik zum Ausschluss anderer Krankheitsbilder mit amnestischen Syndromen sinnvoll.

AMDP-System

Psychischer Befund

Angaben zur Person

Patient: 29 | Untersucher: | Untersuchungsdatum: __ __ (Tag) __ __ (Monat) __ __ __ __ (Jahr)

Alter: 48 Jahre | Geburtsdatum: __ __ (Tag) __ __ (Monat) __ __ __ __ (Jahr) | Geschlecht: [ ] m [x] w [ ] d

Beurteilungszeitraum: 0 7 (in Tagen) | Diagnosen: F43.1, F32.1

Befund

Symptom	Datenquellen	nicht vorhanden	leicht	mittel ausgeprägt	schwer	keine Aussage
Bewusstseinsstörungen		[x]				[ ]
1. Bewusstseinsverminderung	F	[ ]	[ ]	[ ]	[ ]	[ ]
2. Bewusstseinstrübung	F	[ ]	[ ]	[ ]	[ ]	[ ]
3. Bewusstseinseinengung	SF	[ ]	[ ]	[ ]	[ ]	[ ]
4. Bewusstseinsverschiebung	S	[ ]	[ ]	[ ]	[ ]	[ ]
Orientierungsstörungen		[x]				[ ]
5. zeitliche Orientierungsstör.	S	[ ]	[ ]	[ ]	[ ]	[ ]
6. örtliche Orientierungsstör.	S	[ ]	[ ]	[ ]	[ ]	[ ]
7. situative Orientierungsstör.	S	[ ]	[ ]	[ ]	[ ]	[ ]
8. O.-Stör. über die eigene Person	S	[ ]	[ ]	[ ]	[ ]	[ ]
Aufmerksamkeits- und Gedächtnisstörungen		[ ]				[ ]
9. Auffassungsstörungen	SF	[x]	[ ]	[ ]	[ ]	[ ]
10. Konzentrationsstörungen	SF	[x]	[ ]	[ ]	[ ]	[ ]
11. Merkfähigkeitsstörungen	SF	[x]	[ ]	[ ]	[ ]	[ ]
12. Gedächtnisstörungen	SF	[ ]	[ ]	[x]	[ ]	[ ]
13. Konfabulationen	F	[x]	[ ]	[ ]	[ ]	[ ]
14. Paramnesien	S	[ ]	[ ]	[ ]	[x]	[ ]
Formale Denkstörungen		[ ]				[ ]
15. gehemmt	S	[x]	[ ]	[ ]	[ ]	[ ]
16. verlangsamt	F	[x]	[ ]	[ ]	[ ]	[ ]
17. umständlich	F	[x]	[ ]	[ ]	[ ]	[ ]
18. eingeengt	F	[x]	[ ]	[ ]	[ ]	[ ]
19. perseverierend	F	[x]	[ ]	[ ]	[ ]	[ ]
20. grübeln	S	[ ]	[ ]	[ ]	[x]	[ ]
21. Gedankendrängen	S	[x]	[ ]	[ ]	[ ]	[ ]
22. ideenflüchtig	F	[x]	[ ]	[ ]	[ ]	[ ]

Symptom	Datenquellen	nicht vorhanden	leicht	mittel ausgeprägt	schwer	keine Aussage
23. vorbeireden	F	[x]	[ ]	[ ]	[ ]	[ ]
24. gesperrt/Gedankenabreißen	SF	[x]	[ ]	[ ]	[ ]	[ ]
25. inkohärent/zerfahren	F	[x]	[ ]	[ ]	[ ]	[ ]
26. Neologismen	F	[x]	[ ]	[ ]	[ ]	[ ]
Befürchtungen und Zwänge		[x]				[ ]
27. Misstrauen	SF	[ ]	[ ]	[ ]	[ ]	[ ]
28. Hypochondrie	S	[ ]	[ ]	[ ]	[ ]	[ ]
29. Phobien	S	[ ]	[ ]	[ ]	[ ]	[ ]
30. Zwangsdenken	S	[ ]	[ ]	[ ]	[ ]	[ ]
31. Zwangsimpulse	S	[ ]	[ ]	[ ]	[ ]	[ ]
32. Zwangshandlungen	S	[ ]	[ ]	[ ]	[ ]	[ ]
Wahn		[x]				[ ]
33. Wahnstimmung	S	[ ]	[ ]	[ ]	[ ]	[ ]
34. Wahnwahrnehmung	S	[ ]	[ ]	[ ]	[ ]	[ ]
35. Wahneinfall	S	[ ]	[ ]	[ ]	[ ]	[ ]
36. Wahngedanken	S	[ ]	[ ]	[ ]	[ ]	[ ]
37. systematisierter Wahn	S	[ ]	[ ]	[ ]	[ ]	[ ]
38. Wahndynamik	SF	[ ]	[ ]	[ ]	[ ]	[ ]
39. Beziehungswahn	S	[ ]	[ ]	[ ]	[ ]	[ ]
40. Beeinträcht.-/Verfolgungswahn	S	[ ]	[ ]	[ ]	[ ]	[ ]
41. Eifersuchtswahn	S	[ ]	[ ]	[ ]	[ ]	[ ]
42. Schuldwahn	S	[ ]	[ ]	[ ]	[ ]	[ ]
43. Verarmungswahn	S	[ ]	[ ]	[ ]	[ ]	[ ]
44. Hypochondrischer Wahn	S	[ ]	[ ]	[ ]	[ ]	[ ]
45. Größenwahn	S	[ ]	[ ]	[ ]	[ ]	[ ]
46. andere Wahninhalte	S	[ ]	[ ]	[ ]	[ ]	[ ]

Befund

Symptom	Datenquellen	nicht vorhanden	leicht	mittel ausgeprägt	schwer	keine Aussage
Sinnestäuschungen		☐				☐
47. Illusionen	S	☒	☐	☐	☐	☐
48. Stimmenhören	S	☒	☐	☐	☐	☐
49. andere akust. Halluzinationen	S	☒	☐	☐	☐	☐
50. Optische Halluzinationen	S	☐	☐	☒	☐	☐
51. Körperhalluzinationen	S	☒	☐	☐	☐	☐
52. Geruchs-/Geschmackshalluzi.	S	☒	☐	☐	☐	☐
Ich-Störungen		☐				☐
53. Derealisation	S	☒	☐	☐	☐	☐
54. Depersonalisation	S	☐	☒	☐	☐	☐
55. Gedankenausbreitung	S	☒	☐	☐	☐	☐
56. Gedankenentzug	S	☒	☐	☐	☐	☐
57. Gedankeneingebung	S	☒	☐	☐	☐	☐
58. and. Fremdbeeinfluss.-Erleb.	S	☒	☐	☐	☐	☐
Störungen der Affektivität		☐				☐
59. ratlos	F	☒	☐	☐	☐	☐
60. Gefühl der Gefühllosigkeit	S	☒	☐	☐	☐	☐
61. affektarm	F	☐	☐	☐	☒	☐
62. Störung der Vitalgefühle	S	☐	☐	☒	☐	☐
63. deprimiert	SF	☐	☐	☐	☒	☐
64. hoffnungslos	S	☐	☐	☒	☐	☐
65. ängstlich	SF	☐	☐	☐	☒	☐
66. euphorisch	SF	☒	☐	☐	☐	☐
67. dysphorisch	SF	☒	☐	☐	☐	☐
68. gereizt	SF	☒	☐	☐	☐	☐
69. innerlich unruhig	S	☒	☐	☐	☐	☐
70. klagsam/jammerig	F	☒	☐	☐	☐	☐
71. Insuffizienzgefühle	S	☒	☐	☐	☐	☐
72. gesteigertes Selbstwertgefühl	S	☒	☐	☐	☐	☐
73. Schuldgefühle	S	☐	☐	☒	☐	☐
74. Verarmungsgefühle	S	☒	☐	☐	☐	☐
75. ambivalent	SF	☒	☐	☐	☐	☐
76. Parathymie	F	☒	☐	☐	☐	☐
77. affektlabil	SF	☒	☐	☐	☐	☐
78. affektinkontinent	SF	☒	☐	☐	☐	☐
79. affektstarr	F	☐	☒	☐	☐	☐

Symptom	Datenquellen	nicht vorhanden	leicht	mittel ausgeprägt	schwer	keine Aussage
Antriebs- und psychomotorische Störungen		☒				☐
80. antriebsarm	SF	☐	☐	☐	☐	☐
81. antriebsgehemmt	S	☐	☐	☐	☐	☐
82. antriebsgesteigert	SF	☐	☐	☐	☐	☐
83. motorisch unruhig	SF	☐	☐	☐	☐	☐
84. Parakinesen	F	☐	☐	☐	☐	☐
85. manieriert/bizarr	F	☐	☐	☐	☐	☐
86. theatralisch	F	☐	☐	☐	☐	☐
87. mutistisch	F	☐	☐	☐	☐	☐
88. logorrhoisch	F	☐	☐	☐	☐	☐
Circadiane Besonderheiten		☒				☐
89. morgens schlechter	SF	☐	☐	☐	☐	☐
90. abends schlechter	SF	☐	☐	☐	☐	☐
91. abends besser	SF	☐	☐	☐	☐	☐
Andere Störungen		☐				☐
92. sozialer Rückzug	SF	☒	☐	☐	☐	☐
93. soziale Umtriebigkeit	SF	☒	☐	☐	☐	☐
94. Aggressivität	SF	☒	☐	☐	☐	☐
95. Suizidalität	SF	☐	☒	☐	☐	☐
96. Selbstbeschädigung	SF	☒	☐	☐	☐	☐
97. Mangel an Krankheitsgefühl	S	☒	☐	☐	☐	☐
98. Mangel an Krankheitseinsicht	S	☒	☐	☐	☐	☐
99. Ablehnung der Behandlung	SF	☒	☐	☐	☐	☐
100. pflegebedürftig	SF	☒	☐	☐	☐	☐
R1- bis R14-Symptome		☐				☐
R1		☐	☐	☐	☐	☐
R2		☐	☐	☐	☐	☐
R3		☐	☐	☐	☐	☐
R4		☐	☐	☐	☐	☐
R5		☐	☐	☐	☐	☐
R6		☐	☐	☐	☐	☐
R7		☐	☐	☐	☐	☐
R8		☐	☐	☐	☐	☐
R9		☐	☐	☐	☐	☐
R10		☐	☐	☐	☐	☐
R11		☐	☐	☐	☐	☐
R12		☐	☐	☐	☐	☐
R13		☐	☐	☐	☐	☐
R14		☐	☐	☐	☐	☐
Befundunsicherheit		☒	☐	☐	☐	☐

36 AMDP-Fallbeispiel Anorexia nervosa

Andreas Thiel und Silke Kleinschmidt

Vorgeschichte

Die 29-jährige, ledige und kinderlose Industriekauffrau stellt sich auf Drängen ihrer Eltern mit hausärztlicher Einweisung in der Ambulanz vor. Als Grund für die Überweisung hatte der Hausarzt dokumentiert, Frau A. sei „chronisch anorektisch". Das Untergewicht habe jetzt seit einigen Wochen ein bedrohliches Ausmaß erreicht und die Patientin leide zunehmend unter Kreislaufregulationsstörungen mit niedrigem Blutdruck.

Frau A. berichtet zur Anamnese, sie habe mit 19 Jahren ihr Abitur gemacht. Bis dahin sei es ihr immer gut gegangen. Nach dem Abitur habe sie sich zunächst auf den Beginn der Ausbildung zur Industriekauffrau gefreut. Es sei ihr dann jedoch schwergefallen, sich in der Firma einzuleben. Am Arbeitsplatz und auch in der Berufsschule habe es zunehmende Auseinandersetzungen gegeben. Ihre Leistungen seien nicht mehr so gut wie auf dem Gymnasium gewesen. Damals habe sie dann – erstmals in ihrem Leben – mit einer Diät begonnen und im Verlauf der nächsten Jahre von ursprünglich 58 kg bis auf das heutige Gewicht von 41 kg Gewicht abgenommen. Die Eltern und der Hausarzt machten sich große Sorgen wegen ihres Untergewichts. Die Patientin selbst berichtet auf Nachfrage, es gehe ihr körperlich gut. Sie sei einfach in der Firma nicht glücklich, verstehe aber die Sorgen ihrer Eltern nicht und habe die Vorschläge des Hausarztes für eine ambulante oder stationäre Psychotherapie bislang immer abgelehnt.

Psychopathologischer Befund (Beurteilungszeitraum: 7 Tage)

Die 29-jährige, äußerlich deutlich jünger wirkende Frau A. ist im Erstgespräch sportlich-leger mit Jeans und mit einem sehr weiten Pullover bekleidet. Sie beantwortet die Fragen zur Vorgeschichte und aktuellen Situation offen und berichtet dabei differenziert und introspektionsfähig mit leiser, wenig modulierter Stimme. Den Kopf hält Frau A. im Gespräch gesenkt, sodass ihr blasses Gesicht überwiegend durch die langen Haare bedeckt wird. Trotz der weiten Kleidung ist ein deutliches Untergewicht erkennbar (168 cm; 41 kg; BMI = 14,5 kg/m^2). Die wache Patientin ist bewusstseinsklar und in allen Qualitäten vollständig orientiert.

In der Exploration zeigt Frau A. einen schwer deprimierten Affekt (63, schwer). Sie berichtet, ihre Stimmung sei schlecht; auch Mimik und Gestik der Patientin zeigen dies deutlich. Leichte Affektarmut (61, leicht), keine Affektstarre. Kein Gefühl der Gefühllosigkeit. Sie habe große Ängste, sie solle zu einer Behandlung gedrängt werden und sie müsse dann zu viel essen und zunehmen (65, schwer). Keine weiteren Ängste, auch keine gesundheitsbezogenen Ängste. Keine Zwangssymptome. Körperlich gehe es ihr gut, sie fühle sich fit. Leichte Insuffizienzgefühle (71) in Bezug auf ihre beruflichen Leistungen. Keine innerliche Unruhe. Schuld- und Verarmungsgefühle verneint die Patientin. Deutlicher sozialer Rückzug; die Kontakte zu ihren Freunden seien viel seltener geworden (92, schwer). Antrieb und Interesse seien ungestört. Keine Schlafstörungen. Frau A. verneint Suizidgedanken. Die Patientin berichtet, sie müsse häufig über die Menge der aufgenommenen Kalorien grübeln (20, leicht) und habe daher leichte Konzentrationsstörungen, die sich jedoch im Gespräch nicht zeigen (10, leicht). Gedächtnis und Merkfähigkeit unauffällig. Kein Wahn, keine Ich-Störungen, keine Sinnestäuschungen.

Frau A. räumt auf Nachfrage zögernd ein restriktives Essverhalten mit einer konsequenten Diät ein. Sie habe eine umfangreiche schwarze Liste mit kalorien- und fetthaltigen Lebensmitteln, die sie nicht esse. Seit Jahren keine warmen Mahlzeiten; dennoch esse sie nach eigener Aussage „genug“. Alle ein bis zwei Wochen habe sie einen Essanfall, bei dem sie sogar sehr viel esse („den halben Kühlschrank“) und dabei auch „mehrere Tafeln Schokolade“. Sie erbreche gelegentlich, allerdings ausschließlich nach solchen Essanfällen. Keine Einnahme von Abführmitteln. Ausgedehnte körperliche Aktivität (mehrfach die Woche joggen und nahezu täglicher Besuch des Fitness-Studios). Seit mehreren Jahren sekundäre Amenorrhoe. Es zeigt sich eine deutliche Körperbildstörung: Frau A. berichtet, ihr Gewicht sei „normal“ und ausreichend und sie habe große Angst davor, zuzunehmen und zu dick zu werden. Sie äußerte die Überzeugung, sie habe eine leichte Depression und fühle sich dadurch beeinträchtigt. Die Einschätzung, sie könne eine Essstörung haben, sei falsch. Leichter Mangel an Krankheitsgefühl (97, leicht), jedoch schwerer Mangel an Krankheitseinsicht (98, schwer). Eine empfohlene psychotherapeutische Behandlung lehnt die Patientin ab (99, schwer).

Kommentar und Diskussion

Patienten mit Essstörungen zeigen in aller Regel Veränderungen des psychopathologischen Befundes, die deutlich über das veränderte Essverhalten im engeren Sinne hinausgehen. Bei Frau A. findet sich ein *ängstlich-depressives Syndrom* (vgl. auch Kapitel 4), das mit AMDP gut erfasst und beschrieben werden kann. Die Patientin zeigt einen deutlich deprimierten Affekt (63), eine leichte Affektarmut (61), Konzentrationsstörungen (10), Grübeln (20) und einen sozialen Rückzug (92), sodass die Diagnose einer Depression weiter geprüft werden sollte. Viele untergewichtige Patienten mit einer Essstörung haben eine komorbide Depression. Untypisch für eine Depression sind allerdings der nach Aussage der Patientin ungestörte Schlaf sowie die fehlende Beeinträchtigung von Antrieb und Interesse.

Frau A. berichtet eine kalorienreduzierte Diät, eine vermehrte sportliche Aktivität sowie eine ausgeprägte Angst vor einer Gewichtszunahme. Sie ist aktuell mit einem BMI von 14,5 kg/m^2

deutlich untergewichtig und zeigt eine Körperbildstörung. Die Patientin kann für sich kein Untergewicht erkennen. Vorgeschichte und Symptomatik von Frau A. entsprechen dem typischen klinischen Bild einer Anorexia nervosa mit aktiven Maßnahmen zur Gewichtsabnahme (ICD-10 F50.01). Wegen der etwa alle ein bis zwei Wochen auftretenden Essanfälle mit anschließendem Erbrechen bei bestehendem Untergewicht würden gleichzeitig auch die Kriterien einer Bulimia nervosa erfüllt; die diagnostische Abgrenzung dieser beiden Krankheitsbilder nach der ICD-10 ist ungenau. Im DSM-5 wird das Krankheitsbild als Binge-Eating/Purging-Typ der Anorexia nervosa (Schweregrad: extrem) abgebildet (F50.02).

Frau A. hat in der Vergangenheit die Diagnose einer anorektischen Essstörung für sich stets abgelehnt. Jetzt fühlt sie sich wegen der depressiven Symptomatik krank; unter Berücksichtigung der Schwere der Erkrankung liegt ein Mangel an Krankheitsgefühl (97) vor. Wegen der fehlenden Krankheitseinsicht hat die Patientin den Vorschlag einer Psychotherapie in der Vergangenheit stets abgelehnt. Therapeutisch sollte es zunächst darum gehen, das für eine therapeutische Zusammenarbeit notwendige Vertrauen aufzubauen. Das Ausmaß psychosozialer Konflikte kann nach dem ersten Gespräch nicht abschließend beurteilt werden. Es liegen Hinweise auf Konflikte am Arbeitsplatz vor, nachdem Frau A. berichtet hat, dort nicht glücklich zu sein. Die Insuffizienzgefühle in Bezug auf die beruflichen Leistungen könnten ebenfalls für einen Arbeitsplatzkonflikt sprechen oder aber für weitergehende Probleme der Selbstwertregulation. Die empathische Erhebung der biografischen Anamnese, Informationen über das Krankheitsbild und das sorgfältige Herausarbeiten der aktuellen Symptomatik sind wichtige Elemente für den Aufbau einer Krankheitseinsicht und Therapiemotivation. Erstes Therapieziel sollte sein, Frau A. für eine Normalisierung von Essverhalten und Gewicht sowie für eine Klärung der psychosozialen Konflikte zu motivieren.

AMDP-System

Psychischer Befund

Angaben zur Person

Patient: 30 | Untersucher: | Untersuchungsdatum: __ __ (Tag) __ __ (Monat) __ __ __ __ (Jahr)

Alter: 29 Jahre | Geburtsdatum: __ __ (Tag) __ __ (Monat) __ __ __ __ (Jahr) | Geschlecht: ☐ m ☒ w ☐ d

Beurteilungszeitraum: 07 (in Tagen) | Diagnosen: F50.01

Befund

Symptom	Datenquellen	nicht vorhanden	leicht	mittel ausgeprägt	schwer	keine Aussage
Bewusstseinsstörungen		☒				☐
1. Bewusstseinsverminderung	F	☐	☐	☐	☐	☐
2. Bewusstseinstrübung	F	☐	☐	☐	☐	☐
3. Bewusstseinseinengung	SF	☐	☐	☐	☐	☐
4. Bewusstseinsverschiebung	S	☐	☐	☐	☐	☐
Orientierungsstörungen		☒				☐
5. zeitliche Orientierungsstör.	S	☐	☐	☐	☐	☐
6. örtliche Orientierungsstör.	S	☐	☐	☐	☐	☐
7. situative Orientierungsstör.	S	☐	☐	☐	☐	☐
8. O.-Stör. über die eigene Person	S	☐	☐	☐	☐	☐
Aufmerksamkeits- und Gedächtnisstörungen		☐				☐
9. Auffassungsstörungen	SF	☒	☐	☐	☐	☐
10. Konzentrationsstörungen	SF	☐	☒	☐	☐	☐
11. Merkfähigkeitsstörungen	SF	☒	☐	☐	☐	☐
12. Gedächtnisstörungen	SF	☒	☐	☐	☐	☐
13. Konfabulationen	F	☒	☐	☐	☐	☐
14. Paramnesien	S	☒	☐	☐	☐	☐
Formale Denkstörungen		☐				☐
15. gehemmt	S	☒	☐	☐	☐	☐
16. verlangsamt	F	☒	☐	☐	☐	☐
17. umständlich	F	☒	☐	☐	☐	☐
18. eingeengt	F	☒	☐	☐	☐	☐
19. perseverierend	F	☒	☐	☐	☐	☐
20. grübeln	S	☐	☒	☐	☐	☐
21. Gedankendrängen	S	☒	☐	☐	☐	☐
22. ideenflüchtig	F	☒	☐	☐	☐	☐

Symptom	Datenquellen	nicht vorhanden	leicht	mittel ausgeprägt	schwer	keine Aussage
23. vorbeireden	F	☒	☐	☐	☐	☐
24. gesperrt/Gedankenabreißen	SF	☒	☐	☐	☐	☐
25. inkohärent/zerfahren	F	☒	☐	☐	☐	☐
26. Neologismen	F	☒	☐	☐	☐	☐
Befürchtungen und Zwänge		☒				☐
27. Misstrauen	SF	☐	☐	☐	☐	☐
28. Hypochondrie	S	☐	☐	☐	☐	☐
29. Phobien	S	☐	☐	☐	☐	☐
30. Zwangsdenken	S	☐	☐	☐	☐	☐
31. Zwangsimpulse	S	☐	☐	☐	☐	☐
32. Zwangshandlungen	S	☐	☐	☐	☐	☐
Wahn		☒				☐
33. Wahnstimmung	S	☐	☐	☐	☐	☐
34. Wahnwahrnehmung	S	☐	☐	☐	☐	☐
35. Wahneinfall	S	☐	☐	☐	☐	☐
36. Wahngedanken	S	☐	☐	☐	☐	☐
37. systematisierter Wahn	S	☐	☐	☐	☐	☐
38. Wahndynamik	SF	☐	☐	☐	☐	☐
39. Beziehungswahn	S	☐	☐	☐	☐	☐
40. Beeinträcht.-/Verfolgungswahn	S	☐	☐	☐	☐	☐
41. Eifersuchtswahn	S	☐	☐	☐	☐	☐
42. Schuldwahn	S	☐	☐	☐	☐	☐
43. Verarmungswahn	S	☐	☐	☐	☐	☐
44. Hypochondrischer Wahn	S	☐	☐	☐	☐	☐
45. Größenwahn	S	☐	☐	☐	☐	☐
46. andere Wahninhalte	S	☐	☐	☐	☐	☐

Befund

Symptom	Datenquellen	nicht vorhanden	leicht	mittel ausgeprägt	schwer	keine Aussage
Sinnestäuschungen		☒				☐
47. Illusionen	S	☐	☐	☐	☐	☐
48. Stimmenhören	S	☐	☐	☐	☐	☐
49. andere akust. Halluzinationen	S	☐	☐	☐	☐	☐
50. Optische Halluzinationen	S	☐	☐	☐	☐	☐
51. Körperhalluzinationen	S	☐	☐	☐	☐	☐
52. Geruchs-/Geschmackshalluzi.	S	☐	☐	☐	☐	☐
Ich-Störungen		☒				☐
53. Derealisation	S	☐	☐	☐	☐	☐
54. Depersonalisation	S	☐	☐	☐	☐	☐
55. Gedankenausbreitung	S	☐	☐	☐	☐	☐
56. Gedankenentzug	S	☐	☐	☐	☐	☐
57. Gedankeneingebung	S	☐	☐	☐	☐	☐
58. and. Fremdbeeinfluss.-Erleb.	S	☐	☐	☐	☐	☐
Störungen der Affektivität		☐				☐
59. ratlos	F	☒	☐	☐	☐	☐
60. Gefühl der Gefühllosigkeit	S	☒	☐	☐	☐	☐
61. affektarm	F	☐	☒	☐	☐	☐
62. Störung der Vitalgefühle	S	☒	☐	☐	☐	☐
63. deprimiert	SF	☐	☐	☐	☒	☐
64. hoffnungslos	S	☒	☐	☐	☐	☐
65. ängstlich	SF	☐	☐	☐	☒	☐
66. euphorisch	SF	☒	☐	☐	☐	☐
67. dysphorisch	SF	☒	☐	☐	☐	☐
68. gereizt	SF	☒	☐	☐	☐	☐
69. innerlich unruhig	S	☒	☐	☐	☐	☐
70. klagsam/jammerig	F	☒	☐	☐	☐	☐
71. Insuffizienzgefühle	S	☐	☒	☐	☐	☐
72. gesteigertes Selbstwertgefühl	S	☒	☐	☐	☐	☐
73. Schuldgefühle	S	☒	☐	☐	☐	☐
74. Verarmungsgefühle	S	☒	☐	☐	☐	☐
75. ambivalent	SF	☒	☐	☐	☐	☐
76. Parathymie	F	☒	☐	☐	☐	☐
77. affektlabil	SF	☒	☐	☐	☐	☐
78. affektinkontinent	SF	☒	☐	☐	☐	☐
79. affektstarr	F	☒	☐	☐	☐	☐

Symptom	Datenquellen	nicht vorhanden	leicht	mittel ausgeprägt	schwer	keine Aussage
Antriebs- und psychomotorische Störungen		☒				☐
80. antriebsarm	SF	☐	☐	☐	☐	☐
81. antriebsgehemmt	S	☐	☐	☐	☐	☐
82. antriebsgesteigert	SF	☐	☐	☐	☐	☐
83. motorisch unruhig	SF	☐	☐	☐	☐	☐
84. Parakinesen	F	☐	☐	☐	☐	☐
85. manieriert/bizarr	F	☐	☐	☐	☐	☐
86. theatralisch	F	☐	☐	☐	☐	☐
87. mutistisch	F	☐	☐	☐	☐	☐
88. logorrhoisch	F	☐	☐	☐	☐	☐
Circadiane Besonderheiten		☒				☐
89. morgens schlechter	SF	☐	☐	☐	☐	☐
90. abends schlechter	SF	☐	☐	☐	☐	☐
91. abends besser	SF	☐	☐	☐	☐	☐
Andere Störungen		☐				☐
92. sozialer Rückzug	SF	☐	☐	☐	☒	☐
93. soziale Umtriebigkeit	SF	☒	☐	☐	☐	☐
94. Aggressivität	SF	☒	☐	☐	☐	☐
95. Suizidalität	SF	☒	☐	☐	☐	☐
96. Selbstbeschädigung	SF	☒	☐	☐	☐	☐
97. Mangel an Krankheitsgefühl	S	☐	☒	☐	☐	☐
98. Mangel an Krankheitseinsicht	S	☐	☐	☐	☒	☐
99. Ablehnung der Behandlung	SF	☐	☐	☐	☒	☐
100. pflegebedürftig	SF	☒	☐	☐	☐	☐
R1- bis R14-Symptome		☐				☐
R1		☐	☐	☐	☐	☐
R2		☐	☐	☐	☐	☐
R3		☐	☐	☐	☐	☐
R4		☐	☐	☐	☐	☐
R5		☐	☐	☐	☐	☐
R6		☐	☐	☐	☐	☐
R7		☐	☐	☐	☐	☐
R8		☐	☐	☐	☐	☐
R9		☐	☐	☐	☐	☐
R10		☐	☐	☐	☐	☐
R11		☐	☐	☐	☐	☐
R12		☐	☐	☐	☐	☐
R13		☐	☐	☐	☐	☐
R14		☐	☐	☐	☐	☐
Befundunsicherheit		☒	☐	☐	☐	☐

37 AMDP-Fallbeispiel Borderline-Persönlichkeitsstörung

Silke Kleinschmidt und Harald J. Freyberger

Vorgeschichte

Frau M. ist eine 22-jährige, ungelernte Patientin, die in Begleitung ihrer sozialtherapeutischen Betreuerin und mit Einweisung der behandelnden Psychiaterin zur Aufnahme kommt. Sie lebt im betreuten Einzelwohnen und hat in den letzten 6 Monaten zunehmend Probleme mit der Tagesstrukturierung entwickelt.

Der Tag-Nacht-Rhythmus habe sich zugunsten nächtlicher Aktivitäten verschoben, sie schlafe bis zu 12 Stunden am Tag. Sie habe immer häufiger die Arbeit oder wichtige Termine versäumt. Es fehle ihr an Energie, sie sei immer müde und fühle sich „wie ein nasser Sack" und „völlig scheiße". Sobald es dunkel werde, habe sie Angst, jemand könne in die Wohnung eindringen. Manchmal habe sie das Gefühl, jemand komme durch die Wand oder stehe hinter ihr, sodass sie lieber wach bleibe. Sie könne erst schlafen, wenn es wieder hell werde. Ihren Körper spüre sie oft gar nicht, „so, als bestehe ich nur aus Augen". Nach Angaben der Patientin und der Betreuerin sei die Stimmungslage schon immer sehr wechselhaft und instabil gewesen: Angst, gute Stimmung, Depression und Selbstverletzungsdruck würden sich manchmal an einem Tag abwechseln. Verschiedene medikamentöse Behandlungsversuche haben keine anhaltende Besserung gebracht.

Aus den mitgebrachten Befunden geht hervor, dass bei der Patientin seit dem 12. Lebensjahr wiederholt stationäre kinder- und jugendpsychiatrische Behandlungen stattgefunden haben. Sie sei mit den beiden jüngeren Geschwistern zunächst bei drogenabhängigen Eltern aufgewachsen und wurde im Alter von 6 Jahren in unterernährtem Zustand mit den Geschwistern vom Jugendamt aus der Obhut der Familie herausgenommen und wuchs in wechselnden Pflegefamilien auf. Da Frau M. immer wieder wegen aggressiven Verhaltens auffiel und schnell in Konflikte geriet, zog sie schließlich auf Rat der Kinder- und Jugendpsychiatrie aus der letzten Pflegefamilie aus und wurde in einer therapeutischen Wohngemeinschaft untergebracht. Hier stabilisierte sich das aggressive Verhalten der Patientin, sie entwickelte jedoch selbstverletzendes Verhalten (Schneiden an den Unterarmen mit Rasierklingen) und geriet in suizidale Krisen, die ab dem 18. Lebensjahr mehrfach stationäre Kriseninterventionen nötig machten. Nach Umzug in das betreute Einzelwohnen und Beginn eines Praktikums in einer Tischlerei vor einem Jahr verschlechterte sich der Zustand der Patientin.

Psychopathologischer Befund (Beurteilungszeitraum: 7 Tage)

Frau M. ist zierlich (159 cm, 45kg), ganz in schwarz gekleidet und hat viele auffällige Piercings in Lippen, Nase und Zunge. Sie wirkt jünger, ist blass und müde und fühlt sich durch wechselnde Stimmungslage und Ängste stark belastet.

Die Patientin ist wach, bewusstseinsklar und in allen Qualitäten vollständig orientiert. Sie zeigt aber leichte Zeitgitterstörungen (12) in Bezug auf die Kindheit im Zeitraum zwischen dem 6. und 16. Lebensjahr. Darüber hinausgehende Störungen der Auffassungsgabe, der Aufmerksamkeits- und Konzentrationsleistung, der Merkfähigkeit sowie des Kurz- und Langzeitgedächtnisses finden sich nicht. Sie nimmt wechselnd Blickkontakt auf, wirkt in der Exploration immer wieder in sich selbst versunken, berichtet aber offen und zeigt kein Misstrauen.

Im formalen Denken gibt sie leichtes Grübeln (20) an und erscheint eingeengt auf ihre psychische Thematik (18, leicht). Weitere formale oder inhaltliche Denkstörungen bestehen nicht.

Die Patientin ist in den letzten 7 Tagen überwiegend mittelgradig deprimiert (63) im Wechsel mit mittelgradig bis schwer ausgeprägten Ängsten (65) und leicht affektarm (61). Keine Affektstarre, kein Gefühl der Gefühllosigkeit. Der Antrieb ist wechselnd herabgesetzt (80). Die Störungen der Vitalgefühle sind mittelgradig bis schwer ausgeprägt (62), sie fühle sich „wie ein nasser Sack“. Frau M. leidet unter Insuffizienzerleben (71, mittel ausgeprägt) und zeigt ein negatives Selbstwertgefühl: „Ich bin völlig scheiße.“ Frau M. zeigt mittelgradiges wahnhaftes Erleben: Sie fürchte sich vor Eindringlingen und schlafe nur noch am Tag (36, 40). Keine optischen, akustischen oder anderen Halluzinationen. Der Schlaf-Wachrhythmus ist verschoben, die Schlafdauer aber eher vermehrt (105, mittel), es besteht keine circadiane Rhythmik.

Die Patientin verneint auf Nachfrage Suizidgedanken: Sie habe die Hoffnung, dass sie mithilfe der stationären Behandlung an ihrer Situation etwas verändern kann. Sie schildert aber den täglich wiederkehrenden Drang, sich zu verletzen (96, mittel), besonders, wenn sie Angst habe. Zwangssymptome verneint sie, beklagt aber mittelgradiges Depersonalisationserleben (54): sie spüre ihren Körper zeitweise gar nicht mehr. Kein Suchtmittelkonsum.

Kommentar und Diskussion

Insgesamt ist unter Berücksichtigung der schon seit der Kindheit bestehenden emotionalen Instabilität, der geminderten Angsttoleranz sowie des Selbstverletzungsdrucks in Anspannungszuständen die Diagnose einer Borderline-Persönlichkeitsstörung vom emotional instabilen Typ (ICD-10 F60.31) zu stellen. Dazu passen auch das Depersonalisationserleben (54) und die Insuffizienzgefühle (71) der Patientin.

Der aktuelle psychopathologische Befund der Patientin ist durch die wechselhafte Stimmungs- und Antriebslage, Selbstverletzungsdruck und intensive Ängste geprägt, die zur Umkehr des Tag-Nacht-Rhythmus geführt haben. Die Störung des Schlafverhaltens im „Somatischen Befund“ lässt sich nicht unter Ein- oder Durchschlafstörungen (101 oder 102) abbilden, auch die Schlafdauer ist nicht verkürzt (103), sondern sogar zeitweise verlängert. Tagsüber klagt die Patientin über Müdigkeit in mittlerer Ausprägung (105), wodurch sie sich stark beeinträchtigt fühlt. Grundsätzlich ist im Hinblick auf die deprimierte Stimmung zu prüfen, ob aktuell auch die Kriterien einer depressiven Episode erfüllt sind. Da in den Kriterien der Borderline-Störung auch affektive Symptome enthalten sind, sind hier die Dauer (mindestens 14 Tage) und der Schweregrad der Symptomatik entscheidend. Im Falle der Patientin war erst in der letzten Woche die depressive Stimmung (63) dominierend, aber nicht ausreichend lange anhaltend. Die Affektinstabilität erschwert die Beurteilung der affektiven Symptome wie z.B. „affektarm" (61). Die Patientin klagt zwar über emotionale Schwankungen und ist insofern nicht „affektstarr" (79), zeigt aber insgesamt nur wenige Affekte (Niedergeschlagenheit und Angst).

Auch die Ängste der Patientin lassen sich als diffuse, aber vorwiegend situativ gebundene Ängste (in der Dunkelheit) mit phobischer Vermeidung der Borderline-Störung zuordnen, sind aber von einer Agoraphobie abzugrenzen. Die Vorstellung, jemand könne in die Wohnung eindringen oder das Gefühl, jemand sei bereits in der Wohnung und stehe hinter ihr, ist zwar in der geminderten Angsttoleranz der Patientin begründet, erfüllt aber nach der Definition im AMDP-System die Kriterien für paranoides Erleben. Daraus und auch angesichts des Depersonalisationserlebens ergibt sich die Notwendigkeit, das Vorliegen wahnhafter Erkrankungen differenzialdiagnostisch abzuklären. Im Falle der Patientin bestehen keine weiteren wahnhaften Symptome und auch keine Halluzinationen.

AMDP-System

Psychischer Befund

Angaben zur Person

Patient: 31 Untersucher: Untersuchungsdatum: (Tag Monat Jahr)

Alter: 22 Jahre Geburtsdatum: (Tag Monat Jahr) Geschlecht: ☐ m ☒ w ☐ d

Beurteilungszeitraum: 07 (in Tagen) Diagnosen: F60.31

Befund

Symptom	Datenquellen	nicht vorhanden	leicht	mittel ausgeprägt	schwer	keine Aussage
Bewusstseinsstörungen		X				
1. Bewusstseinsverminderung	F					
2. Bewusstseinstrübung	F					
3. Bewusstseinseinengung	SF					
4. Bewusstseinsverschiebung	S					
Orientierungsstörungen		X				
5. zeitliche Orientierungsstör.	S					
6. örtliche Orientierungsstör.	S					
7. situative Orientierungsstör.	S					
8. O.-Stör. über die eigene Person	S					
Aufmerksamkeits- und Gedächtnisstörungen						
9. Auffassungsstörungen	SF	X				
10. Konzentrationsstörungen	SF	X				
11. Merkfähigkeitsstörungen	SF	X				
12. Gedächtnisstörungen	SF		X			
13. Konfabulationen	F	X				
14. Paramnesien	S	X				
Formale Denkstörungen						
15. gehemmt	S	X				
16. verlangsamt	F	X				
17. umständlich	F	X				
18. eingeengt	F		X			
19. perseverierend	F	X				
20. grübeln	S		X			
21. Gedankendrängen	S	X				
22. ideenflüchtig	F	X				

Symptom	Datenquellen	nicht vorhanden	leicht	mittel ausgeprägt	schwer	keine Aussage
23. vorbeireden	F	X				
24. gesperrt/Gedankenabreißen	SF	X				
25. inkohärent/zerfahren	F	X				
26. Neologismen	F	X				
Befürchtungen und Zwänge		X				
27. Misstrauen	SF					
28. Hypochondrie	S					
29. Phobien	S					
30. Zwangsdenken	S					
31. Zwangsimpulse	S					
32. Zwangshandlungen	S					
Wahn						
33. Wahnstimmung	S	X				
34. Wahnwahrnehmung	S	X				
35. Wahneinfall	S	X				
36. Wahngedanken	S		X			
37. systematisierter Wahn	S	X				
38. Wahndynamik	SF	X				
39. Beziehungswahn	S	X				
40. Beeinträcht.-/Verfolgungswahn	S			X		
41. Eifersuchtswahn	S	X				
42. Schuldwahn	S	X				
43. Verarmungswahn	S	X				
44. Hypochondrischer Wahn	S	X				
45. Größenwahn	S	X				
46. andere Wahninhalte	S	X				

Befund

Symptom	Datenquellen	nicht vorhanden	leicht	mittel ausgeprägt	schwer	keine Aussage
Sinnestäuschungen		☒				☐
47. Illusionen	S	☐	☐	☐	☐	☐
48. Stimmenhören	S	☐	☐	☐	☐	☐
49. andere akust. Halluzinationen	S	☐	☐	☐	☐	☐
50. Optische Halluzinationen	S	☐	☐	☐	☐	☐
51. Körperhalluzinationen	S	☐	☐	☐	☐	☐
52. Geruchs-/Geschmackshalluzi.	S	☐	☐	☐	☐	☐
Ich-Störungen		☐				☐
53. Derealisation	S	☒	☐	☐	☐	☐
54. Depersonalisation	S	☐	☐	☒	☐	☐
55. Gedankenausbreitung	S	☒	☐	☐	☐	☐
56. Gedankenentzug	S	☒	☐	☐	☐	☐
57. Gedankeneingebung	S	☒	☐	☐	☐	☐
58. and. Fremdbeeinfluss.-Erleb.	S	☒	☐	☐	☐	☐
Störungen der Affektivität		☐				☐
59. ratlos	F	☒	☐	☐	☐	☐
60. Gefühl der Gefühllosigkeit	S	☒	☐	☐	☐	☐
61. affektarm	F	☐	☒	☐	☐	☐
62. Störung der Vitalgefühle	S	☐	☐	☐	☒	☐
63. deprimiert	SF	☐	☐	☒	☐	☐
64. hoffnungslos	S	☒	☐	☐	☐	☐
65. ängstlich	SF	☐	☐	☐	☒	☐
66. euphorisch	SF	☒	☐	☐	☐	☐
67. dysphorisch	SF	☒	☐	☐	☐	☐
68. gereizt	SF	☒	☐	☐	☐	☐
69. innerlich unruhig	S	☒	☐	☐	☐	☐
70. klagsam/jammerig	F	☒	☐	☐	☐	☐
71. Insuffizienzgefühle	S	☐	☐	☒	☐	☐
72. gesteigertes Selbstwertgefühl	S	☒	☐	☐	☐	☐
73. Schuldgefühle	S	☒	☐	☐	☐	☐
74. Verarmungsgefühle	S	☒	☐	☐	☐	☐
75. ambivalent	SF	☒	☐	☐	☐	☐
76. Parathymie	F	☒	☐	☐	☐	☐
77. affektlabil	SF	☒	☐	☐	☐	☐
78. affektinkontinent	SF	☒	☐	☐	☐	☐
79. affektstarr	F	☒	☐	☐	☐	☐

Symptom	Datenquellen	nicht vorhanden	leicht	mittel ausgeprägt	schwer	keine Aussage
Antriebs- und psychomotorische Störungen		☐				☐
80. antriebsarm	SF	☐	☒	☐	☐	☐
81. antriebsgehemmt	S	☒	☐	☐	☐	☐
82. antriebsgesteigert	SF	☒	☐	☐	☐	☐
83. motorisch unruhig	SF	☒	☐	☐	☐	☐
84. Parakinesen	F	☒	☐	☐	☐	☐
85. manieriert/bizarr	F	☒	☐	☐	☐	☐
86. theatralisch	F	☒	☐	☐	☐	☐
87. mutistisch	F	☒	☐	☐	☐	☐
88. logorrhoisch	F	☒	☐	☐	☐	☐
Circadiane Besonderheiten		☒				☐
89. morgens schlechter	SF	☐	☐	☐	☐	☐
90. abends schlechter	SF	☐	☐	☐	☐	☐
91. abends besser	SF	☐	☐	☐	☐	☐
Andere Störungen		☐				☐
92. sozialer Rückzug	SF	☒	☐	☐	☐	☐
93. soziale Umtriebigkeit	SF	☒	☐	☐	☐	☐
94. Aggressivität	SF	☒	☐	☐	☐	☐
95. Suizidalität	SF	☒	☐	☐	☐	☐
96. Selbstbeschädigung	SF	☐	☐	☒	☐	☐
97. Mangel an Krankheitsgefühl	S	☒	☐	☐	☐	☐
98. Mangel an Krankheitseinsicht	S	☒	☐	☐	☐	☐
99. Ablehnung der Behandlung	SF	☒	☐	☐	☐	☐
100. pflegebedürftig	SF	☒	☐	☐	☐	☐
R1- bis R14-Symptome		☐				☐
R1		☐	☐	☐	☐	☐
R2		☐	☐	☐	☐	☐
R3		☐	☐	☐	☐	☐
R4		☐	☐	☐	☐	☐
R5		☐	☐	☐	☐	☐
R6		☐	☐	☐	☐	☐
R7		☐	☐	☐	☐	☐
R8		☐	☐	☐	☐	☐
R9		☐	☐	☐	☐	☐
R10		☐	☐	☐	☐	☐
R11		☐	☐	☐	☐	☐
R12		☐	☐	☐	☐	☐
R13		☐	☐	☐	☐	☐
R14		☐	☐	☐	☐	☐
Befundunsicherheit		☒	☐	☐	☐	☐

38 AMDP-Fallbeispiel Autismus-Spektrum-Störung (ASS)

Bernhard Kis und Rolf-Dieter Stieglitz

Vorgeschichte

Die 28-jährige Frau K. berichtete, sie habe schon immer das Gefühl gehabt, „anders als alle anderen zu sein", sie fühle sich „wie auf einem fremden Planeten". Die Probleme, sich ständig anzupassen, um sich in die Gesellschaft einzufügen, bestünden bereits seit der Kindheit. Sie fühle sich kaum in der Lage, ein Gespräch aufrechtzuerhalten, es sei denn, es handele sich um eines ihrer speziellen Interessensgebiete („Tuba" und „Blechblasinstrumente"). Sie habe kein Interesse an „Klatsch und Tratsch" oder an aktuellen Modetrends. Sie nehme alles wörtlich und werde selbst oft missverstanden. Frau K. berichtete, dass sie keine Angst vor anderen Menschen oder spezifischen Situationen habe. Sie sei durch die Außenreize sehr überfordert und dies führe rasch zur Erschöpfung.

Sie habe die Regelschulzeit bis zum Abitur absolviert und habe dabei sehr interessenbezogen gelernt („Schwerpunkt Blasmusik"). Ein Studium der Veterinärmedizin habe sie nach einem Semester abgebrochen, weil sie sich an der Universität „verloren" vorgekommen sei. Seit 4 Jahren sei sie krankgeschrieben und wohne bei ihren Eltern, in ihrer Freizeit spiele sie in mehreren Blaskapellen Tuba.

Die Mutter berichtet zur Fremdanamnese, dass bei ihrer Tochter ab dem 3. Lebensjahr aufgefallen sei, dass sie nie mit anderen Kindern spielte, sondern sich allein in der Ecke mit sich selbst beschäftigt habe, meist mit technischem Material wie Lego®-Bausteinen. Sie habe selber keine Freunde gefunden und bliebe auch bei Familienfeiern im Hintergrund. Ab dem 6. Lebensjahr habe sie ein besonderes Interesse für Musikinstrumente entwickelt, v. a. Blasinstrumente. Sie sei sehr verschlossen; ausgenommen sei davon nur ihr spezielles Interesse für Musik.

Psychopathologischer Befund (Beurteilungszeitraum: 14 Tage)

Die Patientin war wach und voll orientiert, kooperativ und motiviert zur Mitarbeit. Sie zeigte keine Aufmerksamkeits- und Gedächtnisstörungen. Im formalen Denken umständlich (17, mittel), leicht eingeengt (18). Sie wirkte leicht deprimiert (63) und reduziert schwingungsfähig (79). Affektarm (61, schwer). Insuffizienzgefühle (71, mittel). Kein Hinweis auf phobische Symptome oder andere Ängste. Kaum Blickkontakt zum Untersucher, Mimik war selten an den Untersucher gerichtet. Gestik war sehr spärlich, der Antrieb leicht reduziert (80).

Frau K. zeigte kein Interesse am Gespräch, war mit dem Führen von Konversation überfordert und wirkte dabei ratlos (59, mittel). Sie zeigte kein Einfühlungsvermögen für Gefühle anderer (Empathie), war jedoch in der Lage, eigene Gefühle mit Ausnahme von Trauer zu beschreiben. „Theory of mind" kaum vorhanden (Anmerkung: Befähigung, sich in das Gegenüber gedanklich hineinzuversetzen und dessen Verhalten zu interpretieren, und somit im menschlichen Gegenüber Bewusstseinsvorgänge einzuschätzen und infolgedessen Absichten, Gefühle oder Handlungen der anderen Person zu erklären oder zu prädizieren). Frau K. klagte über Probleme, den Inhalt zwischen den Zeilen zu verstehen, zeigte jedoch in der Exploration Kompetenz für Metaphorik (z. B. ironische Bemerkung über das Regenwetter – „Ist es nicht ein tolles Wetter?" – wird verstanden). Vorbeiredend (23, mittel). Bei sozialer Annäherung wirkt sie sehr unbeholfen. Es lag ein aktiver sozialer Rückzug (92, schwer) vor. Kein Hinweis für inhaltliche Denkstörungen oder Ich-Störungen, kein Hinweis für Suizidalität.

Kommentar und Diskussion

Die Diagnosestellung von Patienten mit einer Autismus-Spektrum-Störung im Erwachsenenalter ist schwierig. Insbesondere liegen für diese Altersstufe keine spezifischen Diagnosekriterien in der ICD-10 vor. Eine Verschlüsselung ist nur bei den

Entwicklungsstörungen unter der Ziffer F84.5 Asperger Syndrom möglich. Im DSM-5 wurde eine weitreichende Bearbeitung der Diagnosekriterien und eine Einordnung im Rahmen der „Störungen der neuronalen und mentalen Entwicklung" vorgenommen, die hier aber nicht weiter vertieft werden soll (vgl. DSM-5; APA, 2015).

Für eine Asperger-Syndrom-Diagnosestellung liegt die deutsche Fassung der *Autism Diagnostic Observation Scale* (ADOS-2) vor (Poustka et al., 2015). Das Modul 4 ist für fließend sprechende ältere Jugendliche und Erwachsene konzipiert. Es dient der Abschätzung des Schweregrades von autistischen Symptomen wie Störungen von Kommunikation und Interaktionen.

In der psychopathologischen Befunderhebung nach dem AMDP-System fallen bei erwachsenen Patienten mit einer Autismus-Spektrum-Störung und so auch bei Frau K. z.B. formale Denkstörungen und Störungen der Affektivität auf. Es kann aber auch zu Zwangshandlungen (32), zu Antriebssteigerung (82), zu motorischer Unruhe (83) und je nach Ausprägung zu Parakinesien (84) oder manieriert/bizarrer Gestik (85) kommen. Patienten mit einer ASS können impulsiv (ZP7) sein und nicht selten ist auch eine komorbide depressive Störung oder eine komorbide ADHS differenzialdiagnostisch zu prüfen.

Bei Frau K. zeigten sich im Rahmen der Untersuchung Defizite in der Kommunikation und der wechselseitigen Interaktion. Die erzielten Werte im ADOS-2 lagen deutlich über dem Schwellenwert für eine Störung aus dem autistischen Spektrum. Verhaltensstereotypien lagen nicht vor. Frau K. hat ein sehr intensives Interesse an Blasmusik und beherrscht mehrere Blasinstrumente.

Diagnostisch liegt nach ICD-10 also eine Störung aus dem autistischen Spektrum vom Typ eines Asperger-Syndroms vor. Dafür spricht die Anamnese, der psychopathologische Befund in Zusammenschau mit der Fremdanamnese der Mutter sowie der Psychometrie anhand des ADOS-2. Zusätzlich ließen sich depressive Symptome explorieren.

Empfohlen wurden trotz des relativ guten Funktionsniveaus dringend eine Anerkennung eines Grades der Behinderung und eine therapeutische Behandlung in einem wohnortnahen Autismuszentrum.

AMDP-System

Psychischer Befund

Angaben zur Person

Patient: 32 Untersucher: Untersuchungsdatum: (Tag Monat Jahr)

Alter: 28 Jahre Geburtsdatum: (Tag Monat Jahr) Geschlecht: ☐ m ☒ w ☐ d

Beurteilungszeitraum: 14 (in Tagen) Diagnosen: F84.5

Befund

Symptom	Datenquellen	nicht vorhanden	leicht	mittel ausgeprägt	schwer	keine Aussage
Bewusstseinsstörungen		☒				☐
1. Bewusstseinsverminderung	F	☐	☐	☐	☐	☐
2. Bewusstseinstrübung	F	☐	☐	☐	☐	☐
3. Bewusstseinseinengung	SF	☐	☐	☐	☐	☐
4. Bewusstseinsverschiebung	S	☐	☐	☐	☐	☐
Orientierungsstörungen		☒				☐
5. zeitliche Orientierungsstör.	S	☐	☐	☐	☐	☐
6. örtliche Orientierungsstör.	S	☐	☐	☐	☐	☐
7. situative Orientierungsstör.	S	☐	☐	☐	☐	☐
8. O.-Stör. über die eigene Person	S	☐	☐	☐	☐	☐
Aufmerksamkeits- und Gedächtnisstörungen		☒				☐
9. Auffassungsstörungen	SF	☐	☐	☐	☐	☐
10. Konzentrationsstörungen	SF	☐	☐	☐	☐	☐
11. Merkfähigkeitsstörungen	SF	☐	☐	☐	☐	☐
12. Gedächtnisstörungen	SF	☐	☐	☐	☐	☐
13. Konfabulationen	F	☐	☐	☐	☐	☐
14. Paramnesien	S	☐	☐	☐	☐	☐
Formale Denkstörungen		☐				☐
15. gehemmt	S	☒	☐	☐	☐	☐
16. verlangsamt	F	☒	☐	☐	☐	☐
17. umständlich	F	☐	☐	☒	☐	☐
18. eingeengt	F	☐	☒	☐	☐	☐
19. perseverierend	F	☒	☐	☐	☐	☐
20. grübeln	S	☒	☐	☐	☐	☐
21. Gedankendrängen	S	☒	☐	☐	☐	☐
22. ideenflüchtig	F	☒	☐	☐	☐	☐
23. vorbeireden	F	☐	☐	☒	☐	☐
24. gesperrt/Gedankenabreißen	SF	☒	☐	☐	☐	☐
25. inkohärent/zerfahren	F	☒	☐	☐	☐	☐
26. Neologismen	F	☒	☐	☐	☐	☐
Befürchtungen und Zwänge		☒				☐
27. Misstrauen	SF	☐	☐	☐	☐	☐
28. Hypochondrie	S	☐	☐	☐	☐	☐
29. Phobien	S	☐	☐	☐	☐	☐
30. Zwangsdenken	S	☐	☐	☐	☐	☐
31. Zwangsimpulse	S	☐	☐	☐	☐	☐
32. Zwangshandlungen	S	☐	☐	☐	☐	☐
Wahn		☒				☐
33. Wahnstimmung	S	☐	☐	☐	☐	☐
34. Wahnwahrnehmung	S	☐	☐	☐	☐	☐
35. Wahneinfall	S	☐	☐	☐	☐	☐
36. Wahngedanken	S	☐	☐	☐	☐	☐
37. systematisierter Wahn	S	☐	☐	☐	☐	☐
38. Wahndynamik	SF	☐	☐	☐	☐	☐
39. Beziehungswahn	S	☐	☐	☐	☐	☐
40. Beeinträcht.-/Verfolgungswahn	S	☐	☐	☐	☐	☐
41. Eifersuchtswahn	S	☐	☐	☐	☐	☐
42. Schuldwahn	S	☐	☐	☐	☐	☐
43. Verarmungswahn	S	☐	☐	☐	☐	☐
44. Hypochondrischer Wahn	S	☐	☐	☐	☐	☐
45. Größenwahn	S	☐	☐	☐	☐	☐
46. andere Wahninhalte	S	☐	☐	☐	☐	☐

Befund

Symptom	Datenquellen	nicht vorhanden	leicht	mittel ausgeprägt	schwer	keine Aussage
Sinnestäuschungen		☒				☐
47. Illusionen	S	☐	☐	☐	☐	☐
48. Stimmenhören	S	☐	☐	☐	☐	☐
49. andere akust. Halluzinationen	S	☐	☐	☐	☐	☐
50. Optische Halluzinationen	S	☐	☐	☐	☐	☐
51. Körperhalluzinationen	S	☐	☐	☐	☐	☐
52. Geruchs-/Geschmackshalluzi.	S	☐	☐	☐	☐	☐
Ich-Störungen		☒				☐
53. Derealisation	S	☐	☐	☐	☐	☐
54. Depersonalisation	S	☐	☐	☐	☐	☐
55. Gedankenausbreitung	S	☐	☐	☐	☐	☐
56. Gedankenentzug	S	☐	☐	☐	☐	☐
57. Gedankeneingebung	S	☐	☐	☐	☐	☐
58. and. Fremdbeeinfluss.-Erleb.	S	☐	☐	☐	☐	☐
Störungen der Affektivität		☐				☐
59. ratlos	F	☐	☐	☒	☐	☐
60. Gefühl der Gefühllosigkeit	S	☒	☐	☐	☐	☐
61. affektarm	F	☐	☐	☐	☒	☐
62. Störung der Vitalgefühle	S	☒	☐	☐	☐	☐
63. deprimiert	SF	☐	☒	☐	☐	☐
64. hoffnungslos	S	☒	☐	☐	☐	☐
65. ängstlich	SF	☒	☐	☐	☐	☐
66. euphorisch	SF	☒	☐	☐	☐	☐
67. dysphorisch	SF	☒	☐	☐	☐	☐
68. gereizt	SF	☒	☐	☐	☐	☐
69. innerlich unruhig	S	☒	☐	☐	☐	☐
70. klagsam/jammerig	F	☒	☐	☐	☐	☐
71. Insuffizienzgefühle	S	☐	☐	☒	☐	☐
72. gesteigertes Selbstwertgefühl	S	☒	☐	☐	☐	☐
73. Schuldgefühle	S	☒	☐	☐	☐	☐
74. Verarmungsgefühle	S	☒	☐	☐	☐	☐
75. ambivalent	SF	☒	☐	☐	☐	☐
76. Parathymie	F	☒	☐	☐	☐	☐
77. affektlabil	SF	☒	☐	☐	☐	☐
78. affektinkontinent	SF	☒	☐	☐	☐	☐
79. affektstarr	F	☐	☒	☐	☐	☐

Symptom	Datenquellen	nicht vorhanden	leicht	mittel ausgeprägt	schwer	keine Aussage
Antriebs- und psychomotorische Störungen		☐				☐
80. antriebsarm	SF	☐	☒	☐	☐	☐
81. antriebsgehemmt	S	☒	☐	☐	☐	☐
82. antriebsgesteigert	SF	☒	☐	☐	☐	☐
83. motorisch unruhig	SF	☒	☐	☐	☐	☐
84. Parakinesen	F	☒	☐	☐	☐	☐
85. manieriert/bizarr	F	☒	☐	☐	☐	☐
86. theatralisch	F	☒	☐	☐	☐	☐
87. mutistisch	F	☒	☐	☐	☐	☐
88. logorrhoisch	F	☒	☐	☐	☐	☐
Circadiane Besonderheiten		☒				☐
89. morgens schlechter	SF	☐	☐	☐	☐	☐
90. abends schlechter	SF	☐	☐	☐	☐	☐
91. abends besser	SF	☐	☐	☐	☐	☐
Andere Störungen		☐				☐
92. sozialer Rückzug	SF	☐	☐	☐	☒	☐
93. soziale Umtriebigkeit	SF	☒	☐	☐	☐	☐
94. Aggressivität	SF	☒	☐	☐	☐	☐
95. Suizidalität	SF	☒	☐	☐	☐	☐
96. Selbstbeschädigung	SF	☒	☐	☐	☐	☐
97. Mangel an Krankheitsgefühl	S	☒	☐	☐	☐	☐
98. Mangel an Krankheitseinsicht	S	☒	☐	☐	☐	☐
99. Ablehnung der Behandlung	SF	☒	☐	☐	☐	☐
100. pflegebedürftig	SF	☒	☐	☐	☐	☐
R1- bis R14-Symptome		☒				☐
R1		☐	☐	☐	☐	☐
R2		☐	☐	☐	☐	☐
R3		☐	☐	☐	☐	☐
R4		☐	☐	☐	☐	☐
R5		☐	☐	☐	☐	☐
R6		☐	☐	☐	☐	☐
R7		☐	☐	☐	☐	☐
R8		☐	☐	☐	☐	☐
R9		☐	☐	☐	☐	☐
R10		☐	☐	☐	☐	☐
R11		☐	☐	☐	☐	☐
R12		☐	☐	☐	☐	☐
R13		☐	☐	☐	☐	☐
R14		☐	☐	☐	☐	☐
Befundunsicherheit		☒	☐	☐	☐	☐

39 AMDP-Fallbeispiel ADHS im Erwachsenenalter

Bernhard Kis und Rolf-Dieter Stieglitz

Vorgeschichte

Die ambulante Vorstellung des 29-jährigen Studenten erfolgte auf eigene Initiative wegen „Störungen der Konzentration und Aufmerksamkeit". Herr D. mache Sorgfaltsfehler, sei vergesslich, leicht abgelenkt, führe begonnene Aufgaben häufig nicht zu Ende, habe ein geringes Durchhaltevermögen und sei im Alltag schlecht organisiert. So könne er den Vorlesungen schlecht folgen, neue Informationen nur unzureichend aufnehmen und sich merken. Er lasse sich durch Außenreize schnell ablenken, sei dann wenig fokussiert auf seine eigentlichen Aufgaben und beklagte eine verminderte Aufnahmekapazität. Er profitiere von Strukturvorgaben von außen und versuche, mit Lern- und Zeitplänen seinen Alltag besser zu organisieren. Er fühle sich innerlich unruhig und angespannt. Er müsse ständig etwas in den Händen halten, wippe mit den Füßen. Herr D. sei zudem ungeduldig, rede sehr viel, treffe unüberlegte Entscheidungen, sei gelegentlich leicht reizbar und gerate daher in Konflikte mit anderen, die er verbal-aggressiv austrage. Es falle ihm schwer, seine Meinung zurückzuhalten; auch in beruflichen Angelegenheiten treffe er häufig impulsive Entscheidungen. Zudem wurden häufige Stimmungsschwankungen im Tagesverlauf berichtet.

Die beschriebene Symptomatik habe bereits im Grundschulalter begonnen. Der Patient fühle sich in seiner alltäglichen Leistungsfähigkeit deutlich beeinträchtigt und leide unter den Symptomen. Aktuell befürchte er, den Anforderungen in seinem Studium nicht genügen zu können. Trotz hoher Motivation und starkem Interesse am Fach habe er Klausuren wiederholt nicht bestanden. Ziel der ambulanten Vorstellung sei die Diagnostik hinsichtlich einer adulten Aufmerksamkeitsdefizit-/Hyperaktivitätsstörung und Beginn einer Behandlung.

Zur Biografie gab er an, dass er schon in der Grundschule häufig unaufmerksam und abgelenkt gewesen sei. Er habe dem Unterricht schlecht folgen können und weniger Leistungen erbracht, als es seinen Fähigkeiten entsprochen hätte. Er habe sich früh „gegen Autoritäten aufgelehnt", den Unterricht gestört, sei wiederholt ermahnt und seine Eltern seien mehrfach zu Gesprächen in die Schule gebeten worden. Er habe nur wenige stabile Kontakte zu Gleichaltrigen und wenig enge Freundschaften gehabt, seine Beziehungen seien meist oberflächlich gewesen. Herr D. beschrieb sich als „Klassenclown". Er habe bereits zu Beginn der weiterführenden Schule einen deutlichen Leistungsabfall gezeigt, das Verhältnis zu Lehrern sei weiter konfliktreich gewesen; und nach der 9. Klasse habe er die staatliche Schule verlassen. Nach dem Wechsel auf eine Privatschule erwarb er die Hochschulreife. Finanziert werde er durch seine Eltern. Wichtige Ressourcen seien die Beschäftigung mit Autos und das regelmäßige Treffen von Freunden. Er sei viel unterwegs, selten allein und könne Phasen ohne spontane Aktivitäten schlecht aushalten. Unter Konsum von Cannabis erlebe er eine Abnahme der inneren Unruhe und könne klarere Gedanken fassen.

Psychopathologischer Befund (Beurteilungszeitraum: 14 Tage)

Der Patient ist freundlich und kooperativ, wach und bewusstseinsklar sowie zu allen Qualitäten voll orientiert. Auffassung (9, leicht) und Konzentration (10, schwer) sind subjektiv beeinträchtigt, Merkfähigkeit und Gedächtnis erscheinen in der Exploration unbeeinträchtigt. Im formalen Denken umständlich (17, mittel), subjektiv beschleunigt (ZP2, mittel), Gedankendrängen (21, mittel), ideenflüchtig (22, leicht), dabei geordnet und eingrenzbar. Desorganisiert (ZP4, mittel). Impulsiv (ZP7, mittel). Es liegen keine Hinweise auf Befürchtungen oder Zwänge vor, ebenso kein wahnhaftes Erleben. Kein Anhalt für Sinnestäuschungen oder Ich-Störungen. Der Affekt erscheint euthym bei voll erhaltener Schwingungsfähigkeit.

Berichtet werden Schwankungen der Affektlage im Tagesverlauf (77, leicht), teils mit dysphorischer Stimmung (67, leicht), teils mit leichter Reizbarkeit (68, leicht). Innere Unruhe (69, mittel), antriebsgesteigert (82, leicht), Logorrhoe (88, mittel). Keine weiteren psychomotorischen Störungen. Kein Hinweis für circadiane Besonderheiten, keine vegetativen Störungen. Kein Anhalt für akute Selbst- und Fremdgefährdung, Suizidalität wird glaubhaft verneint.

Kommentar und Diskussion

Herr D. zeigt, ebenso wie die meisten erwachsenen Patienten mit einer ADHS, Auffälligkeiten in den Symptombereichen Aufmerksamkeit und Konzentration, Impulsivität und Hyperaktivität.

Im Merkmalsbereich „Aufmerksamkeit und Gedächtnisstörungen“ des AMDP-Systems ist zwar das Symptom 10 „Konzentrationsstörungen“ enthalten, jedoch werden mit dem AMDP-Symptom 9 „Auffassungsstörungen“ nicht die Aufmerksamkeitsprobleme im Sinne einer ADHS erfasst. Die kognitiven Störungen der Aufmerksamkeit als auch die kognitive Impulsivität lassen sich eher im Merkmalsbereich „Formale Denkstörungen“ finden. Es kann Gedankendrängen oder Ideenflüchtigkeit vorliegen. Bei starker Ausprägung kann Vorbeireden oder inkohärent/zerfahrenes Denken beobachtet werden (25). Wie auch bei Herrn D. kann das Denken beschleunigt sein, wobei die Abgrenzung zu Gedankendrängen exploriert werden sollte. Das Zusatzmerkmal desorganisiert (ZP4) beschreibt die Unfähigkeit des Patienten, komplexe Aufgaben strukturiert zu bewältigen. Impulsivität im Verhalten lässt sich durch das Zusatzmerkmal impulsiv (ZP7) beschreiben. Eine häufig bei diesem Störungsbild beschriebene emotionale Labilität kann durch das Symptom affektlabil (77) erfasst werden.

Da die Patienten die Symptomexpression in der Exploration kupieren können, muss unbedingt der Unterschied zwischen Selbst- und Fremdbeurteilungsperspektive im AMDP-System berücksichtigt werden. Bei Herrn D. zeigt sich dies z. B. durch die Angabe „Auffassung und Konzentration subjektiv beeinträchtigt, Merkfähigkeit und Gedächtnis erscheinen in der Exploration unbeeinträchtigt“ (siehe oben).

Hyperaktivität lässt sich im ADMP-System im Merkmalsbereich Antriebs- und psychomotorische Störungen erfassen. Herr D. ist z. B. antriebsgesteigert (82), motorisch unruhig (83) und logorrhoisch (88). Bei diesem Störungsbild sollte auch die Beurteilung der Symptome soziale Umtriebigkeit (93) und Aggressivität (94) nicht vergessen werden. Häufig greifen Patienten mit einer ADHS auch zu illegalen Substanzen wie Cannabis, sodass das Konsummuster aktiv erfragt werden muss.

Bei Herrn D. fanden sich in der ergänzenden Psychometrie (WURS-k, ADHS-SB, CAARS-L SB/FB; Rösler et al., 2007; Christiansen et al., 2014) insgesamt Hinweise für eine ADHS im Erwachsenenalter. Nach ICD-10 lässt sich das Störungsbild mit F90.0 (Einfache Aktivitäts- und Aufmerksamkeitsstörung) kodieren, nach DSM-5 liegt das gemischte Erscheinungsbild (F90.2) vor. Zusätzlich finden sich Veränderungen in der Affektivität, wie niedergedrückte Stimmung und Reizbarkeit, die aber nicht im Sinne einer eigenständigen Depression zu werten sind, sondern als Ausdruck der emotionalen Labilität.

AMDP-System

Psychischer Befund

Angaben zur Person

Patient: 33 | Untersucher: | Untersuchungsdatum: (Tag / Monat / Jahr)

Alter: 29 Jahre | Geburtsdatum: (Tag / Monat / Jahr) | Geschlecht: ☒ m ☐ w ☐ d

Beurteilungszeitraum: 14 (in Tagen) | Diagnosen: F90.0

Befund

Symptom	Datenquellen	nicht vorhanden	leicht	mittel ausgeprägt	schwer	keine Aussage
Bewusstseinsstörungen		X				
1. Bewusstseinsverminderung	F					
2. Bewusstseinstrübung	F					
3. Bewusstseinseinengung	SF					
4. Bewusstseinsverschiebung	S					
Orientierungsstörungen		X				
5. zeitliche Orientierungsstör.	S					
6. örtliche Orientierungsstör.	S					
7. situative Orientierungsstör.	S					
8. O.-Stör. über die eigene Person	S					
Aufmerksamkeits- und Gedächtnisstörungen						
9. Auffassungsstörungen	SF		X			
10. Konzentrationsstörungen	SF				X	
11. Merkfähigkeitsstörungen	SF	X				
12. Gedächtnisstörungen	SF	X				
13. Konfabulationen	F	X				
14. Paramnesien	S	X				
Formale Denkstörungen						
15. gehemmt	S	X				
16. verlangsamt	F	X				
17. umständlich	F			X		
18. eingeengt	F	X				
19. perseverierend	F	X				
20. grübeln	S	X				
21. Gedankendrängen	S			X		
22. ideenflüchtig	F		X			
23. vorbeireden	F	X				
24. gesperrt/Gedankenabreißen	SF	X				
25. inkohärent/zerfahren	F	X				
26. Neologismen	F	X				
Befürchtungen und Zwänge		X				
27. Misstrauen	SF					
28. Hypochondrie	S					
29. Phobien	S					
30. Zwangsdenken	S					
31. Zwangsimpulse	S					
32. Zwangshandlungen	S					
Wahn		X				
33. Wahnstimmung	S					
34. Wahnwahrnehmung	S					
35. Wahneinfall	S					
36. Wahngedanken	S					
37. systematisierter Wahn	S					
38. Wahndynamik	SF					
39. Beziehungswahn	S					
40. Beeinträcht.-/Verfolgungswahn	S					
41. Eifersuchtswahn	S					
42. Schuldwahn	S					
43. Verarmungswahn	S					
44. Hypochondrischer Wahn	S					
45. Größenwahn	S					
46. andere Wahninhalte	S					

Befund

Symptom	Datenquellen	nicht vorhanden	leicht	mittel ausgeprägt	schwer	keine Aussage
Sinnestäuschungen		☒				☐
47. Illusionen	S	☐	☐	☐	☐	☐
48. Stimmenhören	S	☐	☐	☐	☐	☐
49. andere akust. Halluzinationen	S	☐	☐	☐	☐	☐
50. Optische Halluzinationen	S	☐	☐	☐	☐	☐
51. Körperhalluzinationen	S	☐	☐	☐	☐	☐
52. Geruchs-/Geschmackshalluzi.	S	☐	☐	☐	☐	☐
Ich-Störungen		☒				☐
53. Derealisation	S	☐	☐	☐	☐	☐
54. Depersonalisation	S	☐	☐	☐	☐	☐
55. Gedankenausbreitung	S	☐	☐	☐	☐	☐
56. Gedankenentzug	S	☐	☐	☐	☐	☐
57. Gedankeneingebung	S	☐	☐	☐	☐	☐
58. and. Fremdbeeinfluss.-Erleb.	S	☐	☐	☐	☐	☐
Störungen der Affektivität		☐				☐
59. ratlos	F	☒	☐	☐	☐	☐
60. Gefühl der Gefühllosigkeit	S	☒	☐	☐	☐	☐
61. affektarm	F	☒	☐	☐	☐	☐
62. Störung der Vitalgefühle	S	☒	☐	☐	☐	☐
63. deprimiert	SF	☒	☐	☐	☐	☐
64. hoffnungslos	S	☒	☐	☐	☐	☐
65. ängstlich	SF	☒	☐	☐	☐	☐
66. euphorisch	SF	☒	☐	☐	☐	☐
67. dysphorisch	SF	☐	☒	☐	☐	☐
68. gereizt	SF	☐	☒	☐	☐	☐
69. innerlich unruhig	S	☐	☐	☒	☐	☐
70. klagsam/jammerig	F	☒	☐	☐	☐	☐
71. Insuffizienzgefühle	S	☒	☐	☐	☐	☐
72. gesteigertes Selbstwertgefühl	S	☒	☐	☐	☐	☐
73. Schuldgefühle	S	☒	☐	☐	☐	☐
74. Verarmungsgefühle	S	☒	☐	☐	☐	☐
75. ambivalent	SF	☒	☐	☐	☐	☐
76. Parathymie	F	☒	☐	☐	☐	☐
77. affektlabil	SF	☐	☒	☐	☐	☐
78. affektinkontinent	SF	☒	☐	☐	☐	☐
79. affektstarr	F	☒	☐	☐	☐	☐

Symptom	Datenquellen	nicht vorhanden	leicht	mittel ausgeprägt	schwer	keine Aussage
Antriebs- und psychomotorische Störungen		☐				☐
80. antriebsarm	SF	☒	☐	☐	☐	☐
81. antriebsgehemmt	S	☒	☐	☐	☐	☐
82. antriebsgesteigert	SF	☐	☒	☐	☐	☐
83. motorisch unruhig	SF	☐	☒	☐	☐	☐
84. Parakinesen	F	☒	☐	☐	☐	☐
85. manieriert/bizarr	F	☒	☐	☐	☐	☐
86. theatralisch	F	☒	☐	☐	☐	☐
87. mutistisch	F	☒	☐	☐	☐	☐
88. logorrhoisch	F	☐	☐	☒	☐	☐
Circadiane Besonderheiten		☒				☐
89. morgens schlechter	SF	☐	☐	☐	☐	☐
90. abends schlechter	SF	☐	☐	☐	☐	☐
91. abends besser	SF	☐	☐	☐	☐	☐
Andere Störungen		☒				☐
92. sozialer Rückzug	SF	☐	☐	☐	☐	☐
93. soziale Umtriebigkeit	SF	☐	☐	☐	☐	☐
94. Aggressivität	SF	☐	☐	☐	☐	☐
95. Suizidalität	SF	☐	☐	☐	☐	☐
96. Selbstbeschädigung	SF	☐	☐	☐	☐	☐
97. Mangel an Krankheitsgefühl	S	☐	☐	☐	☐	☐
98. Mangel an Krankheitseinsicht	S	☐	☐	☐	☐	☐
99. Ablehnung der Behandlung	SF	☐	☐	☐	☐	☐
100. pflegebedürftig	SF	☐	☐	☐	☐	☐
R1- bis R14-Symptome		☐				☐
R1 ZP2 Beschleunigtes		☐	☐	☐	☐	☐
R2 Denken		☐	☐	☒	☐	☐
R3 ZP4 Desorganisation		☐	☐	☒	☐	☐
R4 ZP7 Impulsiv		☐	☐	☒	☐	☐
R5		☐	☐	☐	☐	☐
R6		☐	☐	☐	☐	☐
R7		☐	☐	☐	☐	☐
R8		☐	☐	☐	☐	☐
R9		☐	☐	☐	☐	☐
R10		☐	☐	☐	☐	☐
R11		☐	☐	☐	☐	☐
R12		☐	☐	☐	☐	☐
R13		☐	☐	☐	☐	☐
R14		☐	☐	☐	☐	☐
Befundunsicherheit		☒	☐	☐	☐	☐

Literatur

Abdulrehman, R., Alhasawi, Y., Bullock, M., Clinton, A., El-Khateeb, A., Fishara, F. et al. (2016). *Public Mental Health Initiative: Working with refugees from Syria and surrounding Middle East Countries – Practical tips from cultural and psychological perspectives*. Retrieved from: https://clinicpsychology.com/wp-content/uploads/2016/04/tip-sheets-final.pdf

Ahrens, B. (1997). Der Einsatz des AMDP-Systems in Langzeitkatamnesen. In H.-J. Haug & R.-D. Stieglitz (Hrsg.), *Das AMDP-System in der klinischen Anwendung und Forschung* (S. 112–118). Göttingen: Hogrefe.

Ahrens, B., Haug, H.-J., Lauterbach, E., Schaub, R. T., Schönell, H. & Stieglitz, R.-D. (2004a). Das AMDP-Modul zur Depression. In H. J. Freyberger & H.-J. Möller (Hrsg.), *Die AMDP-Module* (S. 60–78). Göttingen: Hogrefe.

Ahrens, B., Haug, H.-J., Lauterbach, E., Schaub, R. T., Schönell, H. & Stieglitz, R.-D. (2004b). Der Interviewleitfaden zum AMDP-Modul zur Depression. In H. J. Freyberger & H.-J. Möller (Hrsg.), *Die AMDP-Module* (S. 79–93). Göttingen: Hogrefe.

Aigner, M., Paulitsch, K., Berg, D. & Lenz, G. (2020). *Psychopathologie* (2. Aufl.). Wien: Facultas. https://doi.org/10.36198/9783838587677

American Psychiatric Association (APA). (2015). *Diagnostisches und Statistisches Manual Psychischer Störungen DSM-5* (Deutsche Ausgabe herausgegeben von Peter Falkai und Hans-Ulrich Wittchen). Göttingen: Hogrefe.

Angst, J., Stassen, H. H. & Woggon, B. (1989). Effect of neuroleptics on positive and negative symptoms and the deficit state. *Psychopharmacology, 99* (Suppl.), 41–46. https://doi.org/10.1007/BF00442558

Arbeitsgemeinschaft für Methodik und Dokumentation (AMDP). (Hrsg.). (1979). *Das AMDP-System. Manual zur Dokumentation psychiatrischer Befunde* (3. Aufl.). Berlin: Springer.

Arbeitsgemeinschaft für Methodik und Dokumentation (AMDP). (Hrsg.). (1995). *Das AMDP-System. Manual zur Dokumentation psychiatrischer Befunde* (5., neubearb. Aufl.). Göttingen: Hogrefe.

Arbeitsgemeinschaft für Methodik und Dokumentation (AMDP). (Hrsg.). (2007). *Das AMDP-System. Manual zur Dokumentation psychiatrischer Befunde* (8., überarb. Aufl.). Göttingen: Hogrefe.

Arbeitsgemeinschaft für Methodik und Dokumentation (AMDP). (Hrsg.). (2016). *Das AMDP-System. Manual zur Dokumentation psychiatrischer Befunde* (9., überarb. und erw. Aufl.). Göttingen: Hogrefe.

Arbeitsgemeinschaft für Methodik und Dokumentation (AMDP). (Hrsg.). (2023). *Das AMDP-System. Manual zur Dokumentation psychiatrischer Befunde* (11., akt. und erw. Aufl.). Göttingen: Hogrefe.

Arbeitsgemeinschaft der Wissenschaftlichen Medizinischen Fachgesellschaften (AWMF). (2017). *Leitlinie für die ärztliche Begutachtung von Menschen mit chronischen Schmerzen* (AWMF Leitlinien-Register Nr. 030/102 Entwicklungsstufe 2k). Zugriff am 11.05.2022. Verfügbar unter https://www.awmf.org/leitlinien/detail/ll/094-003.html

Arbeitskreis OPD. (Hrsg.). (1996). *Operationalisierte Psychodynamische Diagnostik: Grundlagen und Manual.* Bern: Huber.

Arbeitskreis OPD. (Hrsg.). (2014). *Operationalisierte Psychodynamische Diagnostik OPD-2: Das Manual für Diagnostik und Therapieplanung* (3., überarb. Aufl.). Bern: Huber.

Ärztekammer Hamburg. (2011). *Anforderungen an Gutachten im betreuungsgerichtlichen Verfahren. Eine Information für Ärzte, Richter und Verfahrensbeteiligte.* Zugriff am 28.02.2017. Verfügbar unter https://www.aerztekammer-Hamburg.org/hinweise_empfehlungen.html

Åsberg, M., Perris, C., Schalling, D. & Sedvall, G. (1978). The CPRS: Development and applications of a psychiatric rating scale. *Acta Psychiatrica Scandinavica* (Suppl. 271), 5–27. https://doi.org/10.1111/j.1600-0447.1978.tb02357.x

Association pour la Méthodologie et la Documentation en Psychiatrie (AMDP) (Collectif). (2019). *Le système AMDP. Manuel d'évaluation et de documentation de la sémiologie psychiatrique* (Traduit par Raymund Schwan et Marion Ormezzano). Paris: Editions Hogrefe France.

Baumann, U. & Stieglitz, R.-D. (1983). *Testmanual zum AMDP-System. Empirische Studien zur Psychopathologie.* Berlin: Springer. https://doi.org/10.1007/978-3-642-69181-2

Baumann, U. & Stieglitz, R.-D. (1989). Evaluation des AMDP-Systems anhand der neueren Literatur (1983–1987) – Übersichtsarbeit.

Fortschritte der Neurologie und Psychiatrie, 57, 357–373. https://doi.org/10.1055/s-2007-1001132

Baumann, U. & Stieglitz, R.-D. (1997). Das AMDP-System: ein psychologischer Test? In H.-J. Haug & R.-D. Stieglitz (Hrsg.), *Das AMDP-System in der klinischen Anwendung* (S. 30–40). Göttingen: Hogrefe.

Baumann, U. & Stieglitz, R.-D. (2001). Psychodiagnostik psychischer Störungen: Allgemeine Grundlagen. In R.-D. Stieglitz, U. Baumann & H.J. Freyberger (Hrsg.), *Psychodiagnostik in Klinischer Psychologie, Psychiatrie, Psychotherapie* (S. 3–20). Stuttgart: Thieme.

Bech, P. (1993). *Rating scales for psychopathology. Health status and quality of life. A Compendium on Documentation in Accordance with the DSM-III-R and WHO Systems*. Berlin: Springer.

Bengel, J., Wirtz, M. & Zwingmann, C. (Hrsg.). (2008). *Diagnostische Verfahren in der Rehabilitation* (Diagnostik für Klinik und Praxis, Bd. 5). Göttingen: Hogrefe.

Benkert, O. & Hippius, H. (1992). *Psychiatrische Pharmakotherapie* (5. Aufl.). Berlin: Springer. https://doi.org/10.1007/978-3-642-97350-5

Berger, M. (Hrsg.). (2019). *Psychische Erkrankungen* (6. Aufl.). München: Urban & Fischer.

Bobon, D. (1983). Foreign adaptation of the AMDP-System. In D. Bobon, U. Baumann, J. Angst, H. Helmchen & H. Hippius (Eds.), *AMDP-System in pharmacopsychiatry* (pp. 19–34). Basel: Karger.

Bobon, D., Baumann, U., Angst, J., Helmchen, H. & Hippius, H. (Eds.). (1983). *AMDP-System in pharmacopsychiatry*. Basel: Karger.

Boerner, R.-J., Freyberger, H.J., Grabe, H.-J. & Möller, H.-J. (2004). Das AMDP-Modul zur Erfassung von Angstsymptomen. In H.J. Freyberger & H.-J. Möller (Hrsg.), *Die AMDP-Module* (S. 11–27). Göttingen: Hogrefe.

Boetticher, A., Nedopil, N., Bosinski, H.A.G. & Saß, H. (2007). Mindestanforderungen an Schuldfähigkeitsgutachten. *Forensische Psychiatrie, Psychologie, Kriminologie, 1,* 3–9. https://doi.org/10.1007/s11757-006-0002-8

Böge, K., Karnouk, C., Hahn, E., Demir, Z. & Bajbouj, M, (2020). On perceived stress and social support: Depressive, anxiety and trauma-related symptoms in Arabic-speaking refugees in Jordan and Germany. *Frontiers in Public Health, 8,* 239. https://doi.org/10.3389/fpubh.2020.00239

Boll-Klatt, A. & Kohrs, M. (2018). *Praxis der psychodynamischen Psychotherapie. Grundlagen – Modelle – Konzepte*. Stuttgart: Schattauer.

Born, K. (2014). *Psychotherapeutische Diagnostik in der Praxis*. Weinheim: Beltz.

Braca, M., Berardi, D., Mencacci, E., Murri, M.B., Mimmi, S., Allegri, F., et al. (2014). Understanding psychopathology in migrants: a mixed categorical-dimensional approach. *International Journal of Social Psychiatry, 60,* 243–253. https://doi.org/10.1177/0020764013484237

Broome, M.R., Bottlender, R., Rösler, M. & Stieglitz, R.-D. (2018). *The AMDP system. Manual for the assessment and documentation of psychopathology in psychiatry* (9th ed.). Göttingen, Boston: Hogrefe Publishing.

Burian, R., Ta, T.M.T., Hahn, E. & Diefenbacher, A. (2018). Konsiliarpsychiatrie. In W. Machleidt, U. Kluge, M. Sieberer & A. Heinz (Hrsg.), *Praxis der interkulturellen Psychiatrie und Psychotherapie – Migration und psychische Gesundheit* (S. 553–563). München: Elsevier. https://doi.org/10.1016/B978-3-437-24571-8.00049-6

Busch, H. & Vogel, H.-P. (1977). Unterschiedliches Dokumentationsverhalten: Frei formulierter versus standardisiert dokumentierter psychopathologischer Befund. *Methoden der Informatik in der Medizin, 16,* 131–137. https://doi.org/10.1055/s-0038-1636586

Christiansen, H., Hirsch, O., Abdel-Hamid, M. & Kis, B. (2014). *Conners Skalen zu Aufmerksamkeit und Verhalten für Erwachsene. Deutschsprachige Adaptation der Conners' Adult ADHD Rating Scales (CAARS™) von C. Keith Conners, Drew Erhardt und Elizabeth Sparrow*. Bern: Huber.

Cierpka, M., Grande, T., Stasch, M., Oberbracht, C., Schneider, W., Schüssler, G. et al. (2001). Zur Validität der Operationalisierten Psychodynamischen Diagnostik (OPD). *Psychotherapeut, 46,* 122–133. https://doi.org/10.1007/s002780100145

Close, C., Kouvonen, A., Bosqui, T., Patel, K., O'Reilly, D. & Donnelly, M. (2016). The mental health and wellbeing of first generation migrants: a systematic-narrative review of reviews. *Globalization and Health, 12,* 47. https://doi.org/10.1186/s12992-016-0187-3

Collegium Internationale Psychiatriae Scalarum (CIPS). (2015). *Internationale Skalen für Psychiatrie* (6., überarb. und erw. Aufl.). Göttingen: Beltz Test.

Domke, A. (2009). *Das AMDP-System in der klinischen und wissenschaftlichen Anwendung seit 1985*. Inauguraldissertation Universität des Saarlandes Homburg/Saar.

Döpfner, M., Berner, W., Flechtner, H., Lehmkuhl, G. & Steinhausen, H.-C. (1999). *Psychopathologisches Befundsystem für Kinder und Jugendliche (CASCAP-D)*. Göttingen: Hogrefe.

Dreher, A., Hahn, E., Diefenbacher, A., Nguyen, M. H., Böge, K., Burian, H., Dettling, M., Burian, R. & Ta, T. M.T. (2017). Cultural differences in symptom representation for depression and somatization measured by the PHQ between Vietnamese and German psychiatric outpatients. *Journal of Psychosomatic Research, 102,* 71–77. https://doi.org/10.1016/j.jpsychores.2017.09.010

Ebert, D. (1997). *Psychiatrie systematisch* (2. Aufl.). Bremen: UNI-MED.

Ebner, G., Colomb, E., Mager, R., Marelli, R. & Rota, F. (2016). *Qualitätsleitlinien für versicherungspsychiatrische Gutachten* (3., vollst. überarb. und erg. Aufl.). Bern: Schweizerische Gesellschaft für Psychiatrie und Psychotherapie SGPP. Zugriff am 11.05.2022. Verfügbar unter https://www.sgvp.ch/leitlinien

Eckert, J. & Schwab, R. (2017). Diagnostik in der Gesprächspsychotherapie. In R.-D. Stieglitz & H. J. Freyberger (Hrsg.), *Diagnostik in der Psychotherapie* (S. 62–73). Stuttgart: Kohlhammer.

Eckhardt, K., Cremer-Schaeffer, P., König, J. & Paeschke, N. (2005). Erfassung und Anzeige von Nebenwirkungen in klinischen Prüfungen. *Bundesgesundheitsblatt Gesundheitsforschung Gesundheitsschutz, 48,* 173–180. https://doi.org/10.1007/s00103-004-0986-1

Eich, P. & Woggon, B. (1997). Psychopharmakastudien mit dem AMDP-System. In H.-J. Haug & R.-D. Stieglitz (Hrsg.), *Das AMDP-System in der klinischen Anwendung* (S. 150–154). Göttingen: Hogrefe.

Elstner, S., Diefenbacher, A. & Heinrich, M. (2015). Etablierung eines Modells zur Beurteilung der sozioemotionalen Entwicklung bei Menschen mit geistiger Behinderung in ein Team. *Psychiatrische Praxis, 42,* 35–41.

Elstner, S., Diefenbacher, A. & Linden, M. (2019). Erfassung von Aktivität und Teilhabe bei Menschen mit geistiger Behinderung: Validität und Reliabilität der MINI-ICF-APP-gB, einer zur Anwendung bei Menschen mit geistiger Behinderung modifizierten Version des MINI-ICF-APP. *Praxis Klinische Verhaltensmedizin und Rehabilitation, 32,* 345–354.

Elstner, S., Diefenbacher, A. & Stieglitz, R.-D. (2021). AMDP-Leitfaden in leichter Sprache für die psychopathologische Befunderhebung bei Menschen mit geistiger Behinderung. *Fortschritte Neurologie Psychiatrie, 89,* 354–362. https://doi.org/10.1055/a-1244-2496

Emminghaus, H. (1878). *Allgemeine Psychopathologie zur Einführung in das Studium der Geistesstörungen*. Leipzig: Vogel.

Emminghaus, H. (1887). *Die psychischen Störungen des Kindesalters.* Tübingen: Laupp.

Fähndrich, E. & Stieglitz, R.-D. (2016). *Leitfaden zur Erfassung des psychopathologischen Befundes. Halbstrukturiertes Interview anhand des AMDP-Systems* (4., überarb. und erw. Aufl.). Göttingen: Hogrefe.

Fähndrich, E. & Stieglitz, R.-D. (2023). *Leitfaden zur Erfassung des psychopathologischen Befundes. Halbstrukturiertes Interview anhand des AMDP-Systems* (6., überarb. Aufl.). Göttingen: Hogrefe.

Franke, H. & Hippius, H. (1979). *Geriatrie Psychiatrie*. Berlin: Springer. https://doi.org/10.1007/978-3-642-81361-0

Freyberger, H.J. & Möller, H.-J. (Hrsg.). (2004). *Die AMDP-Module.* Göttingen: Hogrefe.

Freyberger, H.J., Schneider, W. & Stieglitz, R.-D. (Hrsg.). (2012). *Kompendium. Psychiatrie Psychotherapie Psychosomatische Medizin* (12., vollst. überarb. und erw. Aufl.). Bern: Huber.

Gebhardt, R., Pietzcker, A., Strauss, A., Stoeckel, M., Langer, C. & Freudenthal, K. (1983). Skalenbildung im AMDP-System. *Archiv für Psychiatrie und Nervenkrankheiten, 233*, 223–245. https://doi.org/10.1007/BF00343598

Geue, K., Strauß, B. & Brähler, E. (Hrsg.). (2016). *Diagnostische Verfahren in der Psychotherapie* (Diagnostik für Klinik und Praxis, Bd. 1, 3., überarb. und erw. Aufl.). Göttingen: Hogrefe. https://doi.org/10.1026/02700-000

Grabe, H.-J., Hartschen, V., Welter-Werner, E., Thiel, A., Freyberger, H.J., Kathmann, N. et al. (1998). Entwicklung eines AMDP-Moduls zur Erfassung von Zwangssymptomen. *Fortschritte der Neurologie Psychiatrie, 66,* 201–206. https://doi.org/10.1055/s-2007-995256

Grabe, H.-J., Hartschen, V., Welter-Werner, E., Thiel, A., Freyberger, H.J., Kathmann, N. et al. (2000). Entwicklung eines AMDP-Moduls zur Erfassung von Zwangssymptomen – Konzeptualisierung und empirische Ergebnisse. In W. Maier, R. Engel & H.-J. Möller (Hrsg.),

Methodik von Verlaufs- und Therapiestudien in Psychiatrie und Psychotherapie (S. 214–217). Göttingen: Hogrefe.

Grabe, H.-J., Parschau, A., Thiel, A., Kathmann, N., Boerner, R., Hoff, P. & Freyberger, H.J. (2002). Das AMDP-Modul zur Erfassung von Zwangssymptomen: 2. Version. *Fortschritte der Neurologie Psychiatrie, 70,* 227–233. https://doi.org/10.1055/s-2002-28429

Grabe, H.-J., Thiel, A., Kathmann, N., Boerner, R.-J., Hoff, P. & Freyberger, H.J. (2004). Das AMDP-Modul zur Erfassung von Zwangssymptomen. In H.J. Freyberger & H.-J. Möller (Hrsg.), *Die AMDP-Module* (S. 94–125). Göttingen: Hogrefe.

Grohmann, R., Engel, R., Hippius, H. & Rüther, E. (1999). Arzneimittelsicherheit in der Psychiatrie – das AMSP-System. *Arzneimitteltherapie, 3,* 87–93.

Gülick-Bailer, M. von, Maurer, K. & Häfner, H. (1995). *Schedules for Clinical Assessment in Neuropsychiatry (SCAN)*. Bern: Huber.

Gumz, A. & Hörz-Sagstetter, S. (Hrsg.) (2018). *Psychodynamische Psychotherapie in der Praxis*. Weinheim: Beltz/PVU.

Gutzmann, H., Kanowski, S., Krüger, H., Urban, R. & Ciompi, L. (1989). *Das AGP-System. Manual zur Dokumentation gerontopsychiatrischer Befunde*. Berlin: Springer. https://doi.org/10.1007/978-3-642-70566-3

Gutzmann, H., Kühl, K.-P. & Göhringer, K. (2000). *Das AGP-System. Manual zur Dokumentation gerontopsychiatrischer Befunde* (2., neu bearb. Aufl., mit CD-ROM). Göttingen: Hogrefe.

Gutzmann, H., Rösler, M., Kühl, K.-P. & Göhringer, C. (1997). Das AGP-System in der Gerontopsychiatrie. In H.-J. Haug & R.-D. Stieglitz (Hrsg.), *Das AMDP-System in der klinischen Anwendung* (S. 81–87). Göttingen: Hogrefe.

Guy, W. & Ban, T. (Eds.) (1985). *The AGB-System Manual for the Documenation of Psychopathology in Gerontopsychiatry*. Berlin: Springer.

Haug, A. (2017). *Psychiatrische Untersuchung. Ein Leitfaden für Studierende, Ärzte und Psychologen in Praxis und Klinik* (8. Aufl.). Berlin: Springer. https://doi.org/10.1007/978-3-662-54666-6

Haug, H.-J., Meya, U., Stieglitz, R.-D., Ermer, A., Nather, J. & Schüssler, G. (1990). Erhaltene Kompetenzen bei psychisch Kranken. Neuer Erhebungsbogen zur Erfassung gesunder Anteile (EGA). *TW Neurologie Psychiatrie, 4,* 383–394.

Haug, H.-J., Meya, U., Stieglitz, R.-D., Ermer, A., Nather, J. & Schüssler, G. (2004). Der AMDP-Erhebungsbogen zur Erfassung Gesunder Anteile (EGA). In H.J. Freyberger & H.-J. Möller (Hrsg.), *Die AMDP-Module* (S. 163–175). Göttingen: Hogrefe.

Herpertz, S., Caspar, F. & Lieb, K. (Hrsg). (2017). *Psychotherapie – Funktions- und störungsorientiertes Vorgehen.* München: Elsevier.

Herpertz-Dahlmann, B., Resch, F., Schulte-Markwort, M. & Warnke A. (2005). *Entwicklungspsychiatrie – Biopsychologische Grundlagen und die Entwicklung psychischer Störungen.* Stuttgart: Schattauer.

Hiller, W., Zerssen, D. von, Mombour, W. & Wittchen, H.-U. (1986). *Inpatient Multidimensional Psychiatric Scale (IMPS).* Weinheim: Beltz Test.

Hoff, P. & Sass, H. (2011). Psychopathologische Grundlagen der forensischen Psychiatrie. In H.-L. Kröber, D. Dölling, N. Leygraf & H. Sass (Hrsg.), *Handbuch der Forensischen Psychiatrie. Band 2: Psychopathologische Grundlagen und Praxis der Forensischen Psychiatrie im Strafrecht* (S. 1–156). Berlin: Steinkopff. https://doi.org/10.1007/978-3-7985-1745-5_1

Jäger, M. (2015). *Konzepte der Psychopathologie.* Stuttgart: Kohlhammer.

Jungclaussen, I. (2018). *Handbuch Psychotherapie-Antrag.* Stuttgart: Schattauer.

Kay, S.R., Fiszbein, A. & Opler, L.A. (1987). The Positive and Negative Syndrome Scale (PANSS) for schizophrenia. *Schizophrenia Bulletin, 13,* 261–276. https://doi.org/10.1093/schbul/13.2.261

Klieser, E., Strauss, W.H. & Lemmer, W. (1994). The tolerability and efficacy of the atypical neuroleptic remoxipride compared with clozapine and haloperidol in acute schizophrenia. *Acta Psychiatrica Scandinavica, 380*, 68–73. https://doi.org/10.1111/j.1600-0447.1994.tb05836.x

Knappe, S. & Härtling, S. (2017). *Diagnostik und Verhaltensanalyse.* Weinheim: Beltz.

Kröber, H.L., Brettel, H., Rettenberger, M. & Stübner, S. (2019). Empfehlungen für Prognosegutachten: Erfahrungswissenschaftliche Empfehlungen für kriminalprognostische Gutachten. *Forensische Psychiatrie, Psychologie Kriminologie, 13*, 334–342. https://doi.org/10.1007/s11757-019-00558-z

Kuny, S., Luckner, N. von, Baenninger, R., Baur, P., Eichenberger, G. & Woggon, B. (1983). Interrater reliability of AMDP- and AMP-symptoms. In D. Bobon, U. Baumann, J. Angst, H. Helmchen & H. Hippius (Eds.), *AMDP-system in pharmacopsychiatry* (pp. 143–160). Basel: Karger. https://doi.org/10.1159/000407837

Lauterbach, E., Rumpf, H.-J., Ahrens, B., Haug, H.-J., Schaub, R., Schönell, H. et al. (2005). Assessing dimensional and categorical aspects of depression: validation of the AMDP Depression Scale. *European Archives of Psychiatry and Clinical Neuroscience, 255*, 15–19. https://doi.org/10.1007/s00406-004-0529-7

Lersner, U. von, Gerb, J., Hizli, S., Waldhuber, D., Wallerand, A.F., Bajbouj, M., Schomerus, G., Angermeyer, M.C. & Hahn, E. (2019). Stigma of Mental Illness in Germans and Turkish Immigrants in Germany: The Effect of Causal Beliefs. *Frontiers in Psychiatry, 10* (46). https://doi.org/10.3389/fpsyt.2019.00046

Lieb, K. (2012). Psychiatrische Diagnostik. In K. Lieb, S. Frauenknecht & S. Brunnhuber (Hrsg.), *Intensivkurs Psychiatrie und Psychotherapie* (7. Aufl., S. 9–40). München: Urban & Fischer.

Lin, J. & Stangier, U. (2017). Diagnostik bei sozialen Angststörungen. In R.-D. Stieglitz & H.J. Freyberger (Hrsg.), *Diagnostik in der Psychotherapie* (S. 145–154). Stuttgart: Kohlhammer.

Linden, M., Baron, S. & Muschalla, B. (2015). *Mini-ICF für Aktivitäts- und Partizipationsbeeinträchtigungen bei psychischen Erkrankungen.* (2., überarb. und erw. Aufl.). Bern: Huber.

Lôo, H., Daléry, J., Macher, J.P. & Payen, A. (2003). Pilot study comparing in blind the therapeutic effect of two doses of agomelatine, melatonin-agonist and selective 5HT2c receptors antagonist, in the treatment of major depressive disorders. *L'Encephale, 29,* 165–171.

Luderer, H.-J., Kern, I. & Stieglitz, R.-D. (1997). Das AMDP-System im Pflegeunterricht. In H.-J. Haug & R.-D. Stieglitz (Hrsg.), *Das AMDP-System in der klinischen Anwendung und Forschung* (S. 128–131). Hogrefe: Göttingen.

Maß, R. & Stieglitz, R.-D. (2017). Diagnostik bei Schizophrenie. *Zeitschrift für Psychiatrie, Psychologie und Psychotherapie, 66,* 83–93. https://doi.org/10.1024/1661-4747/a000307

Mazzi, F., Perkmann, P., Stieglitz, R.-D., Trabert, W., Lega, I., Grandi, S. et al. (2012). *AMDP-8. Manuale per la metodologia e la documentazione della diagnosi in psichiatria*. Firenze: Guinti.

Meister, S.D. & Haug, H.-J. (2004). Resources in schizophrenic patients. Validity testing of a new rating scale to assess health features. *Nervenarzt, 75,* 467–474. https://doi.org/10.1007/s00115-003-1597-z

Mobashery, M., von Lersner, U., Böge, K., Fuchs, L. M., Schomerus, G., Franke, M., Angermeyer, M. C. & Hahn, E. (2020). The relationship between perceived causes of depression and desire for social distance in Farsi-speaking migrants and refugees from Iran and Afghanistan living in Germany. *International Journal of Migration Health and Social Care.* https://doi.org/10.1108/IJMHSC-03-2019-0036

Möller, H.-J., Laux, G. & Deister, A. (Hrsg.). (2013). *Psychiatrie, Psychosomatik und Psychotherapie* (5. Aufl.). Stuttgart: Thieme.

Möller, H.-J., Laux, G. & Kapfhammer, H.-P. (Hrsg.). (2011). *Psychiatrie Psychosomatik Psychotherapie* (4. Aufl.). Berlin: Springer. https://doi.org/10.1007/978-3-642-03637-8

Müller, J. L. & Nedopil, N. (2017). *Forensische Psychiatrie: Klinik, Begutachtung und Behandlung zwischen Psychiatrie und Recht* (5., überarb. Aufl.). Stuttgart: Thieme.

Müller, F., Zepperitz, S., Diefenbacher, A. & Elstner, S. (2015). „Mit Magenschmerzen geht man ja auch nicht zum Kardiologen!“ Anforderungen an eine gute medizinische Versorgung von Menschen mit geistiger Behinderung. *Medizin für Menschen mit geistiger oder mehrfacher Behinderung (Inklusive Medizin), 12,* 47–52.

Nedopil, N. (1990). Entwicklung der Dokumentation in der forensischen Psychiatrie. Vom Querschnittsbefund zur Verlaufsdokumentation. In U. Baumann, E. Fähndrich, R.-D. Stieglitz & B. Woggon (Hrsg.), *Veränderungsmessung in Psychiatrie und Klinischer Psychologie. Theoretische, methodische und empirische Beiträge* (S. 182–194). München: Profil.

Neudeck, P. & Mühlig, S. (2013). *Therapietools Verhaltenstherapie.* Weinheim: Beltz.

Nissen, G. (2005). *Kulturgeschichte seelischer Störungen bei Kindern und Jugendlichen.* Stuttgart: Klett-Cotta.

OPD-KJ-2 (2020). *OPD-KJ-2. Operationalisierte Psychodynamische Diagnostik im Kindes- und Jugendalter* (2., unveränderte Aufl.). Göttingen: Hogrefe.

Payk, T. R. (2010). *Psychopathologie. Vom Symptom zur Diagnose* (3. Aufl.). Berlin: Springer. https://doi.org/10.1007/978-3-642-12395-5

Peters, U. H. (2007). *Lexikon Psychiatrie Psychotherapie Medizinische Psychologie* (6. Aufl.). München: Urban & Fischer.

Poustka, L., Rühl, D., Feineis-Matthews, S., Poustka, F., Hartung, M. & Bölte, S. (2015). *ADOS- 2. Diagnostische Beobachtungsskala für Autistische Störungen – 2*. Bern: Huber.

Rasch, W. & Konrad, N. (2004). *Forensische Psychiatrie. Grundlagen, Begutachtung, Praxis* (3. Aufl.). Stuttgart: Kohlhammer.

Reischies, F. M., Spiess, P. von & Stieglitz, R.-D. (1990). The symptom pattern variations of unipolar depression during life span: a cross-sectional study. *Comprehensive Psychiatry, 31,* 457–464. https://doi.org/10.1016/0010-440X(90)90032-N

Reischies, F. M. & Stieglitz, R.-D. (1990). Percentile distribution of depression scales of the AMDP system. *Nervenarzt, 61,* 183–185.

Remschmidt, H., Schmidt, M. H. & Poustka F. (2012). *Multiaxiales Klassifikationsschema für psychische Störungen des Kindes- und Jugendalters nach ICD-10 der WHO* (6. Aufl.). Bern: Huber.

Rentrop, M., Müller, R. & Willner, H. (Hrsg.). (2013). *Klinikleitfaden Psychiatrie Psychotherapie* (5. Aufl.). München: Urban & Fischer.

Retz, W., Rösler, M., Ose, C., Scherag, A., Alm, B., Philipsen, A. et al. (2012). Multiscale assessment of treatment efficacy in adults with ADHD: a randomized placebo-controlled, multi-centre study with extended-release methylphenidate. *World Journal of Biological Psychiatry, 13,* 48–59.

Rösler, M. & Dietzfelbinger, T. (1997). Das AMDP als modulares System. In H.-J. Haug & R.-D. Stieglitz (Hrsg.), *Das AMDP-System in der klinischen Anwendung und Forschung* (S. 42–45). Göttingen: Hogrefe.

Rösler, M. & Ermer, A. (1997). Das AMDP-System in der forensischen Psychiatrie. In H.-J. Haug & R.-D. Stieglitz (Hrsg.), *Das AMDP-System in der klinischen Anwendung und Forschung* (S. 88–97). Göttingen: Hogrefe.

Rösler, M. & Hengesch, G. (1990). „Negative" Symptome im AMDP-System. In U. Baumann, R.-D. Stieglitz & B. Woggon (Hrsg.), *Veränderungsmessung in Psychiatrie und Klinischer Psychologie* (S. 329–339). München: Profil.

Rösler, M., Retz, W., Fischer, R., Ose, C., Alm, B., Deckert, J. et al. (2010). Twenty-four-week treatment with extended release methylphenidate improves emotional symptoms in adult ADHD. *World Journal of Biological Psychiatry, 11,* 709–718. https://doi.org/10.3109/15622971003624197

Rösler, M., Retz-Junginger, P., Retz, W. & Stieglitz, R.-D. (2007). *Homburger ADHS-Skalen für Erwachsene*. Göttingen: Hogrefe.

Rösler, M. & Stieglitz, R.-D. (1996). Standardisierte psychopathologische Befunderfassung in der forensischen Psychiatrie. *Monatsschrift Kriminologie und Strafrechtsreform, 79,* 223–247.

Rösler, M., Thiel, A., Domke, A. & Stieglitz, R.-D. (2012). 50 Jahre AMDP-System – Eine Bestandsaufnahme. *Zeitschrift für Psychiatrie, Psychologie und Psychotherapie, 60,* 269–280. https://doi.org/10.1024/1661-4747/a000127

Rösler, M., Trabert, W., Falkai, P., Haug, H.-J., Maier, W., Caspari, D. & Stieglitz, R.-D. (2004). Das AMDP-Modul zur Negativsymptomatik. In H.J. Freyberger & H.-J. Möller (Hrsg.), *Die AMDP-Module* (S. 126–150). Göttingen: Hogrefe.

Sappok, T., Georgescu, D. & Weber, G. (2019a). Intellektuelle Entwicklungsstörung – Überlegungen zur Begrifflichkeit. In T. Sappok (Hrsg.), *Psychische Gesundheit bei intellektueller Entwicklungsstörung – Ein Lehrbuch für die Praxis* (S. 15–21). Stuttgart: Kohlhammer.

Sappok, T., Sinzig, J., Lehmkuhl, G. & Diefenbacher, A. (2019b). Intelligenzminderung. In M. Berger (Hrsg.). *Psychische Erkrankungen* (S. 703–716). München: Elsevier. https://doi.org/10.1016/B978-3-437-22485-0.00024-5

Sappok, T., Zepperitz, S., Barrett, B.F. & Došen, A. (2018). *Skala der emotionalen Entwicklung – Diagnostik (SEE-D)*. Bern: Hogrefe.

Scharfetter, C. (2002). *Allgemeine Psychopathologie* (5. Aufl.). Stuttgart: Thieme.

Schaub, R., Haug, H.-J., Schönell, H. & Linden, M. (1997). Qualitätssicherung und Basisdokumentation mit dem AMDP-System. In H.-J. Haug & R.-D. Stieglitz (Hrsg.), *Das AMDP-System in der klinischen Anwendung und Forschung* (S. 71–77). Göttingen: Hogrefe.

Schneider, F., Frister, H. & Olzen, D. (2015). *Begutachtung psychischer Störungen* (3., vollst. überarb. u. aktual. Aufl.). Berlin: Springer.

Schulz, O. (1997). *Soziale Kompetenzen und Kompetenzdefizite bei Patienten mit Alkoholismus, depressiv-neurotischer Symptomatik und Persönlichkeitsstörungen.* Unveröffentlichte Dissertation, Universität des Saarlandes, Homburg/Saar.

Schumacher, J., Klaiberg, A. & Brähler, E. (Hrsg.). (2003). *Diagnostische Verfahren zu Lebensqualität und Wohlbefinden* (Diagnostik für Klinik und Praxis, Bd. 2). Göttingen: Hogrefe.

Senf, W., Broda, M., Voos, D. & Neher, M. (Hrsg.) (2020). *Praxis der Psychotherapie – ein integratives Lehrbuch*. Stuttgart: Thieme.

Spitzer, C. & Freyberger, H. (2004). Das AMDP-Modul zu Dissoziation und Konversion. In H. Freyberger & H. J. Möller (Hrsg.), *Die AMDP-Module* (S. 28–59). Göttingen: Hogrefe.

Spitzer, C., Wrede, K.-H. & Freyberger, H. J. (2004). The „AMDP scale for dissociation and conversion (AMDP-DK)“: development of an observer-rated scale and first psychometric properties. *Fortschritte der Neurologie Psychiatrie, 72,* 404–410. https://doi.org/10.1055/s-2004-818385

Stiefen, R. G., Glaesmer, H. & Brähler, E. (2018). Interkulturelle psychologische Testdiagnostik bei Menschen mit Migrationshintergrund. In W. Machleidt, U. Kluge, M. Sieberer & A. Heinz (Hrsg.), *Praxis der interkulturellen Psychiatrie und Psychotherapie – Migration und psychische Gesundheit* (S. 219–227). München: Elsevier. https://doi.org/10.1016/B978-3-437-24571-8.00020-4

Stieglitz, R.-D. (2008). *Diagnostik und Klassifikation in der Psychiatrie*. Stuttgart: Kohlhammer.

Stieglitz, R.-D. (2010). Ratingskalen und Interviews in der Psychopharmakotherapie. In P. F. Riederer & G. Laux (Hrsg.), *Grundlagen der Neuro-Psychopharmakologie. Ein Therapiehandbuch* (S. 227–243). Wien: Springer.

Stieglitz, R.-D. (2014). Psychometrische Verfahren in der Psychotherapie. *Verhaltenstherapie, 24*, 56–65. https://doi.org/10.1159/000358912

Stieglitz, R.-D. (2021). Diagnostik. In W. Rief, E. Schramm & B. Strauß (Hrsg.), *Psychotherapie* (S. 481–483). München: Elsevier.

Stieglitz, R.-D., Baumann, U. & Freyberger, H. J. (Hrsg.). (2001). *Psychodiagnostik in Klinischer Psychologie, Psychiatrie, Psychotherapie*. Stuttgart: Thieme.

Stieglitz, R.-D. & Ermer, A. (2004). Die AMDP-Checkliste zur Bewertung von Selbst- und Fremdgefährdung (AMDP-CLSF). In H. Freyberger & H. J. Möller (Hrsg.), *Die AMDP-Module* (S. 151–157). Göttingen: Hogrefe.

Stieglitz, R.-D. & Freyberger, H. J. (Hrsg.). (2017a). *Diagnostik in der Psychotherapie: Ein Praxisleitfaden*. Stuttgart: Kohlhammer.

Stieglitz, R.-D. & Freyberger, H. J. (2017b). Einführung: Diagnostik in der Psychotherapie. In R.-D. Stieglitz & H. J. Freyberger (Hrsg.), *Diagnostik in der Psychotherapie* (S. 10–16). Stuttgart: Kohlhammer.

Stieglitz, R.-D. & Spitzer, C. (2018). Diagnostik in der Psychotherapie. *Psychotherapeut, 63,* 423–440. https://doi.org/10.1007/s00278-018-0308-y

Strauß, B. & Schumacher, J. (Hrsg.). (2005). *Klinische Interviews und Ratingskalen* (Diagnostik für Klinik und Praxis, Bd. 3). Göttingen: Hogrefe.

Szegedi, A., Jansen, W. T., van Willigenburg, A. P., van der Meulen, E., Stassen, H. H. & Thase, M. E. (2009). Early improvement in the first 2 weeks as a predictor of treatment outcome in patients with major depressive disorder: A meta-analysis including 6562 patients. *Journal of Clinical Psychiatry, 70,* 344–353. https://doi.org/10.4088/JCP.07m03780

Thiel, A., Grefe, J. & Schüßler, G. (1997). Die Anwendung des AMDP-Systems in der Psychotherapie. Möglichkeiten und Grenzen (S. 108–111). In H.-J. Haug & R.-D. Stieglitz (Hrsg.), *Das AMDP-System in der klinischen Anwendung und Forschung*. Göttingen: Hogrefe.

Tortelli, A., Errazuriz, A., Croudace, T., Morgan, C., Murray, R. M., Jones, P. B. et al. (2015). Schizophrenia and other psychotic disorders in Caribbean-born migrants and their descendants in England: systematic review and meta-analysis of incidence rates, 1950–2013. *Social psychiatry and psychiatric epidemiology, 50,* 1039–1055. https://doi.org/10.1007/s00127-015-1021-6

Unnewehr, M., Schaaf, B. & Friederichs, H. (2013). Arztbrief. Die Kommunikation optimieren. *Deutsches Ärzteblatt, 110,* A1672–1676.

Vogel, M. & Feuerherd, C. (2019). Die Erhebung des psychopathologischen Befundes. In T. Sappok (Hrsg.), *Psychische Gesundheit bei intellektueller Entwicklungsstörung – Ein Lehrbuch für die Praxis* (S. 281–289). Stuttgart: Kohlhammer.

Vogel, M., Meier, J., Grönke, S., Waage, M., Schneider, W., Freyberger, H. J. & Klauer, T. (2011). Differential effects of childhood abuse and neglect: mediation by posttraumatic distress in neurotic disorder and negative symptoms in schizophrenia? *Psychiatry Research, 189,* 121–127. https://doi.org/10.1016/j.psychres.2011.01.008

Wagner, G. (1975). Datenkontrolle. In S. Koller & G. Wagner (Hrsg.), *Handbuch der medizinischen Dokumentation und Datenverarbeitung* (S. 267–286). Stuttgart: Schattauer.

Whitmyer, V.G., Dunner, D.L., Kornstein, S.G., Meyers, A.L., Mallinckrodt, C.H., Wohlreich, M.M. et al. (2007). A comparison of initial duloxetine dosing strategies in patients with major depressive disorder. *Journal of Clinical Psychiatry, 68,* 1921–1930. https://doi.org/10.4088/JCP.v68n1213

Wing, J.K., Cooper, J.E. & Sartorius, N. (1982). *Die Erfassung und Klassifikation psychiatrischer Symptome. Beschreibung und Glossar des PSE (Present State Examination) – ein Verfahren zur Erhebung des psychopathologischen Befundes.* Weinheim: Beltz.

Winterer, G., Dorn, H., Herrmann, W., Gallhofer, B., Bauer, U., Hegerl, U. et. al (1997). The AMDP modules I-IV: recommendations for a standardized acquisition of EEG data in psychiatry. *Neuropsychobiology, 36,* 100–106. https://doi.org/10.1159/000119370

Woggon, B. (1983). *Prognose der Psychopharmakotherapie.* Stuttgart: Enke.

Woggon, B. (2005). *Behandlung mit Psychopharmaka* (2., vollst. überarb.u. erw. Aufl.). Bern: Huber.

World Health Organization (WHO). (2002). *Lexikon zur ICD-10-Klassifikation psychischer Störungen.* Bern: Huber.

World Health Organization (WHO). (2021). *Internationale Klassifikation der Funktionsfähigkeit, Behinderung und Gesundheit (ICF).* Köln: BfArM.

World Health Organization (WHO) und Deutschen Institut für Medizinische Dokumentation und Information (DIMDI). (2005). *Internationale Klassifikation der Funktionsfähigkeit, Behinderung und Gesundheit (ICF) der Weltgesundheitsorganisation (WHO)*, deutschsprachige Fassung [International Classification of Functioning, Disability and Health, 2001]. Genf: World Health Organization.

Wulff, E. (1967). Psychiatrischer Bericht aus Vietnam. In N. Petrilowitsch (Hrsg.), *Beiträge zur vergleichenden Psychiatrie* (S. 1–84). Basel: Karger.

Wulff, E. (1972). *Psychiatrie und Klassengesellschaft.* Frankfurt a.M.: Athenäum.

Zerssen, D. von (1973). Syndrom. In C. Müller (Hrsg.), *Lexikon der Psychiatrie* (S. 508–509). Berlin: Springer.

Anhang

Anhang A: Dokumentationsbögen

AMDP-System

Anamnese

Patient: Untersucher: Untersuchungsdatum: | | | | | | | | | (Tag Monat Jahr)

1. Geschlecht

☐ männlich ☐ weiblich ☐ divers

2. Geburtsdatum

☐☐.☐☐.☐☐☐☐ (tt.mm.jjjj)

3. Wohnsituation

☐ keine Aussage
☐ betreutes Wohnen
☐ selbstständiges Wohnen
☐ bei Eltern/mit Angehörigen
☐ Heim/Klinik
☐ Sonstiges (z.B. JVA)

4. Zusammenleben

☐ keine Aussage
☐ lebt allein
☐ mit (Ehe-)Partner
☐ Eltern(-teil)
☐ mit Kind(-ern)
☐ Sonstiges (z.B. Freunde)

5. Schulbildung

☐ keine Aussage
☐ Förderschule
☐ Hauptschule ohne Abschluss
☐ Hauptschulabschluss
☐ Fachoberschule/Realschule
☐ (Fach-)Abitur
☐ Universität/Fachhochschule

6. Erwerbstätigkeit

☐ keine Aussage
☐ in Ausbildung/Umschulung
☐ Angestellter/Beamter
☐ Arbeiter/Facharbeiter
☐ Selbstständig/Freiberuflich
☐ Rentner
☐ ohne Arbeit
☐ Hausfrau/Hausmann
☐ Sonstige

7. Setting

☐ ambulant
☐ stationär
☐ teilstationär
☐ Sonstiges

8. Untersuchungsgrund

☐ Behandlung
☐ Begutachtung
☐ Konsil
☐ sonstige Untersuchung

9. Krankheitsverlauf

☐ keine Aussage
☐ Ersterkrankung
☐ (Wieder- bzw.) Dauererkrankung

10. Psychische Störungen in der Familie

☐ ja
☐ nein

11. Schweregrad (CGI)

☐ keine Aussage
☐ nicht krank
☐ Grenzfall psychischer Erkrankung
☐ leicht krank
☐ mäßig krank
☐ deutlich krank
☐ schwer krank
☐ extrem schwer krank

12. Diagnosen

☐ keine Aussage
☐ keine Diagnose
☐ Diagnose nach ICD

hogrefe

AMDP-System

Psychischer Befund

Angaben zur Person

Patient: ____________ Untersucher: ____________ Untersuchungsdatum: | | | | | | | | | (Tag Monat Jahr)

Alter: ____________ Geburtsdatum: | | | | | | | | | (Tag Monat Jahr) Geschlecht: ☐ m ☐ w ☐ d

Beurteilungszeitraum: | | | (in Tagen) Diagnosen: ____________

Befund

Symptom	Datenquellen	nicht vorhanden	leicht	mittel ausgeprägt	schwer	keine Aussage
Bewusstseinsstörungen		☐				☐
1. Bewusstseinsverminderung	F	☐	☐	☐	☐	☐
2. Bewusstseinstrübung	F	☐	☐	☐	☐	☐
3. Bewusstseinseinengung	SF	☐	☐	☐	☐	☐
4. Bewusstseinsverschiebung	S	☐	☐	☐	☐	☐
Orientierungsstörungen		☐				☐
5. zeitliche Orientierungsstör.	S	☐	☐	☐	☐	☐
6. örtliche Orientierungsstör.	S	☐	☐	☐	☐	☐
7. situative Orientierungsstör.	S	☐	☐	☐	☐	☐
8. O.-Stör. über die eigene Person	S	☐	☐	☐	☐	☐
Aufmerksamkeits- und Gedächtnisstörungen		☐				☐
9. Auffassungsstörungen	SF	☐	☐	☐	☐	☐
10. Konzentrationsstörungen	SF	☐	☐	☐	☐	☐
11. Merkfähigkeitsstörungen	SF	☐	☐	☐	☐	☐
12. Gedächtnisstörungen	SF	☐	☐	☐	☐	☐
13. Konfabulationen	F	☐	☐	☐	☐	☐
14. Paramnesien	S	☐	☐	☐	☐	☐
Formale Denkstörungen		☐				☐
15. gehemmt	S	☐	☐	☐	☐	☐
16. verlangsamt	F	☐	☐	☐	☐	☐
17. umständlich	F	☐	☐	☐	☐	☐
18. eingeengt	F	☐	☐	☐	☐	☐
19. perseverierend	F	☐	☐	☐	☐	☐
20. grübeln	S	☐	☐	☐	☐	☐
21. Gedankendrängen	S	☐	☐	☐	☐	☐
22. ideenflüchtig	F	☐	☐	☐	☐	☐

Symptom	Datenquellen	nicht vorhanden	leicht	mittel ausgeprägt	schwer	keine Aussage
23. vorbeireden	F	☐	☐	☐	☐	☐
24. gesperrt/Gedankenabreißen	SF	☐	☐	☐	☐	☐
25. inkohärent/zerfahren	F	☐	☐	☐	☐	☐
26. Neologismen	F	☐	☐	☐	☐	☐
Befürchtungen und Zwänge		☐				☐
27. Misstrauen	SF	☐	☐	☐	☐	☐
28. Hypochondrie	S	☐	☐	☐	☐	☐
29. Phobien	S	☐	☐	☐	☐	☐
30. Zwangsdenken	S	☐	☐	☐	☐	☐
31. Zwangsimpulse	S	☐	☐	☐	☐	☐
32. Zwangshandlungen	S	☐	☐	☐	☐	☐
Wahn		☐				☐
33. Wahnstimmung	S	☐	☐	☐	☐	☐
34. Wahnwahrnehmung	S	☐	☐	☐	☐	☐
35. Wahneinfall	S	☐	☐	☐	☐	☐
36. Wahngedanken	S	☐	☐	☐	☐	☐
37. systematisierter Wahn	S	☐	☐	☐	☐	☐
38. Wahndynamik	SF	☐	☐	☐	☐	☐
39. Beziehungswahn	S	☐	☐	☐	☐	☐
40. Beeinträcht.-/Verfolgungswahn	S	☐	☐	☐	☐	☐
41. Eifersuchtswahn	S	☐	☐	☐	☐	☐
42. Schuldwahn	S	☐	☐	☐	☐	☐
43. Verarmungswahn	S	☐	☐	☐	☐	☐
44. Hypochondrischer Wahn	S	☐	☐	☐	☐	☐
45. Größenwahn	S	☐	☐	☐	☐	☐
46. andere Wahninhalte	S	☐	☐	☐	☐	☐

Befund

Symptom	Datenquellen	nicht vorhanden	leicht	mittel ausgeprägt	schwer	keine Aussage
Sinnestäuschungen		☐				☐
47. Illusionen	S	☐	☐	☐	☐	☐
48. Stimmenhören	S	☐	☐	☐	☐	☐
49. andere akust. Halluzinationen	S	☐	☐	☐	☐	☐
50. Optische Halluzinationen	S	☐	☐	☐	☐	☐
51. Körperhalluzinationen	S	☐	☐	☐	☐	☐
52. Geruchs-/Geschmackshalluzi.	S	☐	☐	☐	☐	☐
Ich-Störungen		☐				☐
53. Derealisation	S	☐	☐	☐	☐	☐
54. Depersonalisation	S	☐	☐	☐	☐	☐
55. Gedankenausbreitung	S	☐	☐	☐	☐	☐
56. Gedankenentzug	S	☐	☐	☐	☐	☐
57. Gedankeneingebung	S	☐	☐	☐	☐	☐
58. and. Fremdbeeinfluss.-Erleb.	S	☐	☐	☐	☐	☐
Störungen der Affektivität		☐				☐
59. ratlos	F	☐	☐	☐	☐	☐
60. Gefühl der Gefühllosigkeit	S	☐	☐	☐	☐	☐
61. affektarm	F	☐	☐	☐	☐	☐
62. Störung der Vitalgefühle	S	☐	☐	☐	☐	☐
63. deprimiert	SF	☐	☐	☐	☐	☐
64. hoffnungslos	S	☐	☐	☐	☐	☐
65. ängstlich	SF	☐	☐	☐	☐	☐
66. euphorisch	SF	☐	☐	☐	☐	☐
67. dysphorisch	SF	☐	☐	☐	☐	☐
68. gereizt	SF	☐	☐	☐	☐	☐
69. innerlich unruhig	S	☐	☐	☐	☐	☐
70. klagsam/jammerig	F	☐	☐	☐	☐	☐
71. Insuffizienzgefühle	S	☐	☐	☐	☐	☐
72. gesteigertes Selbstwertgefühl	S	☐	☐	☐	☐	☐
73. Schuldgefühle	S	☐	☐	☐	☐	☐
74. Verarmungsgefühle	S	☐	☐	☐	☐	☐
75. ambivalent	SF	☐	☐	☐	☐	☐
76. Parathymie	F	☐	☐	☐	☐	☐
77. affektlabil	SF	☐	☐	☐	☐	☐
78. affektinkontinent	SF	☐	☐	☐	☐	☐
79. affektstarr	F	☐	☐	☐	☐	☐

Symptom	Datenquellen	nicht vorhanden	leicht	mittel ausgeprägt	schwer	keine Aussage
Antriebs- und psychomotorische Störungen		☐				☐
80. antriebsarm	SF	☐	☐	☐	☐	☐
81. antriebsgehemmt	S	☐	☐	☐	☐	☐
82. antriebsgesteigert	SF	☐	☐	☐	☐	☐
83. motorisch unruhig	SF	☐	☐	☐	☐	☐
84. Parakinesen	F	☐	☐	☐	☐	☐
85. manieriert/bizarr	F	☐	☐	☐	☐	☐
86. theatralisch	F	☐	☐	☐	☐	☐
87. mutistisch	F	☐	☐	☐	☐	☐
88. logorrhoisch	F	☐	☐	☐	☐	☐
Circadiane Besonderheiten		☐				☐
89. morgens schlechter	SF	☐	☐	☐	☐	☐
90. abends schlechter	SF	☐	☐	☐	☐	☐
91. abends besser	SF	☐	☐	☐	☐	☐
Andere Störungen		☐				☐
92. sozialer Rückzug	SF	☐	☐	☐	☐	☐
93. soziale Umtriebigkeit	SF	☐	☐	☐	☐	☐
94. Aggressivität	SF	☐	☐	☐	☐	☐
95. Suizidalität	SF	☐	☐	☐	☐	☐
96. Selbstbeschädigung	SF	☐	☐	☐	☐	☐
97. Mangel an Krankheitsgefühl	S	☐	☐	☐	☐	☐
98. Mangel an Krankheitseinsicht	S	☐	☐	☐	☐	☐
99. Ablehnung der Behandlung	SF	☐	☐	☐	☐	☐
100. pflegebedürftig	SF	☐	☐	☐	☐	☐
R1- bis R14-Symptome		☐				☐
R1		☐	☐	☐	☐	☐
R2		☐	☐	☐	☐	☐
R3		☐	☐	☐	☐	☐
R4		☐	☐	☐	☐	☐
R5		☐	☐	☐	☐	☐
R6		☐	☐	☐	☐	☐
R7		☐	☐	☐	☐	☐
R8		☐	☐	☐	☐	☐
R9		☐	☐	☐	☐	☐
R10		☐	☐	☐	☐	☐
R11		☐	☐	☐	☐	☐
R12		☐	☐	☐	☐	☐
R13		☐	☐	☐	☐	☐
R14		☐	☐	☐	☐	☐
Befundunsicherheit		☐	☐	☐	☐	☐

AMDP-System

Somatischer Befund

Angaben zur Person

Patient: ______ **Untersucher:** ______ **Untersuchungsdatum:** __ __ | __ __ | __ __ __ __
(Tag Monat Jahr)

Alter: ______ **Geburtsdatum:** __ __ | __ __ | __ __ __ __ (Tag Monat Jahr) **Geschlecht:** ☐ m ☐ w ☐ d

Beurteilungszeitraum: __ __ (in Tagen) **Diagnosen:** ______

Befund

Symptom	Datenquellen	nicht vorhanden	leicht	mittel ausgeprägt	schwer	keine Aussage
Schlaf- und Vigilanzstörungen		☐				☐
101. Einschlafstörungen	S	☐	☐	☐	☐	☐
102. Durchschlafstörungen	S	☐	☐	☐	☐	☐
103. Verkürzung der Schlafdauer	S	☐	☐	☐	☐	☐
104. Früherwachen	S	☐	☐	☐	☐	☐
105. Müdigkeit	SF	☐	☐	☐	☐	☐
Appetenzstörungen		☐				☐
106. Appetit vermindert	S	☐	☐	☐	☐	☐
107. Appetit vermehrt	S	☐	☐	☐	☐	☐
108. Durst vermehrt	S	☐	☐	☐	☐	☐
109. Sexualität vermindert	S	☐	☐	☐	☐	☐
Gastrointestinale Störungen		☐				☐
110. Hypersalivation	SF	☐	☐	☐	☐	☐
111. Mundtrockenheit	S	☐	☐	☐	☐	☐
112. Übelkeit	S	☐	☐	☐	☐	☐
113. Erbrechen	SF	☐	☐	☐	☐	☐
114. Magenbeschwerden	S	☐	☐	☐	☐	☐
115. Obstipation	S	☐	☐	☐	☐	☐
116. Diarrhoe	S	☐	☐	☐	☐	☐
Kardio-respiratorische Störungen		☐				☐
117. Atembeschwerden	SF	☐	☐	☐	☐	☐
118. Schwindel	SF	☐	☐	☐	☐	☐
119. Herzklopfen	S	☐	☐	☐	☐	☐
120. Herzdruck	S	☐	☐	☐	☐	☐
Andere vegetative Störungen		☐				☐
121. Akkommodationsstörungen	S	☐	☐	☐	☐	☐
122. Schwitzen vermehrt	SF	☐	☐	☐	☐	☐
123. Seborrhoe	SF	☐	☐	☐	☐	☐
124. Miktionsstörungen	S	☐	☐	☐	☐	☐
125. Menstruationsstörungen	S	☐	☐	☐	☐	☐

Symptom	Datenquellen	nicht vorhanden	leicht	mittel ausgeprägt	schwer	keine Aussage
Weitere Störungen		☐				☐
126. Kopfdruck	S	☐	☐	☐	☐	☐
127. Rückenbeschwerden	S	☐	☐	☐	☐	☐
128. Schweregefühl in den Beinen	S	☐	☐	☐	☐	☐
129. Hitzegefühl	S	☐	☐	☐	☐	☐
130. Frösteln	S	☐	☐	☐	☐	☐
131. Konversionssymptome	SF	☐	☐	☐	☐	☐
Neurologische Störungen		☐				☐
132. Rigor	F	☐	☐	☐	☐	☐
133. Muskeltonus erniedrigt	SF	☐	☐	☐	☐	☐
134. Tremor	SF	☐	☐	☐	☐	☐
135. Dyskinesien	SF	☐	☐	☐	☐	☐
136. Hypokinesien	SF	☐	☐	☐	☐	☐
137. Akathisie	SF	☐	☐	☐	☐	☐
138. Ataxie	SF	☐	☐	☐	☐	☐
139. Nystagmus	F	☐	☐	☐	☐	☐
140. Parästhesien	S	☐	☐	☐	☐	☐
R1- bis R7-Symptome		☐				☐
R1		☐	☐	☐	☐	☐
R2		☐	☐	☐	☐	☐
R3		☐	☐	☐	☐	☐
R4		☐	☐	☐	☐	☐
R5		☐	☐	☐	☐	☐
R6		☐	☐	☐	☐	☐
R7		☐	☐	☐	☐	☐
Seitendifferenzen		☐ nein			☐ ja	
Cerebrale Krampfanfälle		☐ nein			☐ ja	

Messwerte:

Anhang B: Deutsch-, englisch- und französischsprachige Bezeichnung der AMDP-Merkmale

Deutsch	Englisch	Französisch
Bewusstseinsstörungen	*Disorders of Consciousness*	*Troubles de la conscience*
1. Bewusstseinsverminderung	1. Lowered Vigilance	1. Baisse de la vigilance
2. Bewusstseinstrübung	2. Clouded Consciousness	2. Dissolution de la conscience
3. Bewusstseinseinengung	3. Narrowed Consciousness	3. Rétrécissement de la conscience
4. Bewusstseinsverschiebung	4. Expanded Consciousness	4. Expansion de la conscience
Orientierungsstörungen	*Disturbances of Orientation*	*Troubles de l'orientation*
5. zeitliche Orientierungsstörung	5. Disorientation for Time	5. T. o. temporelle
6. örtliche Orientierungsstörung	6. Disorientation for Place	6. T. o. spatiale
7. situative Orientierungsstörung	7. Disorientation for Situation	7. T. o. quant à la situation
8. Orientierungsstörung über die eigene Person	8. Disorientation for Person	8. T. o. quant à sa propre personne
Aufmerksamkeits- und Gedächtnisstörungen	*Disturbances of Attention and Memory*	*Troubles de l'attention et de la mémoire*
9. Auffassungsstörungen	9. Disturbed Apperception	9. Troubles de l'aperception
10. Konzentrationsstörungen	10. Disturbed Concentration	10. Troubles de la concentration
11. Merkfähigkeitsstörungen	11. Disturbed Short-Term Memory	11. Troubles de la mémorisation
12. Gedächtnisstörungen	12. Disturbed Long-Term Memory	12. Troubles de l'évocation
13. Konfabulationen	13. Confabulation	13. Confabulation
14. Paramnesien	14. Paramnesias	14. Paramnésies
Formale Denkstörungen	*Formal Thought Disorders*	*Troubles du cours de la pensée*
15. gehemmt	15. Inhibited Thinking	15. Pensée inhibée
16. verlangsamt	16. Retarded Thinking	16. Pensée ralentie
17. umständlich	17. Circumstantial Thinking	17. Pensée circonstanciée
18. eingeengt	18. Restricted Thinking	18. Persévération appauvrie

Deutsch	Englisch	Französisch
… Formale Denkstörungen	*… Formal Thought Disorders*	*… Troubles du cours de la pensée*
19. perseverierend	19. Perseverative Thinking	19. Persévération verbale
20. Grübeln	20. Rumination	20. Ruminations
21. Gedankendrängen	21. Pressured Thinking	21. Pensée automatique
22. ideenflüchtig	22. Flight of Ideas	22. Fuite des idées
23. Vorbeireden	23. Tangential Thinking	23. Réponses à côté
24. gesperrt/Gedankenabreißen	24. Thought Blocking/Disruption of Thougth	24. Pensée barrée
25. inkohärent/zerfahren	25. Incoherence/Derailment	25. Pensée incohérente
26. Neologismen	26. Neologisms	26. Néologismes
Befürchtungen und Zwänge	*Worries and Compulsions*	*Craintes et obsessions*
27. Misstrauen	27. Suspiciousness	27. Méfiance
28. Hypochondrie	28. Hypochondriasis	28. Hypocondrie
29. Phobien	29. Phobias	29. Phobies
30. Zwangsdenken	30. Obsessive Thoughts	30. Obsessions
31. Zwangsimpulse	31. Compulsive Impulses	31. Obsessions – Impulsions
32. Zwangshandlungen	32. Compulsive Actions	32. Compulsions
Wahn	*Delusions*	*Le délire*
33. Wahnstimmung	33. Delusional Mood	33. Pressentiment délirant
34. Wahnwahrnehmung	34. Delusional Perception	34. Perception délirante
35. Wahneinfall	35. Sudden Delusional Ideas	35. Intuition délirante
36. Wahngedanken	36. Delusional Ideas	36. Idées délirantes
37. Systematisierter Wahn	37. Systematized Delusions	37. Systématisation du délire
38. Wahndynamik	38. Delusional Dynamics	38. Dynamisme du délire
39. Beziehungswahn	39. Delusions of Reference	39. Idées délirantes de référence
40. Beeinträchtigungs- und Verfolgungswahn	40. Delusions of Persecution	40. Idées délirantes de préjudice/persécution

Deutsch	**Englisch**	**Französisch**
... Wahn	*... Delusions*	*... Le délire*
41. Eifersuchtswahn	41. Delusions of Jealousy	41. Idées délirantes de jalousie
42. Schuldwahn	42. Delusions of Guilt	42. Idées délirantes de culpabilité
43. Verarmungswahn	43. Delusions of Impoverishment	43. Idées délirantes de ruine
44. Hypochondrischer Wahn	44. Hypochondriacal Delusions	44. Idées délirantes hypocondriaques
45. Größenwahn	45. Delusions of Grandiosity	45. Idées délirantes de grandeur
46. andere Wahninhalte	46. Other Delusions	46. Autres idées délirantes
Sinnestäuschungen	*Disorders of Perception*	*Troubles des perceptions*
47. Illusionen	47. Illusions	47. Illusions
48. Stimmenhören	48. Hearing Voices	48. Hallucinations acoustico-verbales
49. andere akustische Halluzinationen	49. Other Auditory Hallucinations	49. Autres hallucinations auditives
50. optische Halluzinationen	50. Visual Hallucinations	50. Hallucinations visuelles
51. Körperhalluzinationen	51. Bodily Hallucinations	51. Hallucinations cénesthésiques
52. Geruchs- und Geschmackshalluzinationen	52. Olfactory and Gustatory Hallucinations	52. Hallucinations olfactives et gustatives
Ich-Störungen	*Ego (Boundary) Disturbances*	*Troubles du moi*
53. Derealisation	53. Derealization	53. Déréalisation
54. Depersonalisation	54. Depersonalization	54. Dépersonnalisation
55. Gedankenausbreitung	55. Thought Broadcasting	55. Pensée divulguée
56. Gedankenentzug	56. Thought Withdrawal	56. Vol de pensée
57. Gedankeneingebung	57. Thought Insertion	57. Pensées imposées
58. andere Fremdbeeinflussungserlebnisse	58. Other Feelings of Alien Influence	58. Autres sentiments d'influence
Störungen der Affektivität	*Disturbances of Affect*	*Troubles affectifs*
59. ratlos	59. Perplexity	59. Perplexité
60. Gefühl der Gefühllosigkeit	60. Feeling of Loss of Feeling	60. Anesthésie affective (éprouvée)

Deutsch	Englisch	Französisch
… Störungen der Affektivität	*… Disturbances of Affect*	*… Troubles affectifs*
61. affektarm	61. Blunted Affect	61. Anesthésie affective (observée)
62. Störung der Vitalgefühle	62. Felt Loss of Vitality	62. Perte de l'élan vital
63. deprimiert	63. Depressed Mood	63. Tristesse
64. hoffnungslos	64. Hopelessness	64. Perte d'espoir
65. ängstlich	65. Anxiety	65. Anxiété psychique (éprouvée)
66. euphorisch	66. Euphoria	66. Euphorie
67. dysphorisch	67. Dysphoria	67. Dysphorie
68. gereizt	68. Irritability	68. Irritabilité
69. innerlich unruhig	69. Inner Restlessness	69. Tension intra-psychique
70. klagsam/jammerig	70. Complaintiveness	70. Propension à se plaindre
71. Insuffizienzgefühle	71. Feelings of Inadequacy	71. Sentiment d'insuffisance
72. gesteigertes Selbstwertgefühl	72. Exaggerated Self-Esteem	72. Surestimation de soi
73. Schuldgefühle	73. Feelings of Guilt	73. Sentiment de culpabilité
74. Verarmungsgefühle	74. Feelings of Impoverishment	74. Sentiment de ruine
75. ambivalent	75. Ambivalence	75. Ambivalence affective
76. Parathymie	76. Parathymia (Incongruent Affect)	76. Discordance affective
77. affektlabil	77. Affective Lability	77. Labilité affective
78. affektinkontinent	78. Affective Incontinence	78. Hyperémotivité
79. affektstarr	79. Affective Rigidity	79. Monotonie affective
Antriebs- und psychomotorische Störungen	*Disorders of Drive and Psychomotor Activity*	*Trouble de la force vitale et de la psychomotricité*
80. antriebsarm	80. Lack of Drive	80. Aboulie
81. antriebsgehemmt	81. Inhibition of Drive	81. Inhibition de la force vitale
82. antriebsgesteigert	82. Increased Drive	82. Augmentation de la force vitale
83. motorisch unruhig	83. Motor Restlessness	83. Agitation psychomotrice

Deutsch	Englisch	Französisch
... Antriebs- und psychomotorische Störungen	*... Disorders of Drive and Psychomotor Activity*	*... Trouble de la force vitale et de la psychomotricité*
84. Parakinesen	84. Parakinesia	84. Parakinésies
85. manieriert/bizarr	85. Mannerisms	85. Maniérisme/bizarrerie
86. theatralisch	86. Histrionics	86. Théâtralisme
87. mutistisch	87. Mutism	87. Laconisme
88. logorrhoisch	88. Logorrhoea	88. Logorrhée
Circadiane Besonderheiten	*Circadian Disturbances*	*Particularités nycthémérales*
89. morgens schlechter	89. Worse in the Morning	89. Aggravation matinale
90. abends schlechter	90. Worse in the Evening	90. Aggravation vespérale
91. abends besser	91. Better in the Evening	91. Amélioration vespérale
Andere Störungen	*Other Disturbances*	*Autres troubles psychopathologiques*
92. sozialer Rückzug	92. Social Withdrawal	92. Repli autistique
93. soziale Umtriebigkeit	93. Excessive Social Contact	93. Sociabilité excessive
94. Aggressivität	94. Aggressiveness	94. Agressivité
95. Suizidalität	95. Suicidal Behaviour	95. Tendances suicidaires
96. Selbstbeschädigung	96. Self-harm	96. Automutilations
97. Mangel an Krankheitsgefühl	97. Lack of Feeling Ill	97. Absence du sentiment d'être malade
98. Mangel an Krankheitseinsicht	98. Lack of Insight Into Illness	98. Anosognosie
99. Ablehnung der Behandlung	99. Uncooperativeness	99. Refus du traitement
100. Pflegebedürftigkeit	100. Need for Care	100. Besoin de soins
Reserve-Merkmale	*Supplementary Items*	*Items de reserve*
R1–R14 zur freien Verfügung	R1–R14 ad libitum	R1–R14 ad libitum
Befundunsicherheit	Unreliability of the Assessment	Incertitude diagnostique

Deutsch	Englisch	Französisch
Zusatzmerkmale Psychischer Befund	*Additional Psychopathological Items*	*Items complémentaires de l'examen psychiatrique*
ZP1 Angstanfälle	ZP1 Attacks of Anxiety	ZP1 Crise d'angoisse
ZP2 Beschleunigtes Denken	ZP2 Acceleration of Thinking	ZP2 Tachypsychie
ZP3 Beziehungsideen	ZP3 Ideas of Reference	ZP3 Idées de référence
ZP4 desorganisiert	ZP4 Disorganised	ZP4 Désorganisation
ZP5 distanzlos	ZP5 Obtrusive Behaviour	ZP5 Manque de distance
ZP6 Gedankenlautwerden	ZP6 Hearing One's Own Thoughts	ZP6 Écho de la pensée
ZP7 impulsiv	ZP7 Impulsive	ZP7 Impulsivité
ZP8 Körperbildstörungen	ZP8 Disturbance of Body Image	ZP8 Trouble de l'image de son corps
ZP9 Schamgefühle	ZP9 Feelings of Shame	ZP9 Pudeur
ZP10 überwertige Ideen	ZP10 Overvalued Ideas	ZP10 Idées surestimées
ZP11 Wortfindungsstörungen	ZP11 Anomic Aphasia	ZP11 Difficulté à trouver les mots
Schlaf- und Vigilanzstörungen	*Disturbances of Sleep and Vigilance*	*Troubles du sommeil*
101. Einschlafstörungen	101. Difficulty Falling Asleep	101. Difficultés d'endormissement
102. Durchschlafstörungen	102. Interrupted Sleep	102. Réveils nocturnes
103. Verkürzung der Schlafdauer	103. Shortened Sleep	103. Diminution de la durée du sommeil
104. Früherwachen	104. Early Morning Awakening	104. Réveil matinal précoce
105. Müdigkeit	105. Tiredness	105. Somnolence diurne
Appetenzstörungen	*Appetite Disturbances*	*Troubles de l'appétence*
106. Appetit vermindert	106. Decreased Appetite	106. Appétit diminué
107. Appetit vermehrt	107. Excessive Appetite	107. Appétit augmenté
108. Durst vermehrt	108. Excessive Thirst	108. Soif augmentée
109. Sexualität vermindert	109. Decreased Libido	109. Baisse de la libido

Deutsch	Englisch	Französisch
Gastrointestinale Störungen	*Gastrointestinal Disturbances*	*Troubles gastro-intestinaux*
110. Hypersalivation	110. Hypersalivation	110. Hypersalivation
111. Mundtrockenheit	111. Dry Mouth	111. Sécheresse de bouche
112. Übelkeit	112. Nausea	112. Nausées
113. Erbrechen	113. Vomiting	113. Vomissements
114. Magenbeschwerden	114. Gastric Discomfort	114. Plaintes gastriques
115. Obstipation	115. Constipation	115. Constipation
116. Diarrhoe	116. Diarrhoea	116. Diarrhée
Kardio-respiratorische Störungen	*Cardiac-Respiratory Disturbances*	*Troubles cardio-respiratoires*
117. Atembeschwerden	117. Breathing Difficulties	117. Difficultés à respirer
118. Schwindel	118. Dizziness	118. Vertiges
119. Herzklopfen	119. Palpitations	119. Palpitations
120. Herzdruck	120. Cardiac Pain	120. Précordialgies
Andere vegetative Störungen	*Other Autonomic Disturbances*	*Autres troubles végétatifs*
121. Akkomodationsstörungen	121. Blurred Vision	121. Troubles de l'accommodation
122. Schwitzen vermehrt	122. Increased Perspiration	122. Sudations profuses
123. Seborrhoe	123. Seborrhoea	123. Séborrhée
124. Miktionsstörungen	124. Micturition Difficulties	124. Miction difficile
125. Menstruationsstörungen	125. Menstrual Difficulties	125. Troubles menstruels
Weitere Störungen	*Other Somatic Disturbances*	*Autres troubles somatiques*
126. Kopfdruck	126. Head Pressure	126. Plaintes céphaliques
127. Rückenbeschwerden	127. Backache	127. Lombalgies/Dorsalgies
128. Schweregefühl in den Beinen	128. Heaviness in the Legs	128. Lourdeur de jambes
129. Hitzegefühl	129. Hot Flashes	129. Sensation de chaleur

Deutsch	Englisch	Französisch
... Weitere Störungen	*... Other Somatic Disturbances*	*... Autres troubles somatiques*
130. Frösteln	130. Chills	130. Frilosité
131. Konversionssymptome	131. Conversion Symptoms	131. Symptômes de conversion
Neurologische Störungen	*Neurological Disturbances*	*Troubles neurologiques*
132. Rigor	132. Rigor	132. Hypertonie
133. Muskeltonus erniedrigt	133. Muscle Hypotonia	133. Hypotonie
134. Tremor	134. Tremor	134. Tremor
135. Dyskinesien	135. Acute Dyskinesia	135. Crises dyskinésiques aiguës
136. Hypokinesien	136. Hypokinesia	136. Hypokinésies/Hypomimies
137. Akathisie	137. Akathisia	137. Akathisie
138. Ataxie	138. Ataxia	138. Ataxie
139. Nystagmus	139. Nystagmus	139. Nystagmus
140. Parästhesien	140. Paresthesia	140. Paresthésies
Reserve-Merkmale	*Supplementary Items*	*Items de reserve*
R1–R7 zur freien Verfügung	R1–R7 ad libitum	R1–R7 ad libitum

Deutsch		Englisch		Französisch	
... Seitendifferenz		... Laterality		... Assymmétrie neurologique	
... Cerebrale Krampfanfälle		... Convulsions		... Crises épileptiques	
Messungen		*Vital signs*		*Signes d'Examen*	
Größe	(cm)	Height	(cm)	Taille	(cm)
Gewicht	(kg)	Weight	(kg)	Poids (kg)	
Temperatur	(°C)	Temperature	(°C)	Température	(°C)
Puls (/min)		Pulse rate	(/min)	Pouls (/min)	
Blutdruck liegend, max.	(mmHg)	B. P., supine, systolic	(mmHg)	P. A. couche	(mmHg)
Blutdruck liegend, min.	(mmHg)	B. P., supine, diastolic	(mmHg)	P. A. debout	(mmHg)
Zusatzmerkmale Somatischer Befund		*Additional somatic items*		*Items supplémentaires somatiques*	
ZS1 Parasomnien		ZS1 Parasomnia		ZS1 Parasomnies	
ZS2 Sexualität vermehrt		ZS2 Increased Libido		ZS2 Désir sexuel exacerbé	
ZS3 Sexuelle Funktionsstörungen		ZS3 Sexual Disturbances		ZS3 Trouble des fonctions sexuelles	

Anhang C: AMDP-Syndrome

Die mit dem Psychischen und Somatischen Befund erhobenen Symptome können zu sog. *Syndromskalen* zusammengefasst werden (vgl. auch Baumann & Stieglitz, 1983). Von Gebhardt et al. (1983) wurden 9 Primärskalen und 3 übergeordnete Skalen vorgeschlagen.

C.1 Primärskalen zum AMDP-System nach Gebhardt et al. (1983)

Skala 1: Paranoid-halluzinatorisches Syndrom (PARHAL)	
33	Wahnstimmung
34	Wahnwahrnehmung
35	Wahneinfall
36	Wahngedanken
37	Systematisierter Wahn
38	Wahndynamik
39	Beziehungswahn
40	Beeinträchtigungs- und Verfolgungswahn
48	Stimmenhören
51	Körperhalluzinationen
54	Depersonalisation
56	Gedankenentzug
58	Andere Fremdbeeinflussungserlebnisse
Skala 2: Depressives Syndrom (DEPRES)	
20	Grübeln
60	Gefühl der Gefühllosigkeit
62	Störung der Vitalgefühle
63	Deprimiert
64	Hoffnungslos
71	Insuffizienzgefühle
73	Schuldgefühle

81 Antriebsgehemmt
89 Morgens schlechter
102 Durchschlafstörungen
103 Verkürzung der Schlafdauer
104 Früherwachen
106 Appetit vermindert

Skala 3: Psychoorganisches Syndrom (PSYORG)

2 Bewusstseinstrübung
5 Zeitliche Orientierungsstörung
6 Örtliche Orientierungsstörung
7 Situative Orientierungsstörung
8 Orientierungsstörung über die eigene Person
9 Auffassungsstörungen
11 Merkfähigkeitsstörungen
12 Gedächtnisstörungen
13 Konfabulationen
100 Pflegebedürftig

Skala 4: Manisches Syndrom (MANI)

22 Ideenflüchtig
66 Euphorisch
72 Gesteigertes Selbstwertgefühl
82 Antriebsgesteigert
83 Motorisch unruhig
88 Logorrhoisch
93 Soziale Umtriebigkeit

Skala 5: Hostilitätssyndrom (HOST)

27 Misstrauen
67 Dysphorisch
68 Gereizt
94 Aggressivität
97 Mangel an Krankheitsgefühl
98 Mangel an Krankheitseinsicht
99 Ablehnung der Behandlung

Skala 6: Vegetatives Syndrom (VEGET)	
28	Hypochondrie
112	Übelkeit
117	Atembeschwerden
118	Schwindel
119	Herzklopfen
120	Herzdruck
122	Schwitzen vermehrt
126	Kopfdruck
129	Hitzegefühl
Skala 7: Apathisches Syndrom (APA)	
15	Gehemmt
16	Verlangsamt
17	Umständlich
18	Eingeengt
61	Affektarm
79	Affektstarr
80	Antriebsarm
92	Sozialer Rückzug
Skala 8: Zwangssyndrom (ZWANG)	
30	Zwangsdenken
31	Zwangsimpulse
32	Zwangshandlungen
Skala 9: Neurologisches Syndrom (NEUROL)*	
132	Rigor
133	Muskeltonus erniedrigt
134	Tremor
135	Dyskinesien
136	Hypokinesen
137	Akathisie
139	Nystagmus
–	Cerebrale Krampfanfälle

Anmerkung: * Nicht empirisch ermittelt, a-priori-Skala.

C.2 Übergeordnete Skalen zum AMDP-System nach Gebhardt et al. (1983)

Übergeordnete Skala: Paranoid-halluzinatorisches Symptomatik PARHAL (Ü)	
33	Wahnstimmung
34	Wahnwahrnehmung
35	Wahneinfall
36	Wahngedanken
37	Systematisierter Wahn
38	Wahndynamik
39	Beziehungswahn
40	Beeinträchtigungs- und Verfolgungswahn
48	Stimmenhören
51	Körperhalluzinationen
54	Depersonalisation
56	Gedankenentzug
58	Andere Fremdbeeinflussungserlebnisse
97	Mangel an Krankheitsgefühl
98	Mangel an Krankheitseinsicht

Übergeordnete Skala: Depressive Symptomatik DEPRES (Ü)	
15	Gehemmt
16	Verlangsamt
18	Eingeengt
20	Grübeln
60	Gefühl der Gefühllosigkeit
62	Störung der Vitalgefühle
63	Deprimiert
64	Hoffnungslos
71	Insuffizienzgefühle
73	Schuldgefühle
80	Antriebsarm
81	Antriebsgehemmt
89	Morgens schlechter
92	Sozialer Rückzug
102	Durchschlafstörungen
106	Appetit vermindert

Übergeordnete Skala: Psychoorganische Symptomatik PSYORG (Ü)	
2	Bewusstseinstrübung
5	Zeitliche Orientierungsstörung
6	Örtliche Orientierungsstörung
7	Situative Orientierungsstörung
8	Orientierungsstörung über die eigene Person
9	Auffassungsstörungen
11	Merkfähigkeitsstörungen
12	Gedächtnisstörungen
13	Konfabulationen
100	Pflegebedürftig

Für die Skalen liegen *Normwerte* vor, die an einer Stichprobe stationär behandelter Patienten mit unterschiedlichen psychiatrischen Diagnosen ermittelt wurden (N = 2.313).

Rohwerte	PARHAL	DEPRES	PSYORG	MANI	HOST	VEGET	APA	ZWANG	PARHAL (Ü)	DEPRES (Ü)	PSYORG (Ü)	Rohwerte
0	43	31	42	42	40	42	35		41	27	42	**0**
1	50	38	51	51	48	51	43		47	35	51	**1**
2	54	43	56	56	52	56	48		51	40	56	**2**
3	56	46	60	59	56	60	52		54	43	60	**3**
4	59	48	62	62	58	63	54		56	46	62	**4**
5	60	50	65	64	60	65	56		57	48	65	**5**
6	62	52	67	66	62	67	58		59	49	67	**6**
7	63	53	68	68	63	69	60		60	51	68	**7**
8	64	55	70	69	65	71	61		61	52	70	**8**
9	65	56	71	71	66	72	62		62	53	71	**9**
10	66	57	72	72	67	73	63		63	55	72	**10**
11	67	58	73	73	68	74	64		64	56	73	**11**
12	68	59	74	74	69	75	65		65	56	74	**12**
13	69	59	75	75	69	76	66		65	57	75	**13**
14	69	60	76	76	70	77	67		66	58	76	**14**
15	70	61	77	76	71	78	68		66	59	77	**15**
16	70	61	78	77	72	79	69		67	60	78	**16**
17	71	62	79	78	72	80	69		68	60	79	**17**
18	72	63	79	79	73	81	70		68	61	79	**18**
19	72	63	80	79	73	81	70		69	61	80	**19**
20	73	64	81	80	74	82	71		69	62	81	**20**
21	73	64	81		74		72		69	62	81	**21**
22	73	65	82				72		70	63	82	**22**
23	74	65	82				73		70	63	82	**23**
24	74	66	83						71	63	83	**24**
25	75	66	83						71	64	83	**25**

Rohwerte	PARHAL	DEPRES	PSYORG	MANI	HOST	VEGET	APA	ZWANG	PARHAL (Ü)	DEPRES (Ü)	PSYORG (Ü)	Rohwerte
26	75	66							71	65		**26**
27	75	67							72	65		**27**
28	75	67							72	66		**28**
29	76	67							72	66		**29**
30	76	68							73	66		**30**
31	76	68							73	67		**31**
32	76	68							73	67		**32**
33	77	69							73	67		**33**
34	77	69							74	68		**34**
35		69							74	68		**35**
36									74	68		**36**
37									74	69		**37**
38									74	69		**38**
39									75	69		**39**
40										70		**40**
41										70		**41**
42										70		**42**
43										70		**43**
44										71		**44**
M	2.89	7.44	1.77	1.82	2.72	1.62	3.88	0.16	3.99	8.37	1.73	
s	5.18	6.64	3.22	3.12	3.71	2.58	3.86	0.75	6.04	8.07	3.15	

Umrechnungstabelle Rohwerte/T-Werte der Syndromskalen von Gebhardt et al. (1983): Nach dieser Tabelle dürfen nur die Rohwerte (RW) einzelner Patienten transformiert werden. Eine Transformation der Mittelwerte von Gruppen ist wegen der vorgeschalteten logarithmischen Transformation nicht zulässig. Die T-Mittelwerte für eine Gruppe von Patienten sind aus den T-Werten der einzelnen Patienten zu berechnen!

Mittels der Normwerte lassen sich die Schweregrade der jeweiligen Syndrome berechnen.

Beispiel: Hostilitätssyndrom (HOST)

Symptom 27:	Misstrauen	mittel	(= 2)
Symptom 67:	dysphorisch	mittel	(= 2)
Symptom 68:	gereizt	mittel	(= 2)
Symptom 94:	Aggressivität	leicht	(= 1)
Symptom 97:	Mangel an Krankheitsgefühl	nicht vorhanden	(= 0)
Symptom 98:	Mangel an Krankheitseinsicht	schwer	(= 3)
Symptom 99:	Ablehnung der Behandlung	schwer	(= 3)
		Rohwert	**13**

Dieser Rohwert entspricht in der NormTabelle einem T-Wert von 69, d.h. einem überdurchschnittlichen Wert (Durchschnittsbereich 40 bis 60). Im Vergleich zu einer unselektierten Stichprobe psychiatrischer Patienten unterschiedlicher diagnostischer Zusammensetzung ist dieser Patient als überdurchschnittlich feindselig einzuschätzen.

Anhang D: Das AMDP-System als Messverfahren zur Beurteilung von Körperfunktionen im Kontext der ICF

Die Internationale Klassifikation der Funktionsfähigkeit, Behinderung und Gesundheit (ICF) der Weltgesundheitsorganisation (WHO) ergänzt die Internationale Klassifikation der Krankheiten und verwandter Gesundheitsprobleme (ICD) um ein Instrument zur Beschreibung von Krankheitsfolgen und Behinderungen (vgl. auch Kapitel 18 sowie AMDP, 2023). Die ICF besteht aus *zwei Teilen*:

- *Teil 1* umfasst die folgenden Komponenten:
  - Körperfunktionen und Körperstrukturen,
  - Aktivitäten und Partizipation [Teilhabe].
- *Teil 2* umfasst die folgenden Komponenten:
  - Umweltfaktoren,
  - Personbezogene Faktoren (derzeit in der ICF nicht klassifiziert).

Diese Komponenten werden für jeden Code mit einem *Präfix* gekennzeichnet.

- b für Körperfunktionen,
- s für Körperstrukturen,
- d für Aktivitäten und Partizipation [Teilhabe],
- e für Umweltfaktoren.

In Tabelle D1 und D2 sind der Liste der „Mentalen Funktionen" der ICF die jeweils zugehörigen AMDP-Symptomen zugeordnet, mit denen sie sich erfassen lassen. Das erleichtert die vorliegenden Symptome zu Aktivitätsstörungen in Beziehung zu setzen und so die Verbindung von Gesundheitsproblemen zu Aktivitäts- und Teilhabestörungen nachvollziehbar zu machen.

Tabelle D1: Globale mentale Funktionen (b110 bis b139) und AMDP-Symptome, die zur Beurteilung beitragen können (WHO/DIMDI, 2005)

Globale mentale Funktionen (ICF)	Inkl. Funktionen	AMDP-Symptome
b110 Funktionen des Bewusstseins Allgemeine mentale Funktionen, die die bewusste Wahrnehmung und Wachheit einschließlich Klarheit und Kontinuität des Wachheitszustandes betreffen	Funktionen, die Zustand, Kontinuität und Qualität des Bewusstseins betreffen; Bewusstseinsverlust, Koma, vegetativer Status (Apallisches Syndrom), Dämmerzustand (Fugue), Trance, Besessenheit, drogeninduzierte Bewusstseinsveränderungen, Delir, Stupor	1 Bewusstseinsverminderung 2 Bewusstseinstrübung 3 Bewusstseinseinengung 4 Bewusstseinsverschiebung
b114 Funktionen der Orientierung Allgemeine mentale Funktionen, die Selbstwahrnehmung, Ich-Bewusstsein und realistische Wahrnehmung anderer Personen sowie der Zeit und der Umgebung betreffen	Funktionen der Orientierung zu Zeit, Ort und Person sowie der Orientierung zur eigenen Person und zu anderen Personen; Desorientierung zu Zeit, Ort und Person	5 zeitliche Orientierungsstörung 6 örtliche Orientierungsstörung 7 situative Orientierungsstörung 8 Orientierungsstörung über die eigene Person

Tabelle D.1: Fortsetzung

Globale mentale Funktionen (ICF)	Inkl. Funktionen	AMDP-Symptome
b130 Funktionen der psychischen Energie und des Antriebs Allgemeine mentale Funktionen, die physiologische und psychologische Vorgänge betreffen, welche bei einer Person ein nachhaltiges Streben nach Befriedigung bestimmter Bedürfnisse und die Verfolgung allgemeiner Ziele verursachen	Funktionen, die psychische Energie, Motivation, Appetit, Sucht (einschließlich Sucht nach Substanzen, die zu einer Abhängigkeit führen) und Impulskontrolle betreffen	80 antriebsarm 81 antriebsgehemmt 82 antriebsgesteigert 92 sozialer Rückzug 94 soziale Umtriebigkeit ZP4 desorganisiert 106 Appetit vermindert 107 Appetit vermehrt 108 Durst vermehrt 109 Sexualität vermindert ZS2 Sexualität vermehrt ZS3 Sexuelle Funktionsstörungen ZP7 impulsiv

Tabelle D.1: Fortsetzung

Globale mentale Funktionen (ICF)	Inkl. Funktionen	AMDP-Symptome
b134 Funktionen des Schlafes Allgemeine mentale Funktionen, die sich in einer periodischen, reversiblen und selektiven physischen und mentalen Loslösung von der unmittelbaren Umgebung äußern, und die von charakteristischen physiologischen Veränderungen begleitet sind	Funktionen, die Schlafdauer, Schlafbeginn, Aufrechterhaltung des Schlafs, Schlafqualität, Schlafzyklus betreffen, wie bei Insomnie, Hypersomnie, Narkolepsie	101 Einschlafstörungen 102 Durchschlafstörungen 103 Verkürzung der Schlafdauer 104 Früherwachen 105 Müdigkeit ZS1 Parasomnien

Tabelle D2: Spezifische mentale Funktionen (b140 bis b189) und AMDP-Symptome, die zur Beurteilung beitragen können (WHO/DIMDI, 2005)

Spezifische mentale Funktionen (ICF)	Inkl. Funktionen	AMDP-Symptome
b140 Funktionen der Aufmerksamkeit Spezifische mentale Funktionen, die die Fokussierung auf einen externen Reiz oder auf innere Vorgänge für eine geforderte Zeitspanne betreffen	Funktionen, die Daueraufmerksamkeit, Wechsel der Aufmerksamkeit, geteilte Aufmerksamkeit, mit anderen geteilte Aufmerksamkeit, Konzentration und Ablenkbarkeit betreffen	10 Konzentrationsstörungen
b144 Funktionen des Gedächtnisses Spezifische mentale Funktionen, die die adäquate Registrierung, die Speicherung und den Abruf von Informationen betreffen	Funktionen, die Kurzzeitgedächtnis und Langzeitgedächtnis, Sofort-, Frisch- und Altgedächtnis, Gedächtnisspanne und Abrufen betreffen; Funktionen, die beim Wiedererkennen und Lernen benutzt werden, wie bei nominaler, selektiver und dissoziativer Amnesie	11 Merkfähigkeitsstörungen 12 Gedächtnisstörungen 13 Konfabulationen 14 Paramnesien

Tabelle D.2: Fortsetzung

Spezifische mentale Funktionen (ICF)	Inkl. Funktionen	AMDP-Symptome
b147 Psychomotorische Funktionen Spezifische mentale Funktionen, die die Kontrolle über motorische und psychologische Vorgänge auf körperlicher Ebene betreffen	Funktionen, die die psychomotorische Kontrolle betreffen, wie bei psychomotorischer Retardierung, Erregung und Agitiertheit, Katatonie, Negativismus, Ambitendenz, Echopraxie und Echolalie; Qualität der psychomotorischen Funktionen	83 motorisch unruhig 84 Parakinesen 85 manieriert/bizarr 86 theatralisch 87 mutistisch 88 logorrhoisch 131 Konversionssymptome ZP4 desorganisiert
b152 Emotionale Funktionen Spezifische mentale Funktionen, die im Zusammenhang mit Gefühlen und den affektiven Komponenten von Bewusstseinsprozessen stehen	Funktionen, die (Situations)Angemessenheit der Emotion, affektive Kontrolle und Schwingungsfähigkeit betreffen; Affekt; Trauer, Glück; Liebe, Furcht, Ärger, Hass, Anspannung, Angst, Freude, Sorgen; emotionale Labilität; Affektverflachung	59 ratlos 60 Gefühl der Gefühllosigkeit 61 affektarm 62 Störung der Vitalgefühle 63 deprimiert 64 hoffnungslos 65 ängstlich 66 euphorisch 67 dysphorisch 68 gereizt 69 innerlich unruhig 70 klagsam/jammerig

Tabelle D.2: Fortsetzung

Spezifische mentale Funktionen (ICF)	Inkl. Funktionen	AMDP-Symptome
		71 Insuffizienzgefühle 72 Gesteigertes Selbstwertgefühl 73 Schuldgefühle 74 Verarmungsgefühle 75 ambivalent 76 Parathymie 77 affektlabil 78 affektinkontinent 79 affektstarr ZP1 Angstanfälle ZP9 Schamgefühle
b156 Funktionen der Wahrnehmung Spezifische mentale Funktionen, die die Erkennung und Interpretation sensorischer Reize betreffen	Funktionen, die visuelle, auditive, olfaktorische, gustatorische, taktile und räumlich-visuelle Wahrnehmung betreffen, wie bei Halluzination oder Illusion	47 Illusionen 48 Stimmenhören 49 andere akustische Halluzinationen 50 optische Halluzinationen 51 Körperhalluzinationen 52 Geruchs- und Geschmacks-halluzinationen

Tabelle D.2: Fortsetzung

Spezifische mentale Funktionen (ICF)	Inkl. Funktionen	AMDP-Symptome
b160 Funktionen des Denkens Spezifische mentale Funktionen, die im Zusammenhang mit dem formalen und inhaltlichen Ablauf des Denkens stehen	Funktionen, die Tempo, Form, Kontrolle und Inhalt des Denkens betreffen; Funktionen, die zielgerichtetes und nicht zielgerichtetes Denken betreffen; Funktionen, die logisches Denken betreffen, wie bei Gedankendruck, Ideenflüchtigkeit, Denkhemmung, inkohärentes Denken, Vorbeidenken/Vorbeireden, umständliches Denken, Wahn, Zwangsgedanken, Zwangshandlungen	15 gehemmt 16 verlangsamt 17 umständlich 18 eingeengt 19 perseverierend 20 grübeln 21 Gedankendrängen 22 ideenflüchtig 23 vorbeireden 24 gesperrt/Gedankenabreißen 25 inkohärent/zerfahren 26 Neologismen 30 Zwangsdenken 31 Zwangsimpulse 32 Zwangshandlungen 33 Wahnstimmung 34 Wahnwahrnehmung 35 Wahneinfall 36 Wahngedanken

Tabelle D.2: Fortsetzung

Spezifische mentale Funktionen (ICF)	Inkl. Funktionen	AMDP-Symptome
		37 systematisierter Wahn 38 Wahndynamik ZP2 beschleunigtes Denken ZP3 Beziehungsideen
b164 Höhere kognitive Funktionen Spezifische mentale Funktionen, die insbesondere von den Frontallappen des Gehirns abhängen, einschließlich komplexe zielgerichtete Verhaltensweisen wie Entscheidungen treffen, abstrakt denken sowie einen Plan aufstellen und durchführen, mentale Flexibilität, sowie entscheiden, welche Verhaltensweisen unter welchen Umständen angemessen sind (häufig „exekutive Funktionen“ genannt)	Funktionen, die Abstraktionsvermögen und Ordnen von Ideen betreffen; Zeitmanagement, Einsichts- und Urteilsvermögen; Konzeptbildung, Kategorisierung und kognitive Flexibilität	9 Auffassungsstörungen 97 Mangel an Krankheitsgefühl 98 Mangel an Krankheitseinsicht ZP4 desorganisiert

Tabelle D.2: Fortsetzung

Spezifische mentale Funktionen (ICF)	Inkl. Funktionen	AMDP-Symptome
b167 Kognitiv-sprachliche Funktionen Spezifische mentale Funktionen, die das Erkennen und Verwenden von Zeichen, Symbolen und anderen Teilbereichen einer Sprache betreffen	Funktionen, die Verständnis und Entschlüsselung von gesprochener, geschriebener oder anderer Formen von Sprache wie Gebärdensprache betreffen; Funktionen, die das Ausdrucksvermögen in gesprochener, geschriebener oder anderer Form von Sprache betreffen; integratives Sprachvermögen in Sprache und Schrift, wie sie an der sensorischen (rezeptiven), motorischen (expressiven), Broca-, Wernicke- und Leitungsaphasie beteiligt sind	ZP11 Wortfindungsstörungen
b176 Mentale Funktionen, die die Durchführung komplexer Bewegungshandlungen betreffen Spezifische mentale Funktionen, die die Aufeinanderfolge und Koordination komplexer, zweckgerichteter Bewegungen betreffen	Funktionsstörungen wie ideatorische, ideomotorische, Ankleide-, okulomotorische, Sprech-Apraxie	In AMDP keine entsprechenden Symptome

Tabelle D.2: Fortsetzung

Spezifische mentale Funktionen (ICF)	Inkl. Funktionen	AMDP-Symptome
b180 Die Selbstwahrnehmung und die Zeitwahrnehmung betreffende Funktionen Spezifische mentale Funktionen, die im Zusammenhang mit der bewussten Wahrnehmung der eigenen Identität, des eigenen Körpers, der eigenen Position in der eigenen realen Umwelt sowie der Zeit stehen	Funktionen, die Selbsterfahrung, Körperschema und Zeitwahrnehmung betreffen	14 Paramnesien 53 Derealisation 54 Depersonalisation ZP8 Körperbildstörungen

Anhang E: AMDP-Fallgeschichten – Crosswalk ICD-10 versus ICD-11

In der 1. Auflage des Buches (2018) wurden alle Fallgeschichten nach ICD-10 verschlüsselt. Da im Mai 2019 die ICD-11 verabschiedet wurde und am 01. Januar 2022 in Kraft trat, werden im Crosswalk in Tabelle E den ICD-10-Diagnosen korrespondierende Diagnosen nach ICD-11 gegenübergestellt. Zum Zeitpunkt der Fertigstellung der 2. Auflage dieses Buches lag noch kein offizielles ICD-11-Manual mit den deutschsprachigen Benennungen der Störungen vor. Daher werden in Tabelle E die englischsprachigen Bezeichnungen verwendet (vgl. https://gcp.network/icd-11-guidelines). Diese sollen lediglich der Orientierung dienen, wie die Kodierung nach ICD-11 aussehen könnte. In den Fallgeschichten wird weiterhin die Klassifikation nach ICD-10 beibehalten, da die ICD-10 für eine Übergangszeit von einigen Jahren die gültige amtliche Klassifikation für Deutschland bleibt.

Tabelle E: AMDP-Fallgeschichten – Crosswalk ICD-10 versus ICD-11

Kap.	ICD-10	Bezeichnung	ICD-11	Bezeichnung
25	F00.14	Demenz bei Alzheimer-Erkrankung mit spätem Beginn, zusätzlich gemischte Symptome	6D80.1	Dementia due to Alzheimer disease with late onset
26	F10.2	Alkoholabhängigkeit	6C40.2	Alcohol dependence, current use, continuous
	F33.1	Rezidivierende depressive Störung, gegenwärtig mittelgradige depressive Episode	6A71.1	Recurrent depressive disorder, current episode moderate, without psychotic symptoms

Tabelle E: Fortsetzung

Kap.	ICD-10	Bezeichnung	ICD-11	Bezeichnung
27	F10.2	Alkohol-abhängigkeit	6C40.20	Alcohol dependence, current use, continuous
	F10.6	Amnestisches Syndrom	6D72.1	Amnestic disorder due to use of alcohol
28	F20.0	Paranoide Schizophrenie	6A20.00	Schizophrenia, first episode, currently symptomatic
29	F20.01	Paranoide Schizophrenie, episodisch, mit zunehmendem Residuum	6A20.10	Schizophrenia, multiple episodes, currently symptomatic
30	F32.1	mittelgradig depressive Episode	6A70.1	Single Episode Depressive Disorder, current episode moderate
31	F40.1	Soziale Phobie	6B04	Social anxiety disorder
	F32.1	mittelgradig depressive Episode	6A70.1	Single Episode Depressive Disorder, current episode moderate
32	F31.2	bipolare affektive Störung, gegenwärtig manische Episode mit psychotischen Symptomen	6A60.1	Bipolar Type I Disorder, Current Episode Manic, with psychotic symptoms

Tabelle E: Fortsetzung

Kap.	ICD-10	Bezeichnung	ICD-11	Bezeichnung
33	F40.01	Agoraphobie mit Panikstörung	6B02 and 6B01	Agoraphobia and Panic Disorder
34	F42.2	Zwangsstörung, Zwangsgedanken und -handlungen gemischt	6B20.0	Obsessive-compulsive disorder with fair to good insight
35	F43.1	Posttraumatische Belastungsstörung	6B40	Post-traumatic stress disorder
	F32.1	mittelgradig depressive Episode	6A70.1	Single Episode Depressive Disorder, current episode moderate
36	F50.01	Anorexia nervosa mit aktiven Maßnahmen zur Gewichtsabnahme	6B80.00	Anorexia nervosa with significantly low body weight, restricting pattern
37	F60.31	Emotional instabile Persönlichkeitsstörung, Borderline Typus	6D10.1 6D11.5	Moderate personality disorder Borderline pattern
38	F84.5	Asperger-Syndrom	6A02	Autism Spectrum Disorder
39	F90.0	Einfache Aktivitäts- und Aufmerksamkeitsstörung	6A05	Attention Deficit Hyperactivity Disorder

Die Autorinnen und Autoren des Bandes

Dr. Matthias Albers
Abteilung Soziale Psychiatrie
Stadt Köln – Der Oberbürgermeister Gesundheitsamt
Neumarkt 15–21
50667 Köln
E-Mail: matthias.albers@stadt-koeln.de

Prof. Dr. Malek Bajbouj
Charité – Universitätsmedizin Berlin
Campus Benjamin Franklin
Klinik für Psychiatrie und Psychotherapie
Hindenburgdamm 30
12203 Berlin
E-Mail: malek.bajbouj@charite.de

Dr. Dr. Kerem Böge
Charité – Universitätsmedizin Berlin
Campus Benjamin Franklin
Klinik für Psychiatrie und Psychotherapie
Hindenburgdamm 30
12203 Berlin
E-Mail: kerem.boege@charite.de

Prof. Dr. Stefan Borgwardt
Universitätsklinikum Schleswig-Holstein Campus Lübeck
Zentrum für Integrative Psychiatrie ZIP
Ratzeburger Allee 160
23538 Lübeck
E-Mail: stefan.borgwardt@uksh.de

Prof. Dr. Ronald Bottlender
Landschaftsverband Westfalen-Lippe
LWL-Kliniken Lippstadt und Warstein
Franz-Hegemann-Straße 23
59581 Warstein
E-Mail: ronald.bottlender@lwl.org

Prof. Dr. Andreas Broocks
Carl-Friedrich-Flemming-Klinik
Helios Kliniken Schwerin
Wismarsche Straße 393
19049 Schwerin
E-Mail: andreas.broocks@helios-kliniken.de

Dr. Thomas Dietzfelbinger
Planegger Straße 116
81241 München
E-Mail: praxis@psych-pasing.de

Prof. Dr. Erdmann Fähndrich
Oldenburgallee 62
14052 Berlin
E-Mail: erdmannfaehndrich@alice-dsl.de

Dr. Claudia Haslacher-Steck
St. Gebhard-Platz 2
78467 Konstanz
E-Mail: haslacher-steck@gmx.net

PD Dr. Eric Hahn
Charité – Universitätsmedizin Berlin
Campus Benjamin Franklin
Klinik für Psychiatrie und Psychotherapie
Hindenburgdamm 30
12203 Berlin
E-Mail: eric.hahn@charite.de

Prof. Dr. Achim Haug
Im Ebnet 16
8700 Küsnacht (ZH)
Schweiz
E-Mail: achim.haug.privat@gmail.ch

Prof. Dr. Markus Jäger
Klinik für Psychiatrie, Psychotherapie und Psychosomatik
Akademisches Lehrkrankenhaus der Universität Ulm
Robert-Weixler-Straße 46
87439 Kempten
E-Mail: markus.jaeger@bkh-kempten.de

PD Dr. Bernhard Kis
Klinik für Psychiatrie, Psychotherapie und Psychosomatik
St. Elisabeth-Krankenhaus Niederwenigern
Essener Straße 31
45529 Hattingen
E-Mail: b.kis@contilia.de

Dr. Silke Kleinschmidt
Klinik für Psychosomatische Medizin und Psychotherapie
Westerstede
An der Hössen 23
26655 Westerstede
E-Mail: silke.kleinschmidt@karl-jaspers-klinik.de

PD Dr. Berend Malchow
Universitätsmedizin Göttingen
Klinik für Psychiatrie und Psychotherapie
Von-Siebold-Straße 5
37075 Göttingen
E-Mail: berend.malchow@med.uni-goettingen.de

Prof. Dr. Hans-Jürgen Luderer
Fichtestraße 45
74074 Heilbronn
E-Mail: hj.luderer@gmx.de

Dr. Patrizia Perkmann
Greifswalder Straße 122
10409 Berlin
E-Mail: patriziaperkmann@yahoo.de

Prof. Dr. Friedel Reischies
Kaiserdamm 20
14057 Berlin
E-Mail: friedel.m.reischies@web.de

Prof. Dr. Wolfgang Retz
Klinik für Psychiatrie und Psychotherapie
Abteilung Forensische Psychiatrie
Universitätsmedizin Mainz
Untere Zahlbacher Straße 8
55131 Mainz
E-Mail: wolfgang.retz@unimedizin-mainz.de

Prof. Dr. Michael Rösler
Institut für Gerichtliche Psychologie und Psychiatrie
Universitätskliniken des Saarlandes
66421 Homburg/Saar
E-Mail: michael.roesler@uks.eu

Dr. Rainer Schaub
Klinik für Gerontopsychiatrie und -psychotherapie
Klinikum am Weissenhof
74189 Weinsberg
E-Mail: r.schaub@klinikum-weissenhof.de

Prof. Dr. Carsten Spitzer
Universitätsmedizin Rostock
Klinik und Poliklinik für Psychosomatische Medizin
und Psychotherapie
Gehlsheimer Straße 20
18147 Rostock
E-Mail: carsten.spitzer@med.uni-rostock.de

Prof. Dr. Rolf-Dieter Stieglitz
Obere Dorfstrasse 10a
4126 Bettingen
Schweiz
E-Mail: rdstieglitz@bluewin.ch

PD Dr. Thi Minh Tam Ta
Charité – Universitätsmedizin Berlin
Campus Benjamin Franklin
Klinik für Psychiatrie und Psychotherapie
Hindenburgdamm 30
12203 Berlin
E-Mail: thi-minh-tam.ta@charite.de

Prof. Dr. Andreas Thiel
Zentrum für Psychosoziale Medizin
Agaplesion Diakonieklinikum Rotenburg
Postfach 12 11
27342 Rotenburg/Wümme
E-Mail: thiel@diako-online.de

Prof. Dr. Wolfgang Trabert
Schnedermannstraße 15
26721 Emden
E-Mail: wolfgang.trabert@gmail.com

Prof. Dr. Götz-Erik Trott
Luitpoldstraße 4
63739 Aschaffenburg
E-Mail: prof.trott@t-online.de